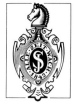

F. Séquin   R. Texhammar

L'instrumentation AO Utilisation et entretien

Introduction et bases scientifiques
par H. Willenegger

Traduction: A. Boitzy et J. P. Bammatter

Plus de 1300 illustrations et 17 feuilles-guides annexées

Springer-Verlag
Berlin Heidelberg New York Tokyo

Fridolin Séquin
Rigmor Texhammar
AO-International
Murtenstrasse 35
CH-3008 Berne

Traducteurs

Alexandre Boitzy, Privat docent
Ch. de Craivavers 6
CH-1012 Lausanne

J. P. Bammatter
Vergers-de-la-Gottaz 15 C
CH-1110 Morges

ISBN 3-540-13955-9 Springer-Verlag Berlin Heidelberg New York Tokyo
ISBN 0-387-13955-9 Springer-Verlag New York Heidelberg Berlin Tokyo

Ce livre est l'objet d'une protection légale. Les droits de traduction, de réimpression, de reproduction d'illustrations, de reproduction radiophonique, de reproduction photomécanique ou analogue ainsi que de saisies par ordinateur restent réservés, même pour de courts extraits. L'utilisation à des fins commerciales comporte une redevance qui doit être payée à l'éditeur selon § 54 UrhG. Le montant de ces redevances sera fixé en accord avec l'éditeur.

© by Springer-Verlag Berlin Heidelberg 1985
Printed in Germany

La reproduction de dénominations, marques commerciales, désignations d'articles, etc., effectuée dans ce livre même sans signe distinctif particulier, ne permet pas de déduire que toutes ces dénominations sont en usage libre au sens de la législation sur la protection des marques et articles, et qu'elles pourraient donc être utilisées librement par chacun.

Composition, impression et reliure: Konrad Triltsch, Arts graphiques, D-8700 Würzburg
2124/3130-543210

Préface

Au cours des 25 dernières années l'Association pour l'étude de l'Ostéosynthèse (AO-ASIF) a cherche q à mieux faire comprendre les bases expérimentales, théoriques et pratiques de l'ostéosynthèse. Une instrumentation actuellement bien standardisée fut mise au point. Elle devait permettre au chirurgien de l'appareil moteur d'obtenir dans tous les cas un montage rigide permettant la mobilisation passive et rapidement active du membre atteint. L'AO a ainsi contribué de façon spectaculaire au développement technique de l'ostéosynthèse basée sur la compression interfragmentaire et les tuteurs internes et externes.

L'ostéosynthèse est une méthode opératoire difficile et exigeante. Elle met à l'épreuve non seulement le chirurgien, mais encore tout le personnel de salle d'opération. C'est pour cette raison que depuis longtemps déjà il était projeté de publier un complément au «Manuel d'ostéosynthèse». Il devait contenir une description de l'instrumentation AO, de son utilisation et de son entretien.

Notre collaborateur FRIDOLIN SÉQUIN, ingénieur diplomé s'est acquitté de cette tâche avec ses connaissances d'expert. Depuis de nombreuses années il a organisé des cours pour les instrumentistes qui lui on permis de récolter d'utiles suggestions. Lorsque RIGMOR TEXHAMMAR rejoignit l'AO International il y a 9 ans, il devint évident qu'elle devait collaborer comme co-auteur. Sa longue expérience d'instrumentiste et ses actuelles tâches d'instructeur AO dans les cours et les hôpitaux ont contribué à répondre aux exigences et aux désirs du personnel de salle d'opération.

Les auteurs ont atteint le but fixé. Ouvrage facile à consulter, il contient des exposés clairs ce qui explique la large diffusion qu'il connaît. Il est utile non seulement au personnel de salle d'opération mais il sert aussi de vademecum et d'ouvrage de référence pour les chirurgiens.

Berne, été 1985   M. E. MÜLLER · M. ALLGÖWER
R. SCHNEIDER · H. WILLENEGGER

Avant-propos

Le désir de disposer de directives pour l'utilisation de l'instrumentation AO est aussi ancien que l'instrumentation elle-même. La question: «existe-t-il des textes présentant l'utilisation et l'entretien de l'instrumentation AO?» a été sans cesse renouvelée lors des cours pour chirurgiens et pour personnel de salle d'opération. Le but de ce livre est donc de répondre à cette demande et d'apporter à *tous les membres* de l'équipe opératoire des informations sur les buts et les principes de la technique AO ainsi que des connaissances détaillées de toute l'instrumentation et de son utilisation.

Pour servir de livre de référence et de manuel, les subdivisions sont régies par les différentes techniques et la présentation est faite sous forme d'un «livre d'images». Les cartes séparées présentant des exemples pour la préparation des tables peuvent être utilisées comme «checklists» en salle d'opération. Le livre est basé sur le «Manuel d'Ostéosynthèse» (MÜLLER, ALLGÖWER, SCHNEIDER, WILLENEGGER; Springer-Verlag 1969 et 1977) et sur «L'instrumentation pour petits fragments» (HEIM, PFEIFFER; Springer-Verlag 1969 et 1981). Ces deux ouvrages traitent en détail l'aspect médical de l'ostéosynthèse, mais ils n'exposent pas les détails de l'instrumentation. A cet égard, «L'instrumentation AO/ASIF» complète ces deux premières publications.

Nous exprimons notre gratitude aux professeurs H. WILLENEGGER, R. SCHNEIDER, W. BANDI, S. WELLER, S. PERREN et aux Docteurs U. HEIM et P. MATTER pour les suggestions et les critiques dont ils nous ont fait bénéficier pendant la rédaction de l'édition allemande. Nous remercions également les Docteurs A. BOITZY et J. P. BAMATTER pour leur traduction française. Nos remerciements vont également aux photographes U. VON ALLMEN et L. SCHWENDENER ainsi qu'à R. SCHENKEL et ses collègues de l'Hôpital Lindenhof, Berne, enfin à Monsieur K. OBERLI qui a dessiné la plupart des illustrations. Nombreux sont encore ceux qui méritent notre gratitude, notamment les secrétaires qui ont participé à la préparation du manuscrit. Enfin nous félicitons et remercions Springer-Verlag pour la présentation parfaite de ce livre et pour l'aimable collaboration.

Berne, été 1985   F. SÉQUIN · R. TEXHAMMAR

Table des matières

		Introduction	1
I		**Informations médicales et scientifiques**	
	1	Genèse et buts de l'AO	3
	2	Guérison de l'os	7
	3	L'ostéosynthèse garante de succès	8
	4	Les échecs de l'ostéosynthèse	11
	5	Indication et but de l'ostéosynthèse	13
	6	Documentation	15
II		**Les principes de la technique AO et ses bases mécaniques**	
		Principes de la technique AO	18
	1	La compression interfragmentaire	19
	1.1	La compression interfragmentaire statique	19
	1.1.1	Compression statique à l'aide du fixateur externe	20
	1.1.2	La compression statique par vis de traction	20
	1.1.3	Compression statique au moyen de plaques	21
	1.2	Compression dynamique par hauban	22
	2	Le tuteur	23
	2.1	Le tuteur porteur	23
	2.2	Le tuteur non porteur	23
	3	Combinaisons	24
	3.1	Vis de traction et plaque de protection (plaque de neutralisation)	24
	3.2	Vis de traction et plaque de soutien	24
	3.3	Vis de traction et plaque à effet de hauban	24
	3.4	Broches et cerclage à effet de hauban	24
III		**La pratique**	
	A	*L'instrumentation AO*	25
	1	Composition de l'instrumentation	26
	1.1	Les instrumentations standard	26
	1.2	Les instruments complémentaires	26
	1.3	Les instruments supplémentaires particuliers	26

2	Les matériaux utilisés	27
2.1	Matériaux pour les implants	27
2.2	Matériaux pour la fabrication des instruments	30
3	L'instrumentation pour le vissage et l'ostéosynthèse par plaque des grands os	31
3.1	L'instrumentation de base	32
3.1.1	Instruments standard	33
3.1.2	Instruments complémentaires nécessaires	39
3.1.3	Instruments complémentaires particuliers	39
3.2	La boîte de vis	41
3.2.1	Les grandes vis AO	42
3.2.2	Utilisation des vis de traction	47
3.2.3	Fixation des plaques par des vis	52
3.3	La boîte de plaques	54
3.3.1	Classification des plaques	55
3.3.2	Etude de la construction des plaques	56
3.3.3	Emploi des plaques	62
3.3.4	Application des plaques à trous de glissement (DCP)	64
3.3.5	Utilisation des plaques à trous ronds	71
3.3.6	Utilisation des plaques demi-tubes	74
3.3.7	Utilisation de plaques spéciales (épiphysaires)	76
3.3.8	Les instruments à courber les plaques	78
3.3.9	Courber et gauchir les plaques	79
4	L'instrumentation des plaques coudées	80
4.1	L'instrumentation des plaques coudées	81
4.1.1	Les instruments standard	81
4.1.2	Instruments AO complémentaires	83
4.1.3	Instruments complémentaires spéciaux	83
4.2	Les plaques coudées AO	84
4.2.1	Principes	84
4.2.2	Les quatre groupes principaux de plaques coudées	85
4.3	Applications des plaques coudées	86
4.3.1	Fémur proximal: plaques coudées 130°	87
4.3.2	Fémur proximal: plaques condyliennes	90
4.3.3	Plaques condyliennes pour le fémur distal	92
4.3.4	Plaques pour ostéotomies	93
5	Les instrumentations pour petits fragments	96
5.1	Groupes d'instruments et d'implants	99
5.2	Instruments pour petites vis et plaques (ϕ 4,0, 3,5 et 2,7 mm)	99
5.2.1	Instruments standard pour petites vis et plaques correspondantes	100
5.2.2	Instruments courants pour petits fragments	102
5.2.3	Instruments complémentaires nécessaires	103

5.2.4	Instruments supplémentaires particuliers	103
5.3	Les implants du groupe 3,5 mm	105
5.3.1	Les petites vis	105
5.3.2	Les petites plaques du groupe 3,5 mm	107
5.3.3	L'utilisation des vis 3,5 et 4,0 mm comme vis de traction	109
5.3.4	Utilisation des plaques avec des vis 3,5 mm (et 4,0 mm)	112
5.4	Les implants du groupe 2,7 mm	116
5.4.1	Les vis	116
5.4.2	Plaques correspondantes aux vis à corticale 2,7 mm	116
5.4.3	La vis à corticale ϕ 2,7 mm comme vis de traction	118
5.4.4	Utilisation des plaques avec vis 2,7 mm	119
5.4.5	Vis – Mèche – Taraud	122
5.5	Les mini-instruments	123
5.5.1	Mini-instruments pour vis 1,5 et 2,0 mm, et petites plaques correspondantes	123
5.5.2	Instruments supplémentaires	124
5.6	Les mini-implants	125
5.6.1	Les mini-vis ϕ 1,5 et 2,0 mm	125
5.6.2	Utilisation des mini-vis ϕ 1,5 et 2,0 mm comme vis de traction	126
5.6.3	Mini-plaques pour vis 2,0 mm	128
5.7	Les mini-implants sur le squelette de la main et du pied	129
5.8	Nombre de corticales traversées lors de la fixation par plaque de petits os	129
6	Instrumentation pour l'extraction de vis cassées	130
6.1	Les instruments	130
6.2	Utilisation des instruments	131
6.2.1	Dégât de l'empreinte hexagonale	132
6.2.2	Tête de vis cassée	132
6.2.3	Ruptures de vis à spongieuse ou de vis à malléole	133
7	L'instrumentation pour l'enclouage centro-médullaire	134
7.1	Les instruments pour l'enclouage centro-médullaire	135
7.1.1	Les instruments pour ouvrir et aléser la cavité médullaire	135
7.1.2	Instruments pour l'enclouage et l'extraction des clous	137
7.1.3	Instruments complémentaires nécessaires	139
7.1.4	Instruments complémentaires particuliers	140
7.2	Les clous centromédullaires AO	141

7.3	L'enclouage centromédullaire	144
7.3.1	Technique de l'enclouage centromédullaire du tibia	144
7.3.2	Technique de l'enclouage du fémur	151
7.4	Extraction des clous	154
7.4.1	Extraction des clous des tibias et des fémurs	154
7.4.2	Détails importants	155
7.5	Extraction de clous cassés	156
8	L'instrumentation pour cerclage	157
8.1	Les instruments et implants	158
8.1.1	Les instruments standard	158
8.1.2	Les implants	159
8.1.3	Instruments complémentaires particuliers	159
8.2	Le cerclage	160
8.3	Le hauban par fil métallique	161
8.3.1	Haubanage de la rotule	161
8.3.2	Cerclage en hauban de l'olécrâne	163
9	Le fixateur externe	164
9.1	Le fixateur externe (système tubulaire)	164
9.1.1	Instruments et implants	165
9.1.2	Les trois indications principales de l'ostéosynthèse par fixateur externe	168
9.1.3	Utilisations du fixateur externe (système tubulaire)	169
9.1.4	Rappel des détails importants	173
9.2	Les fixateurs externes filetés	174
9.2.1	Les fixateurs externes	175
9.2.2	Instruments et implants	176
9.2.3	Mise en place du fixateur fileté à doubles mâchoires pour une ostéotomie proximale du tibia	177
9.2.4	Autres applications du fixateur externe fileté à mâchoires doubles	178
9.3	L'appareil d'allongement	179
9.3.1	Instruments et implants	180
9.3.2	Allongement du fémur	182
9.3.3	Autres exemples d'application	183
10	Instruments AO courants	184
10.1	Les daviers	184
10.2	Instruments courants	185
10.3	L'instrumentation pour cerclage	185
11	Instrumentations spéciales	186
11.1	Viseurs	186
11.1.1	Viseur simple pour fixateur externe	186
11.1.2	Viseur-pied à coulisse pour le genou, le col du fémur et le fixateur externe	186

11.2	Le distracteur	188
11.2.1	Utilisation pour une fracture transversale du fémur	188
11.2.2	Utilisation pour les fractures comminutives de la diaphyse fémorale	189
11.3	L'assortiment d'instruments comprenant les chasse-greffons et les ciseaux interchangeables	190
11.3.1	La greffe d'os spongieux	190
11.3.2	Où et comment prélever l'os spongieux?	190
11.3.3	Comment implanter l'os spongieux?	191

B *L'air comprimé et les moteurs à air comprimé*

1	L'air comprimé comme source d'énergie	192
1.1	La teneur de l'air en germes	192
1.2	Tourbillons d'air (turbulences)	192
2	Alimentation	193
2.1	L'air comprimé en cylindres dans la salle d'opération	193
2.2	Centrale d'air comprimé	194
2.3	Les filtres dans la salle d'opération	196
2.3.1	Filtre grossier (décanteur d'huile et d'eau)	196
2.3.2	Microfiltre mécanique (filtre fin)	196
2.4	Les réducteurs de pression	197
2.5	Amenée d'air aux moteurs	198
2.5.1	Le système de tuyaux simples	198
2.5.2	Le système de tuyau double	199
3	Les moteurs à air comprimé	201
3.1	Le petit moteur à air comprimé	202
3.2	Le moteur à air comprimé pour alésage médullaire	204
3.3	La scie oscillante	205
3.4	Le moteur universel à air comprimé	207
3.5	Le mini-moteur à air comprimé et ses accessoires	209
4	Nettoyage et graissage des moteurs	212
4.1	Entretien des gros moteurs	212
4.1.1	Nettoyage	212
4.1.2	Huilage des machines	213
4.1.3	Graissage	213
4.2	Entretien du mini-moteur	214
5	Stérilisation	215
5.1	Stérilisation des moteurs à air comprimé	215
5.2	Entretien et stérilisation des tuyaux	215
6	La chignole	217

	C	*Préparation, entretien et mise en service des instruments et implants*	
	1	Principes à respecter pendant l'opération	219
	2	Préparation des instruments après une opération	219
	2.1	Désinfection	220
	2.2	Nettoyage	220
	2.2.1	Nettoyage mécanique à la main	220
	2.2.2	Nettoyage à la machine	223
	2.3	Rinçage des instruments nettoyés	223
	2.4	Séchage des instruments	223
	2.5	Graissage des instruments	224
	3	Mise en service et entretien des implants	225
	3.1	Désinfection des implants	225
	3.2	Nettoyage	225
	4	Méthode d'emballage pour la stérilisation	226
	4.1	Matériel d'emballage	226
	5	Méthodes de stérilisation	227
	5.1	Stérilisation à l'autoclave	227
	5.2	Stérilisation par l'air chaud	228
	6	Entreposage du matériel stérile	229
	7	Déballage du matériel stérile	230
	8	Service de réparation et d'aiguisage	231
	9	Réserve	232
	D	*Instructions pour les phases préopératoire, opératoire et postopératoire*	
	1	Préparation préopératoire du malade dans le service	233
	1.1	Préparation préopératoire de la peau, dans le service	233
	2	Préparation du malade dans l'avant-salle	234
	2.1	Garrot pneumatique	234
	2.2	Position	234
	2.3	Rasage	236
	2.4	Dégraissage	236
	2.5	Lavage préliminaire du champ opératoire	237
	2.6	Préparation préopératoire de la peau en cas de fractures ouvertes	237
	3	Instructions générales pour l'opération	238
	3.1	Planification de l'opération	238
	3.2	Désinfection définitive du champ opératoire	238

3.3	La mise en place des champs	239
3.4	Champ à inciser en plastique, autocollant	239
3.5	Le garrot pneumatique	240
3.6	Champs cousus	240
3.7	Rinçage.	240
3.8	Aspirateur muni d'un robinet	240
3.9	Radiographies pendant l'opération	241
3.10	Drainage aspiratif	241
3.11	Suture de la plaie.	242
3.12	Pansement	242
3.13	Levée du garrot	242
4	Positions postopératoires	243
5	Ablation du matériel d'ostéosynthèse . . .	244
5.1	Les délais de l'ablation du matériel d'ostéosynthèse	244
5.2	Technique opératoire de l'ablation d'un implant	245
5.2.1	Ablation d'une plaque	245
5.2.2	Ablation d'une plaque coudée	245
5.2.3	Ablation de cerclages	246
5.2.4	Ablation d'un clou centromédullaire	246
5.2.5	Extraction de vis cassées	246
6	Complications postopératoires	246
6.1	Les hématomes et leur traitement	246
6.2	Infections	247
6.2.1	Technique pour les infections postopératoires diagnostiquées précocément	247
6.2.2	Technique dans les cas d'infections négligées et chroniques	248
6.3	Refractures	248
6.4	Ruptures des implants	249
6.5	Lâchage de l'implant	249
E	*Exemples d'ostéosynthèses de différentes fractures*	
1	Fractures de l'omoplate	250
2	Les fractures de la clavicule	250
3	Les fractures de l'humérus	251
4	Les fractures de l'avant-bras	252
5	Les fractures de la main	253
6	Les fractures du fémur	254
7	Les fractures de la rotule	256
8	Les fractures du tibia	257

9	Les fractures du pied	259
10	Les fractures de l'enfant	260

F Préparation des instruments

1	Fractures proximales de l'humérus	264
2	Les fractures diaphysaires de l'humérus . .	266
3	Fractures distales de l'humérus	268
4	Fractures diaphysaires de l'avant-bras et fractures de l'olécrâne	270
5	Les fractures distales de l'avant-bras	272
6	Les fractures de la main	274
7	Fractures proximales du fémur et ostéotomies intertrochantériennes	276
8	Fractures diaphysaires du fémur	278
9	Fractures distales du fémur	280
10	Les fractures de la rotule	282
11	Les fractures des plateaux tibiaux	284
12	Les fractures diaphysaires du tibia	286
13	Les fractures distales du tibia	288
14	Les fractures de la cheville	290
15	Fractures du pied	292
16	Indications d'enclouage du fémur	294
17	Enclouage centromédullaire du tibia . . .	296
18	Projet de plateau de base A pour chirurgie osseuse	298
19	Projet de plateau de base B pour chirurgie osseuse	300

Index alphabétique des matières 303

Dans la pochette de la 3ème page de couverture: 17 feuilles séparées

Introduction

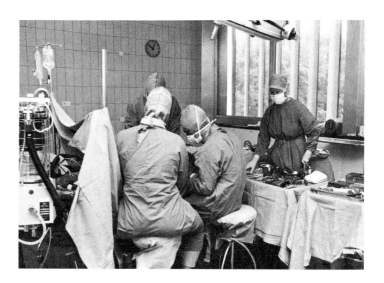

L'*intervention chirurgicale* est un travail d'équipe. Chaque participant a une tâche bien déterminée. La collaboration débute *bien avant* l'opération. Les médecins discutent l'indication et planifient l'opération en collaboration avec le personnel responsable de la salle d'opération.

L'*ostéosynthèse* représente une situation particulière. En effet, ses exigences sont très élevées, du fait que l'instrumentation nécessaire est en règle générale beaucoup plus abondante que par exemple pour la chirurgie abdominale. Le personnel de la salle doit également connaître le déroulement de l'opération. Pour chaque ostéosynthèse toute une série d'implants et d'instruments bien définis doivent être préparés. Le mode d'emploi de ces instruments doit également être connu dans tous ses détails. A titre d'exemple citons le montage des instruments pour enfoncer et extraire un clou centromédullaire.

Au cours des 25 dernières années, en plus des cours AO pour médecins, des cours spéciaux *pour instruire le personnel de salle d'opération* ont été organisés. Ces cours mettaient l'accent surtout sur la formation technique. Mais souvent le personnel de salle d'opération a exprimé le désir d'être initié sur certains points médicaux et scientifiques, pour mieux comprendre les applications cliniques de l'instrumentation AO. Les questions les plus posées se rapportaient avant tout à la genèse de l'AO, aux buts de l'ostéosynthèse, au processus de guérison de l'os, aux causes d'échecs éventuels. Bien des fois, l'intérêt se portait sur la documentation.

C'est dans cet esprit que le présent ouvrage constitue un *complément* du «Manuel d'ostéosynthèse». Il décrit:

- les aspects scientifiques et cliniques;
- les détails précis des divers implants et instruments;
- la manière détaillée de manipuler et d'employer les différents instruments et implants;
- les directives d'entretien et de maintenance.

Plus le personnel de salle d'opération est initié à l'instrumentation AO, mieux il est à même d'en connaître son utilisation et de contribuer à la réussite d'une ostéosynthèse en évitant des écueils par des applications inadéquates de la méthode. On comprend l'intérêt des médecins à ces efforts, puisque l'on ne saurait trop insister sur l'importance de la collaboration dans la pratique opératoire!

L'entretien et la maintenance relèvent entièrement des responsabilités du personnel de salle. Des consignes strictes, des soins minutieux préserveront la qualité et la précision de l'instrumentation AO et rendront rares les remplacements et les réparations. A cet égard, l'assiduité et l'engagement personnel sont rentables!

I Informations médicales et scientifiques

H. WILLENEGGER

1 Genèse et buts de l'AO

«AO» signifie «*A*ssociation pour l'étude de l'*O*stéosynthèse».

L'ostéosynthèse est une *méthode opératoire*. La racine «ostéo» signifie os, alors que «synthèse» veut dire assembler.

En 1958, quelques chirurgiens suisses se sont groupés en une *association* dont le but était d'améliorer et de développer l'ostéosynthèse telle que pratiquée jusqu'alors. Certes, quelques décennies plus tôt déjà, il était devenu évident que de nombreux problèmes de la pathologie osseuse ne pouvaient être résolus qu'en recourant à la chirurgie. Ainsi, l'os fracturé ou sectionné (ostéotomie) exigeait une réduction sous contrôle de la vue et une fixation par des implants, ou dans certains cas, par des tuteurs externes. Mais à cette époque n'existaient que peu de méthodes fiables, comme par exemple l'enclouage centromédullaire selon Küntscher. Par contre, nombreuses étaient les *ostéosynthèses de cette époque* qui se heurtaient à des *difficultés* et conduisaient à des *échecs.* Le cas suivant, parmi tant d'autres au cours des années 50, est démonstratif:

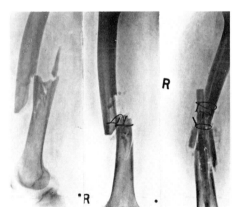

Fracture fermée du fémur chez un homme jeune. Traitement sans succès par traction pendant 11 semaines. L'absence de guérison osseuse fut attribuée avant tout à l'écart entre les fragments. C'est pourquoi la fracture fut exposée opératoirement, les fragments furent mis côte à côte et fixés par un cerclage. En raison de l'*instabilité du cerclage*, un plâtre pelvi-pédieux immobilisant la hanche et le genou fut appliqué. En effet, la guérison osseuse exige non seulement le contact entre les fragments, mais encore une immobilisation aussi parfaite que possible.

5 mois plus tard, les fragments étaient encore mobiles. On incrimina un manque d'activité ostéogénique (formatrice d'os). C'est pourquoi une nouvelle opération fut pratiquée pour placer des greffes osseuses, dans l'espoir que ces dernières activent la néoformation d'os. A nouveau, la fixation fut réalisée par un cerclage métallique et par un plâtre pelvi-pédieux.

Mais cette deuxième opération conduisit à nouvel échec. Plus d'un an s'était écoulé depuis la fracture. Entretemps, d'autres dégâts appartenant à la «maladie fracturaire» s'étaient installés: raideur importante du genou, atrophie musculaire et troubles circulatoires. Toutes ces conséquences proviennent d'une immobilisation pendant plusieurs mois.

Ce cas isolé est représentatif de la situation qui régnait alors. D'une part, la *nécessité* d'une ostéosynthèse, d'autre part, les risques d'*échecs!* De tels cas imposaient la recherche de solutions, à moins d'accepter de rester au stade des ostéosynthèses non gratifiantes. La voie à suivre pour sortir de ce dilemme était évidente: il fallait étudier de manière plus approfondie *les causes de ces échecs.* C'est ce qui *motiva principalement la fondation de l'AO.* Il fallait initialement étudier le déroulement de la guérison de l'os après ostéosynthèse. Des notions connues de l'expérimentation de base furent reprises, et une série de nouvelles études fut mise en chantier. Pour cela, l'AO suisse créa son propre Institut de recherche, à Davos. Actuellement il occupe plus de 60 collaborateurs. En outre, des relations régulières sont entretenues avec d'autres centres de recherche en Suisse, en Allemagne et dans quelques autres pays.

Ces recherches aboutirent au résultat le plus fondamental: *la nécessité d'obtenir la rigidité.* En effet, il était apparu rapidement que seule l'ostéosynthèse rigide permettait d'atteindre très régulièrement de bonnes consolidations. La simple adaptation des fragments ne suffisait pas, sans parler de la nécessité complémentaire d'une immobilisation prolongée par plâtre. C'est ainsi que les efforts de l'AO ont contribué de manière déterminante à abandonner l'orientation artisanale, pour rechercher des bases scientifiques solides pour exécuter des ostéosynthèses avec succès.

En même temps, il s'avéra indispensable de développer une *instrumentation* en rapport étroit avec les acquisitions scientifiques. A cet effet, une Commission Technique fut formée. Elle commença par améliorer techniquement des implants et des instruments déjà existants et en développa des nouveaux. Ce travail fut réalisé en étroite collaboration avec les médecins, les scientifiques et les fabricants. Il s'avéra que pour la fabrication d'implants surtout, des études sur la planche à dessin et en atelier ne suffisaient pas. Les formes et les dimensions doivent être déterminées et vérifiées sur l'objet lui-même, c'est-à-dire sur l'os humain et animal. Cette démarche permit de recueillir les données utiles à la réalisation définitive des implants.

Les exigences métallurgiques doivent également être remplies: par exemple la tolérance des implants dans le corps; leur malléabilité (ductilité) sans perdre de leur solidité, afin qu'il soit possible d'adapter les plaques à la surface de l'os pendant l'opération. Lorsqu'un implant répond aux conditions techniques, biologiques et métallurgiques, il sera approuvé par la Commission Technique.

Des prototypes pour l'expérimentation clinique dans les hôpitaux AO sont alors fabriqués. Non seulement les implants, mais aussi toute l'instrumentation doivent faire leurs preuves dans l'utilisation pratique. Ce n'est que lorsque toutes ces conditions sont remplies que la production en série peut débuter. Ces procédures permettent à l'AO d'offrir une instrumentation complète et unifiée, toujours adaptée aux progrès médicaux. Les instrumentations standard suffisent à résoudre presque tous les problèmes de traitement liés à une ostéosynthèse. Mais pour les cas spéciaux, nous disposons de toute une série d'instruments et d'implants spéciaux.

La *documentation* constitue un autre domaine de l'AO. Pour juger d'une méthode opératoire, il n'y a qu'un critère décisif: *le résultat définitif du traitement!* C'est pourquoi le plus grand nombre possible de malades opérés est réexaminé et les constatations sont analysées. A cet effet, l'AO suisse entretient un centre de documentation à Berne qui collecte toutes les constatations. Les documents correspondants sont à la disposition de tous les médecins intéressés à ce genre d'études.

Le perfectionnement d'une méthode chirurgicale repose sur l'oeuvre de pionniers. C'est aussi le cas pour l'ostéosynthèse. L'AO a pu prendre une part importante dans son processus de perfectionnement. Il fut déterminant de prendre conscience que seule une relation entre la recherche de base, la technique, la clinique et l'étude des résultats, peut fournir la base nécessaire pour développer l'ostéosynthèse comme une méthode fiable et prometteuse. Ces quelques phrases expriment au mieux l'essence de l'AO.

Prenant exemple sur l'AO suisse, *d'autres pays formèrent des groupes AO* au cours des années 60 et 70. L'Italie d'abord, l'Allemagne de l'Ouest ensuite, l'Autriche, l'Espagne, la Norvège, le Mexique, la République Démocratique Allemande et la Belgique. C'est ce qui permit d'établir un travail commun sur une base toujours plus large. Il en résulta deux conséquences: d'une part, les connaissances scientifiques et les expériences cliniques augmentèrent. Elles trouvèrent une diffusion internationale par de nombreuses revues et livres. D'autre part, l'AO dut de plus en plus répondre aux devoirs de transmettre ses connaissances et ses expériences directement. C'est ce qui motiva les célèbres cours AO. Ils eurent d'abord lieu en Suisse, puis connurent un grand succès dans plusieurs pays. Cette activité est d'ailleurs exprimée par les chiffres suivants:

Cours pour médecins:
1960–1984:	39 en Suisse (Davos)	15 174 participants
1965–1984:	233 dans 44 autres pays	27 440 participants
Total:	272 cours	42 641 participants

Cours pour personnel de salle d'opération:
1963–1984:	43 en Suisse	3 075 participants
1965–1984:	283 dans 32 autres pays	25 833 participants
Total:	326 cours	28 908 participants

L'AO International fut fondée en 1973. Sa première tâche fut de transmettre l'expérience et les connaissances de l'AO partout où elles sont demandées. Actuellement, elle entretient des contacts réguliers avec les hôpitaux dans environ 80 pays sur les 5 continents. Elle n'emploie qu'un effectif restreint et est logée dans un bâtiment de l'université de Berne qu'elle partage avec la documentation AO et qui abrite aussi les locaux d'enseignement et de démonstration. Citons les activités les plus importantes de l'AO International:

– collaboration aux cours AO organisés dans les différents pays par les sociétés médicales, les cliniques universitaires, parfois aussi par les autorités sanitaires. Il s'agit de cours d'instruction de base, de cours pour avancés, d'enseignement en atelier avec des exercices pratiques, de symposia pour médecins, ainsi que de cours spéciaux d'instruction pour le personnel de salle d'opération.
– attribution de bourses AOI à des médecins spécialisés pour leur formation dans un hôpital AO. Depuis peu, des possibilités analogues existent aussi pour le personnel de salle d'opération.
– délégation de médecins AO dans des hôpitaux pour contribuer à l'introduction des méthodes d'ostéosynthèses mises au point par l'AO, par une collaboration personnelle et l'assistance opératoire.

Des buts analogues sont poursuivis par une infirmière-instrumentiste qui consacre son activité à l'AO International.

2 Guérison de l'os

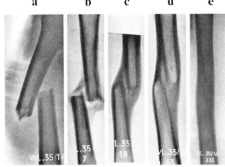

Jeune homme de 16 ans, *fracture du fémur. Traitement conservateur* par extension continue.
Il se forme d'abord un cal en nuage (b) qui n'a encore aucune solidité. Au microscope, il est constitué par des travées osseuses (f). La formation d'os s'accélère et transforme le nuage de cal en cal de fixation (c); la fracture se consolide et peut être mise en charge. Sous la protection du cal de fixation, la corticale se remanie (d, e). L'os a tendance à retrouver sa forme et son apparence normales. Cette tendance est particulièrement prononcée en période de croissance, alors qu'elle est moins marquée chez l'adulte.
(Les chiffres indiquent le nombre de semaines après la fracture.)

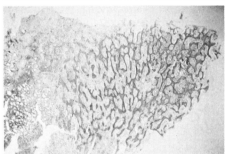

f

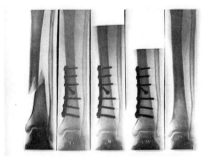

Homme de 25 ans. Fracture du tiers distal du *tibia, courte oblique. Ostéosynthèse correcte* par vis de traction et plaque de neutralisation.
Dans ce type d'ostéosynthèse, c'est la *compression interfragmentaire* qui est le facteur le plus important. En effet, il en résulte un tel degré de rigidité que les fragments osseux sont fortement pressés l'un contre l'autre et ne peuvent plus de déplacer l'un par rapport à l'autre.
Ces conditions conduisent à une guérison dite *guérison osseuse per primam*. Sur la radiographie elle est caractérisée par l'absence d'un cal visible. Ce sont les ostéones qui assurent ce type de guérison osseuse. Ils sont les éléments constitutifs de la corticale. Leur structure comporte un canal vasculaire autour duquel sont disposées des lamelles osseuses concentriques. Lorsque les fragments de corticale sont en contact direct, les ostéones poussent directement d'un fragment dans le fragment opposé («guérison en contact»). Aux autres endroits où persiste un petit interstice, il se forme d'abord une «cicatrice osseuse» et ce n'est que par la suite que le trait de fracture sera «chevillé» par les ostéones («guérison dans la fente»).

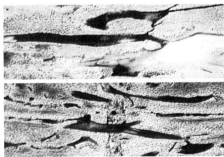

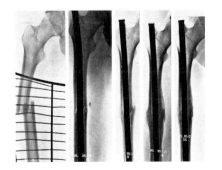

En général, l'*enclouage centromédullaire* n'obtient pas la rigidité nécessaire à la guérison osseuse per primam. L'avantage de cette méthode est la résistance mécanique, qui normalement permet une mise en charge précoce.
Il n'y a pas de compression interfragmentaire. Au début du moins, il persiste une faible mobilité dans le foyer de fracture. Ceci explique que l'enclouage centromédullaire est presque toujours suivi par la formation d'un cal plus ou moins volumineux.

3 L'ostéosynthèse garante de succès

Ses conditions importantes sont la *réduction anatomique* et la *rigidité*. La réduction anatomique est particulièrement importante pour tous les types d'ostéosynthèse qui comportent une compression interfragmentaire, réalisée par le vissage et la fixation par plaques.

La guérison per primam n'est pas le but véritable de l'ostéosynthèse. L'essentiel réside en la *restitution fonctionnelle* optimale. L'idéal est d'obtenir une fonction comparable à celle du membre sain. Pour atteindre ce but, la rigidité de l'ostéosynthèse doit être telle que la mobilisation active est possible dès la fin de l'opération. *Un traitement postopératoire sans plâtre* est la règle fondamentale de l'ostéosynthèse.

Exemples d'*ostéosynthèse rigide:*
Enclouage en urgence d'une fracture transversale du tibia.
Les exercices de mise en charge ont débuté quelques jours après l'opération déjà. Après 3–4 semaines, la marche sans canne était possible.
Hospitalisation: 1 semaine.

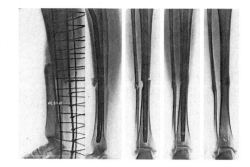

En urgence, *fixation par plaque* d'une fracture transversale des deux os de l'avant-bras. Après réduction anatomique, les fragments ont été mis sous compression par une plaque à trous de glissement. Immédiatement après l'opération, l'opéré put mobiliser activement dans les limites du ménagement antalgique. A aucun moment il ne fut immobilisé par un plâtre. Après 4 semaines, les mouvements de rotation de l'avant-bras et la mobilité de la main et du coude étaient à nouveau normaux.
Hospitalisation: 9 jours.

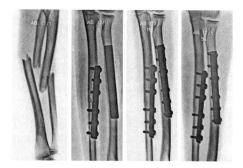

Ostéosynthèse en urgence d'une *fracture en Y* de l'épiphyse distale du fémur.
Cette ostéosynthèse comporte 2 phases: a) D'abord la réduction exacte des deux condyles et leur solidarisation par une vis à os spongieux qui fonctionne comme vis de traction. Seule une ostéosynthèse est capable d'atteindre la reconstruction anatomique, si importante, des surfaces articulaires. b) Ensuite, le massif condylien reconstruit est fixé à la diaphyse fémorale, en faisant à nouveau intervenir la compression interfragmentaire.
La mobilisation active fut reprise immédiatement après l'opération. L'absence d'immobilisation plâtrée est particulièrement importante pour les fractures intraarticulaires. Après 4 semaines déjà, la flexion du genou était complète.
Hospitalisation: 12 jours.

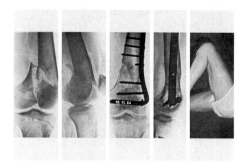

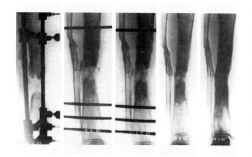

Pseudarthrose avec perte de substance du tibia consécutive à une fracture infectée.
L'ablation de l'os infecté entraîna la guérison de l'infection. L'os et les parties molles étaient bien vascularisés. Les conditions pour une guérison définitive étaient donc bonnes. Parfois, plusieurs interventions mineures sont nécessaires pour atteindre ce premier but.
L'opération comporta les temps suivants: a) Ostéosynthèse par *fixateur externe* pour maintenir et stabiliser la perte de substance. b) Comblement de la perte de substance osseuse par de l'os spongieux autologue.
Guérison sans complication.

L'os est un *tissu vivant* et sa vascularisation est étroitement connectée à celle du fourreau de parties molles qui l'entoure. Chaque ostéosynthèse doit donc respecter le plus possible la vascularisation de l'os. L'exposition de l'os doit être limitée à une réduction adéquate et à la mise en place de l'implant. De plus, les parties molles doivent être ménagées. *Travail minutieux sur l'os – technique ménageant les parties molles!*
A la fin de chaque ostéosynthèse, il faut placer un drainage aspiratif. Il a deux buts: a) En enlevant les collections de sang, il favorise la formation de ponts vasculaires entre l'os et les parties molles, ce qui est favorable pour la consolidation. b) Des études ont en outre démontré la présence de bactéries dans environ ⅕ à ¼ de tous les hématomes post-opératoires. Le drainage des hématomes comportant des germes a donc contribué à la limitation du danger d'infection.
Pour les ostéosynthèses, les exigences d'asepsie ne sont jamais assez élevées. Toute infection de plaie après ostéosynthèse est lourde de conséquences. La guérison n'est obtenue qu'après une évolution prolongée, souvent ponctuée d'interventions répétées et le malade en est accablé. Le résultat fonctionnel final peut aussi s'en ressentir.
Le terme d'asepsie englobe l'ensemble des mesures qui cherchent à éviter la pénétration des agents d'infection dans la plaie opératoire. Actuellement encore, une asepsie efficace repose sur les trois principes classiques mis au point dans la deuxième moitié du siècle passé, au temps de Semmelweis et Lister:

a) Stérilisation
b) Désinfection
c) Comportement aseptique ce qui suppose en premier lieu un sens de la responsabilité et de la discipline.

Tout être humain est plus ou moins porteur de germes. Il faut que tous ceux qui travaillent en salle d'opération en soient particulièrement conscients et qu'ils remplissent certains *devoirs:*

- en salle d'opération, tout va-et-vient inutile doit être évité: aucun pas inutile. Préparer à temps et complètement tous les instruments et appareils. Mise en place correcte et définitive de l'opéré en salle d'anesthésie et non dans la salle d'opération (préparation de l'opéré, voir p. 233).
- vêtements stériles, avec protection des cheveux, du nez et de la bouche, pour éviter l'émission de germes.
- se comporter constamment de manière à ce que toute souillure supplémentaire du corps soit évitée. Par exemple en portant des gants de caoutchouc pour manipuler du matériel septique.
- s'abstenir de travailler en salle d'opération si l'on est porteur d'un foyer d'infection.

L'hospitalisme est un problème qui préoccupe actuellement, au plus haut degré, presque tous les hôpitaux du monde. Ce terme désigne la contamination par des germes résistants aux antibiotiques, sélectionnés en milieu hospitalier. Les germes Gram négatif, tels que les pseudomonas, proteus, klebsielles, sont particulièrement redoutés. Le danger principal pour le malade est sa contamination à l'hôpital, aboutissant parfois à un état mettant sa vie en danger. Les malades soumis à des soins intensifs sont tout particulièrement exposés. C'est notamment le cas des polytraumatisés, malades qui par ailleurs, grâce aux possibilités thérapeutiques actuelles, pourraient être guéris. Les germes Gram positif ne jouent qu'un rôle secondaire dans les infections postopératoires après ostéosynthèses. Les germes prédominants sont encore les staphylocoques Gram positif parmi lesquels on connaît déjà de nombreuses souches résistantes aux antibiotiques.

La *prévention de l'infection des plaies* pose un vaste problème qui ne se limite pas au bloc opératoire. Des mesures appropriées doivent être prises dans tout l'hôpital, comme par exemple la prévention de l'hospitalisme à la source (restreindre les antibiotiques), l'utilisation de systèmes de nettoyage et de désinfection adaptés aux conditions. Ces mesures, associées à un comportement discipliné, permettent déjà de réduire à un minimum les infections des plaies d'ostéosynthèses. La planification des blocs opératoires est également concernée. Pour la chirurgie orthopédique, des salles blanches à flux laminaire sont indiquées et constitutent un complément de toutes les autres mesures.

4 Les échecs de l'ostéosynthèse

Après ostéosynthèse, l'infection et l'instabilité sont de loin les causes d'échec les plus importantes. Même les meilleures conditions d'asepsie ne parviennent pas à éliminer complètement le danger d'une infection de la plaie. Mais en respectant toutes les règles de l'asepsie, il est possible de maintenir le taux d'infection au-dessous de 1–2%. Tous les taux d'infection plus élevés mettent en question la pratique de l'ostéosynthèse.

Contrairement à l'infection, *l'instabilité est une complication évitable*. Il faut pour cela connaître les bases scientifiques, maîtriser la technique opératoire et disposer d'une instrumentation apte à répondre à des exigences élevées.

Les trois cas suivants démontrent l'issue défavorable d'ostéosynthèses instables:

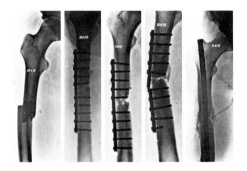

Un cas de *fracture de plaque*
Fracture fermée du fémur. Ostéosynthèse à compression par plaque, en utilisant un tendeur de plaques (remarquer le trou distal au-dessous de la plaque). Malheureusement, la plaque n'a pas été cintrée. La compression interfragmentaire ne s'est exercée que sur la corticale voisine de la plaque. Une faible instabilité persista donc au niveau du foyer de fracture.
Même la plus faible instabilité entraîne une résorption de l'os. Il en découle que l'instabilité augmente et que la plaque est ensuite soumise à des sollicitations alternées croissantes, exactement au niveau de la fracture. Dans de tels cas on peut s'attendre à ce que la plaque casse par fatigue du matériel.
Reprise par ablation du matériel et enclouage centromédullaire.
L'enclouage centromédullaire est le procédé le plus adéquat pour les fractures diaphysaires transversales du fémur et du tibia. L'ostéosynthèse par plaque des fractures transversales du fémur ne devrait être pratiquée qu'exceptionellement, lorsque l'indication d'ostéosynthèse est impérative et que, pour l'une ou l'autre raison, un enclouage centromédullaire ne peut être exécuté.

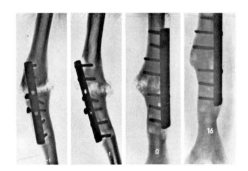

Un cas de *lâchage de l'ostéosynthèse*
Il s'agit d'une pseudarthrose après fracture transversale de l'humérus. Ostéosynthèse inadéquate par plaque mal placée: trop courte et sans compression.
En raison du bras de levier proximal court, les forces s'exercent avant tout sur les vis, de sorte que des zones de résorption apparaîssent autour de celles-ci. C'est la raison pour laquelle la plaque ne casse pas par fatigue, mais il se produit un lâchage, éventuellement avec fractures de vis.
Reprise sans problème par une plaque à compression plus longue et située correctement.

Un cas de *fracture de plaque suivie de guérison spontanée*
Absence d'appui interne qui laissait prévoir une fracture par fatigue de la plaque coudée. Dès le début, la plaque était soumise à des sollicitations altérnées au niveau de la fracture.
La rupture de la plaque permit une mise en compression spontanée du foyer de fracture et la rigidité entraîna une guérison rapide de l'os.
Il n'y eut pas besoin de reprise chirurgicale.

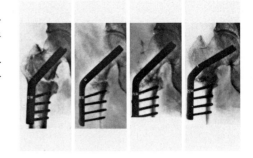

5 Indication et but de l'ostéosynthèse

L'ostéosynthèse est une méthode opératoire. Son application pratique relève de *l'indication*.

Comme toujours en chirurgie, une méthode opératoire ne doit être appliquée qu'après en avoir acquis la maîtrise. A cet égard, l'ostéosynthèse est très exigeante, puisqu'elle suppose d'importantes connaissances de base et une formation. Dans l'état actuel de nos connaissances, les échecs de l'ostéosynthèse ne peuvent plus être attribués à la méthode.

Nous allons citer les 5 domaines principaux d'indications d'ostéosynthèses en les illustrant chaque fois par un exemple.

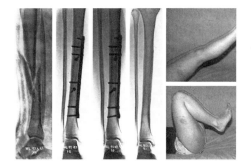

Ostéosynthèse pour fracture
Après 5 semaines, le traitement infructueux de cette fracture de jambe prit fin par une ostéosynthèse. Traitement postopératoire sans immobilisation plâtrée. Résultat du traitement: les deux côtés sont identiques.

Le traitement conservateur de nombreuses fractures ne fait l'objet d'aucune discussion. Par contre, il existe un grand nombre de fractures pour lesquelles un résultat final optimal ne peut être obtenu que chirurgicalement. Citons tous les cas traités conservativement sans succès, les fractures articulaires, les fractures juxta-articulaires, et certains types de fracture des diaphyses.

Dans le traitement des fractures ouvertes, la stabilisation chirurgicale prend une place de plus en plus grande.

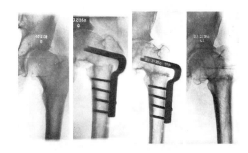

Ostéosynthèse après ostéotomie
Après ostéotomie de translation pour une arthrose de la hanche, l'os ostéotomisé a été fixé par une plaque coudée à 90°. Dès le début, la mobilisation active fut possible sans perturber la guérison osseuse, ce qui est un facteur déterminant pour l'amélioration de l'arthrose.

Actuellement il est devenu impensable de pratiquer des ostéotomies sans les fixer ensuite par l'une ou l'autre ostéosynthèse.

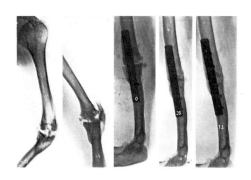

Ostéosynthèse pour pseudarthrose
Cette pseudarthrose diaphysaire de l'humérus a d'abord été traitée par une greffe selon Phemister; immobilisation par plâtre. L'instabilité persista, en raison de la pseudarthrose. Le greffon ne put pas remplir son rôle et fut en partie résorbé. Etant donné qu'il s'agissait d'une pseudarthrose hypertrophique (bien vascularisée), la mise en place d'une plaque à compression suffit à entraîner une consolidation rapide et sans complication, sans immobilisation par plâtre.

De nos jours, l'ostéosynthèse rigide constitue la méthode de choix pour le traitement des pseudarthroses. Les pseudarthroses atrophiques (insuffisamment vascularisées) nécessitent parfois des greffes osseuses.

Ostéosynthèse après résection articulaire (arthrodèse)
Il s'agissait d'une arthrose grave du genou. Les surfaces de résection furent adaptées exactement, puis mises sous pression au moyen d'un fixateur externe. Grâce à l'immobilisation parfaite, la guérison osseuse fut rapide. Le fixateur externe fut enlevé après 10 semaines.
Résultat: membre inférieur permettant la station debout et la marche indolore.

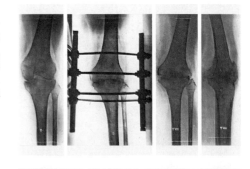

Ostéosynthèse pour tumeurs osseuses
L'ostéosynthèse préliminaire est un adjuvant très efficace pour la résection des tumeurs osseuses. Grâce à la protection apportée par la plaque, la forme anatomique de l'os et la rigidité restent conservées, ce qui facilite une résection précise et la mise en place de greffes osseuses comblant la perte de substance.
Dans ce cas il s'agissait d'un ostéome devenu malin. Irradiation malgré la plaque en place.
Contrôle après 9 ans: pas de récidive.

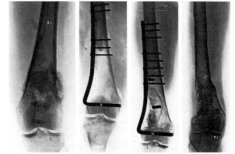

Ces cinq exemples démonstratifs permettent de formuler le but recherché par l'AO:

Exécution correcte de l'ostéosynthèse
Restitution rapide de la fonction du membre opéré

Grâce à

une *réduction anatomique* des fragments, particulièrement importante pour les fractures articulaires.

La préservation de la circulation dans les fragments et dans les parties molles, par une technique chirurgicale ménageant les tissus.

Une *ostéosynthèse rigide* répondant aux conditions mécaniques locales.

Une *mobilisation active et indolore précoce* de toutes les articulations et muscles voisins, pour éviter «la maladie fracturaire».

La réalisation de ces quatre conditions, basées sur le principe mécanique de la rigidité et le postulat biologique de la vitalité, est primordiale pour obtenir une ostéosynthèse parfaite. Celle-ci conduira à une guérison optimale de la fracture et de la lésion ou de l'ostéotomie.

6 Documentation

Le résultat final du traitement est le seul critère permettant de juger une méthode chirurgicale de traitement.

Le but de la documentation AO est de collecter le plus grand nombre possible de données, afin d'obtenir des renseignements sur les différentes méthodes d'ostéosynthèse, le mode de guérison osseuse qui leur fait suite, le résultat fonctionnel, mais également leurs difficultés et complications.

La petite séquence d'illustrations qui suit souligne bien combien il est important d'enregistrer les complications. Même les petites séries de cas ont contribué de manière déterminante à détecter les méthodes les plus fiables.

Recto d'une carte de documentation
Cette carte est remplie lors de l'admission à l'hôpital.

Au verso sont collées les copies des radiographies, par exemple pour une fracture:

– la radiographie après l'accident
– la radiographie postopératoire
– le cliché de contrôle après 4 mois
– le cliché reproduisant le résultat définitif

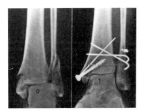
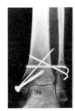
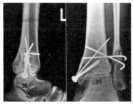

Fracture de la cheville, type B
Malgré une ostéosynthèse fixant une réduction anatomique, le résultat tardif est une arthrose secondaire sévère.

Motif: l'ostéosynthèse n'était pas suffisamment solide pour maintenir la réduction parfaite du péroné jusqu'à la guérison de la fracture. La sollicitation du péroné a entraîné une instabilité: il en résulta une résorption de l'os, un raccourcissement du péroné, un valgus de l'astragale et une arthrose sur valgus.

Fracture de la cheville, type C
Mauvais résultat après traitement conservateur parce que la fracture n'a pas pu être réduite.

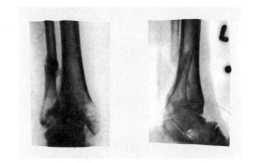

Fracture de la cheville, type C
Malgré une réduction anatomique par ostéosynthèse, le contrôle a montré un résultat aussi mauvais que celui ci-dessus, après traitement conservateur.
Motif: là encore, l'ostéosynthèse n'a pas résisté suffisamment pour éviter l'apparition progressive d'une instabilité du péroné, elle-même suivie de résorption osseuse, de raccourcissement et de valgus de l'astragale.

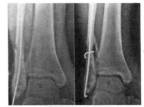 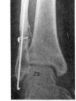
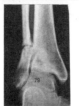 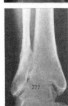

Fracture de la cheville, type B
Ostéosynthèse d'une réduction anatomique, parfaite. La fixation du péroné par une plaque tiers-tube a réalisé une ostéosynthèse résistante qui a permis une guérison osseuse sans complication.
Ainsi, si l'ostéosynthèse du péroné par des broches, des cerclages ou un embrochage centromédullaire a donné de bons résultats dans de nombreux cas, elle a aussi été la cause de quelques échecs. C'est pourquoi nous avons abandonné ces méthodes au profit de la plaque tiers-tube. Grâce à la documentation nous avons pu vérifier que la plaque tiers-tube sur le péroné est le procédé de choix.

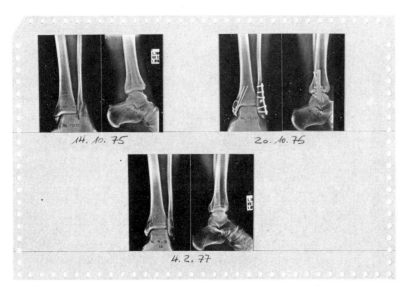

II Les principes de la technique AO et ses bases mécaniques

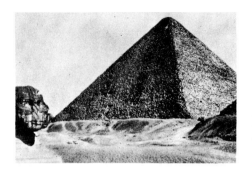

Dans les chapitres précédents, nous avons envisagé les buts et les exigences d'une bonne ostéosynthèse. Nous allons maintenant étudier les principes et les moyens utilisés pour fixer l'os. Les bases sont constituées par les lois mécaniques, appliquées à la lumière des exigences biomécaniques et biologiques.
Lorsqu'une fracture ou une ostéotomie est fixée par une ostéosynthèse, le principe de base doit être réalisé:

La condition de base d'une ostéosynthèse est la rigidité!

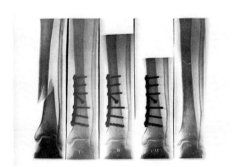

Au cours du traitement postopératoire et de la guérison, la radiographie montre si ce but a été atteint:

Le caractéristique de la rigidité durable d'une ostéosynthèse est une guérison osseuse sans cal d'irritation.

Principes de la technique AO

Deux principes se sont imposés pour obtenir une ostéosynthèse efficace:
La compression interfragmentaire et le tuteur
La réalisation de ces deux principes se fait selon diverses méthodes qui ont des indications et des contre-indications déterminées par les conditions locales. Chaque méthode requiert sa propre technique opératoire, dictée par l'instrumentation.
Mais dans de nombreux cas, des *combinaisons* des principes et méthodes sont nécessaires (voir aussi ‹Manuel d'ostéosynthèse›, p. 26 et 27).

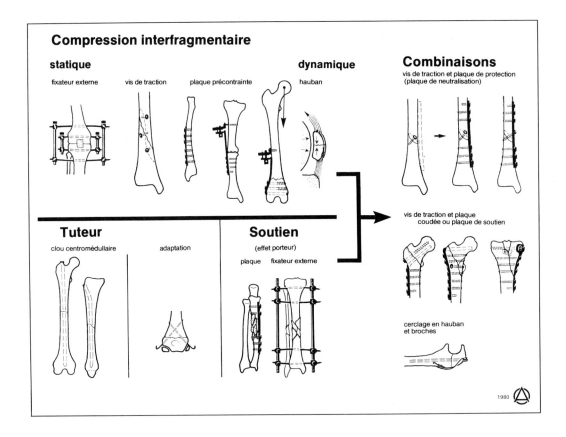

1 La compression interfragmentaire

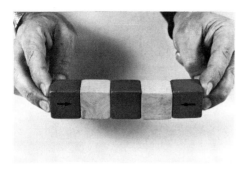

La compression en tant que telle ne possède aucune propriété ostéogénique mystique. Elle ne fait que contribuer à la réalisation d'une ostéosynthèse rigide.

> La compression interfragmentaire augmente la friction entre les fragments et par là, la rigidité de la fixation.

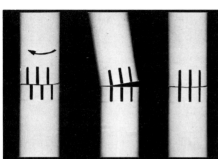

Les forces nocives de torsion, de cisaillement et de flexion sont neutralisées. L'ostéosynthèse peut être sollicitée davantage et elle permet alors un traitement fonctionnel précoce sans immobilisation par plâtre. Lorsque l'os est bien vascularisé, les fragments comprimés consolident « per primam » sans qu'un cal soit visible sur la radiographie.

Pour obtenir une *compression interfragmentaire durable* les *implants doivent être précontraints,* c'est-à-dire mis sous tension.

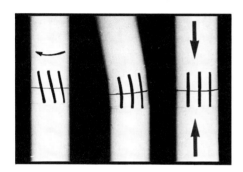

> La compression interfragmentaire peut être réalisée selon le mode statique ou selon le mode dynamique.

1.1 La compression interfragmentaire statique

Dans la compression interfragmentaire *statique* les forces de pression s'exercent constamment, avec une intensité approximativement égale.

Il faut que la pression exercée par les implants précontraints se répartisse le mieux possible sur toute la surface de la fracture.

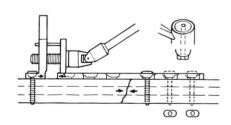

- *le fixateur externe* développe une compression interfragmentaire élevée au moyen de ses tiges filetées (compression axiale).
- *la vis de traction*
  est l'élément de base le plus utilisé de l'ostéosynthèse avec compression. Son filetage produit également une compression interfragmentaire, mais cette compression s'exerce perpendiculairement ou obliquement par rapport à l'axe longitudinal de l'os.
- *la plaque précontrainte* – que ce soit la PCD à autocompression ou par l'intermédiaire du tendeur de plaques – exerce une pression dans l'axe longitudinal de l'os (compression axiale).

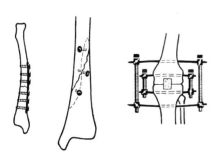

1.1.1 Compression statique à l'aide du fixateur externe

Les fixateurs externes à tiges filetées ou les fixateurs qui utilisent un tendeur séparé font partie des dispositifs classiques pour développer une compression interfragmentaire axiale. Les applications les plus courantes sont les arthrodèses et les ostéotomies métaphysaires.

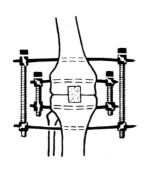

1.1.2 La compression statique par vis de traction

Sur les fractures obliques longues, la compression interfragmentaire peut être produite par des vis.

> Toute vis qui traverse une surface de fracture doit être placée selon le principe de la vis de traction.

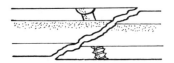

Comme le terme l'indique, la vis de traction doit tirer les deux fragments l'un contre l'autre et exercer une pression sur la surface de fracture.
Ce n'est que lorsque la vis peut *tourner librement dans le fragment proche de sa tête* et que *son filetage ne prend prise que dans le fragment opposé* qu'on produira une compression interfragmentaire en serrant la vis.

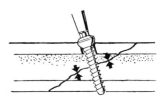

Pour une vis à corticale – filetage sur toute sa longueur – il faut donc préparer un *trou de glissement* dans le fragment proche de la tête. La mèche utilisée à cet effet doit avoir le même diamètre que le filetage de la vis.

Si la vis prenait prise *dans les deux fragments,* elle maintiendrait entre eux la même distance – comme deux écrous sur une vis – jusqu'à ce que la tête de la vis vienne buter et se bloque. De cette manière le trait de fracture resterait ouvert et l'on n'obtiendrait *aucune compression* entre les fragments (la vis l'empêcherait!).

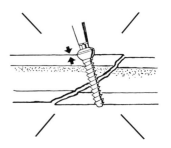

La tige lisse des *vis à spongieuse et à malléole* simplifie leur utilisation comme vis de traction. Il n'est pas nécessaire de préparer un trou de glissement spécial. Mais la tige doit être suffisamment longue pour que *le filetage soit situé entièrement dans le fragment opposé.*

> *Principe de la vis de traction*
> La vis doit pouvoir glisser librement dans le fragment proche de sa tête. Le filetage ne doit être placé que dans le fragment opposé.

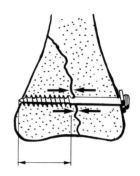

Remarques (cf. p. 24)

Sur des petits fragments, *une vis isolée* exerce une compression interfragmentaire suffisante pour entraîner une guérison osseuse normale. Mais la rigidité est insuffisante pour supporter des charges externes importantes (rotation autour de la vis qui sert d'axe).

Un vissage seul ne peut donc produire une rigidité suffisante que lorsque la fracture est suffisamment longue, c'est-à- dire lorsque les deux fragments peuvent être fixés par au moins deux vis de traction (longueur minimale 2–3 fois le diamètre de l'os).

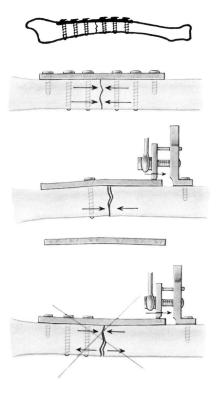

1.1.3 Compression statique au moyen de plaques

La compression statique au moyen de plaques est utilisée pour des fractures transversales et des fractures obliques courtes des diaphyses, du membre supérieur avant tout (humérus, radius, cubitus).

Lors de sa mise en place la plaque est *mise sous tension, c'est-à-dire précontrainte,* de manière à ce qu'*une pression axiale soit exercée sur la fracture.* La précontrainte est obtenue soit par un tendeur de plaques, soit par mise en place de la vis de tension dans le trou de glissement-tension (DCP).

Mais dans ces deux situations la *tension de la plaque* ne s'exerce que d'*un côté de l'os.* C'est pourquoi il est absolument nécessaire de *cintrer la plaque préalablement.*

La plaque cintrée agit comme une lame de ressort et comprime également la corticale située de l'autre côté.

Si l'on ne cintre pas la plaque, seule la corticale située sous la plaque sera mise sous pression, alors que la corticale opposée ne le sera pas. La corticale opposée risque même de s'écarter.

Lorsqu'on utilise une plaque, le mode de compression (statique ou dynamique) n'est souvent pas défini clairement (transition graduelle). Dans la mesure du possible la plaque est appliquée comme hauban (v. page suivante) pour exploiter un effet de stabilisation supplémentaire.

La technique de mise en place est toujours la même, la différence est constituée uniquement par la position de la plaque.

1.2 Compression dynamique par hauban

Le principe du hauban, emprunté à la mécanique, a été appliqué à la chirurgie osseuse par PAUWELS comme principe de traitement.

Mode d'action du hauban
Tout os chargé excentriquement (d'un seul côté) subit entre autres des contraintes en flexion. Sur le fémur par exemple, il existe des forces de tension à sa face externe et des forces de compression à sa partie interne (a). En cas de fracture, ces forces produisent un écart sur le côté soumis à la tension et une angulation apparaît (b).
Si les *forces de tension* sont absorbées par un *hauban* (cerclage, plaque) et que les *forces de compression sont assumées par l'os*, l'os est alors à nouveau à même de supporter des charges (c).

La *compression interfragmentaire* axiale est obtenue par précontrainte de l'implant (plaque, cerclage) et renforcée par la mise en charge. Cette synergie des forces est dénommée: «compression dynamique».

Lorsque l'appui os sur os manque, le principe du hauban n'est pas réalisé. La plaque est alors soumise à des contraintes en flexion et après peu de temps elle subit une fracture de fatigue. C'est aussi le cas d'une plaque située sur le faux côté (d).
Une plaque droite utilisée comme hauban doit être cintrée, pour que la corticale opposée soit également comprimée dès le début grâce à un effet de ressort.

> *Principe du hauban*
> L'implant prend en charge les contraintes de tension, l'os doit pouvoir assumer les contraintes de pression.

Exemple démonstratif: *la fracture transversale de la rotule*
Un cerclage à effet de hauban est placé à la face antérieure de la rotule. Il comprime les fragments. Lors de la flexion du genou, la compression interfragmentaire augmente et s'exerce puissamment surtout à la partie postérieure de la rotule. La synergie des forces statiques (cerclage à effet de hauban) et fonctionnelles (lors de la flexion du genou) réalise à nouveau une compression dynamique.

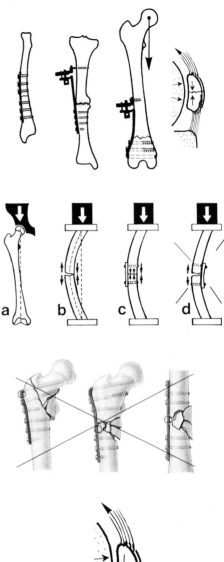

a   b   c   d

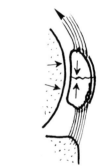

2 Le tuteur

Lorsqu'une ostéosynthèse avec compression interfragmentaire n'est pas possible, on a recours au tuteur. Celui-ci ne produit en général pas une rigidité absolue. C'est pourquoi la guérison osseuse se fait avec formation d'un cal plus ou moins important (guérison osseuse secondaire).
Les tuteurs doivent être subdivisés en deux catégories, caractérisées par leur fonction:

2.1 Le tuteur porteur

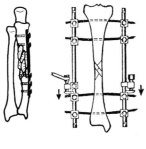

Surtout dans les fractures comminutives, où une transmission des forces à travers l'os n'est plus possible, la fixation est assurée par un tuteur interne ou externe qui maintient la longueur de l'os. Dans ce cas, la transmission des forces est assurée par la plaque de soutien, le fixateur externe ou l'appareil d'allongement. Dans la plupart des cas, des ostéosynthèses de ce type sont complétées par des greffes d'os spongieux.

2.2 Le tuteur non porteur

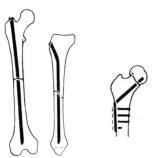

Le clou centromédullaire, le clou à 130° pour col du fémur maintiennent les fragments dans une position correcte. La transmission des forces se fait à travers l'os, dès que débute la mise en charge.

Les ostéosynthèses d'adaptation par broches (p.ex. pour les fractures de l'enfant) appartiennent aussi à ce groupe.

3 Combinaisons

Il est assez fréquemment nécessaire de *combiner les deux principes de base:* la compression interfragmentaire et le tuteur.

3.1 Vis de traction et plaque de protection (plaque de neutralisation)

C'est de loin la combinaison la plus fréquente. Dans cet exemple il est évident qu'une seule *vis de traction* traversant une fracture oblique courte produit une compression interfragmentaire satisfaisante. Mais la rigidité du vissage est insuffisante pour assumer la mise en charge. Il est donc nécessaire de renforcer l'ostéosynthèse par vis de traction, par une plaque de protection (plaque de neutralisation).

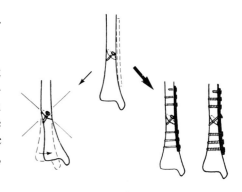

3.2 Vis de traction et plaque de soutien

C'est une combinaison souvent utilisée, par exemple au niveau des métaphyses, pour assurer la position de fragments solidement vissés entre eux et pour prévenir un effondrement secondaire.

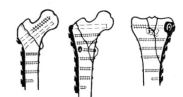

3.3 Vis de traction et plaque à effet de hauban

C'est la combinaison la plus fréquemment associée aux plaques coudées. Un exemple démonstratif est constitué par une fracture en Y du fémur distal. Les vis de traction compriment les deux fragments condyliens au cours de la première phase de l'opération. Au cours de la deuxième phase, la plaque précontrainte comprime la fracture transversale contre le bloc condylien. Appliquée sur la face externe de la diaphyse fémorale, la plaque joue en même temps le rôle d'un hauban.

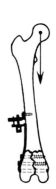

3.4 Broches et cerclage à effet de hauban

Les ostéosynthéses de l'olécrâne et de la rotule sont des exemples de combinaison du tuteur avec le hauban. Les deux broches parallèles assurent l'ostéosynthèse en prévenant les déplacements secondaires sans empêcher le hauban d'exercer complètement son effet.

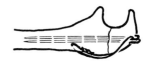

III La pratique

A L'instrumentation AO

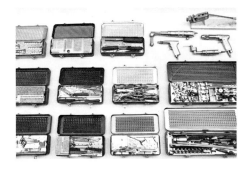

L'instrumentation AO a été mise au point pour disposer d'une *instrumentation unifiée* destinée à résoudre tous les problèmes de fixation que posent les fractures fraîches, les pseudarthroses, les ostéotomies et les arthrodèses.

Depuis 1958, des orthopédistes et chirurgiens AO qui pratiquent chaque jour des ostéosynthèses ont participé au développement de ces instruments. Une commission technique procède constamment à l'analyse critique des instruments et implants originaux AO, ce qui entraîne des améliorations et des adaptations aux méthodes nouvelles.

Les copies de l'instrumentation AO qui sont vendues par la plupart des grands fabricants d'instruments chirurgicaux ont largement contribué à la diffusion des méthodes AO. Il n'y a cependant aucune concertation et aucune collaboration, de sorte que l'AO et Synthes ne partagent aucune responsabilité pour ces fabrications.

Les *instruments et implants originaux AO* peuvent être identifiés par les sigles gravés:

– ancien sigle AO, utilisé jusqu'en 1969;
– nouveau sigle AO déposé, utilisé depuis 1978, et dans la mesure du possible, gravé sur toutes les pièces.

1 Composition de l'instrumentation

Le *système des unités de construction* permet de combiner un certain nombre d'éléments de base pour un grand nombre d'utilisations et de compléter les instrumentations standard par des instruments et implants complémentaires pour des situations spéciales.
L'instrumentation AO est divisée en trois *catégories:*

1.1 Les instrumentations standard

Elles constituent l'équipement de base et comprennent un nombre d'instruments et d'implants suffisant pour traiter la grande majorité des fractures.

Afin de ne pas être privé d'un instrument ou d'un implant décisif pendant l'opération, les assortiments standard devraient toujours rester complets. Pour tenir compte des besoins du service, il est possible de diminuer éventuellement le nombre des vis ou des plaques contenues dans les assortiments standard. Mais il faut éviter de supprimer certaines longueurs ou certains types (p.ex. de plaques).

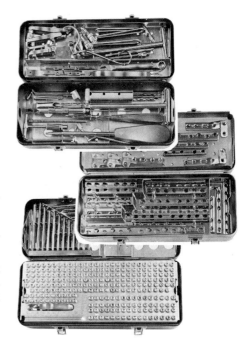

1.2 Les instruments complémentaires

Sont compris dans ce groupe:

- les instruments utilisés avec plusieurs instrumentations standard (moteurs, tuyaux, filtres et réducteurs de pression, etc.);
- les instruments qui pour des raisons de place ne peuvent être logés dans les boîtes standard (presses à courber les plaques, etc.);
- les instruments courants de chirurgie osseuse qui figurent dans les boîtes AO standard complémentaires ou que l'on trouve déjà en exécution similaire dans les hôpitaux (daviers, marteaux, ciseaux, rugines, etc.).

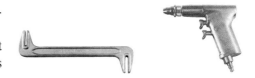

1.3 Les instruments supplémentaires particuliers

Ils rendent de précieux services au chirurgien expérimenté pour des opérations spéciales.
Ces deux derniers groupes sont brièvement cités soit dans ce livre, soit dans le catalogue SYNTHES, immédiatement après l'instrumentation standard.

Remarque: Le perfectionnement de l'instrumentation peut être à l'origine de modifications de forme et de dimensions des instruments et des implants. De même, le contenu des boîtes standard peut être modifié.
Le catalogue SYNTHES documente l'état actuel.

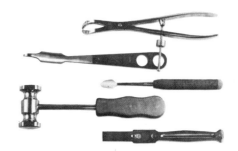

2 Les matériaux utilisés

Les implants et les instruments doivent répondre à des exigences variées. Il en résulte que les matières premières utilisées pour leur fabrication sont également différentes.

2.1 Matériaux pour les implants

Les implants doivent avoir des propriétés très précises:

- ils doivent pouvoir être façonnés (ductilité) pour qu'il soit possible de les mouler à la surface de l'os (plaques). Des matériaux cassants sont inutilisables.
- ils doivent être suffisamment résistants et suffisamment élastiques.
- leur résistance à la corrosion doit être optimale pour supporter le milieu corporel agressif.

Suivant leur utilisation, certains implants doivent avoir une résistance adaptée: une broche doit être dure, un fil de cerclage mou. Mais *tous* les implants doivent avoir une *composition uniforme.* Le métallurgiste exige cette uniformité comme garantie de la résistance à la corrosion la plus élevée.

Matériaux pour implants normalisés
Des normes nationales et internationales définissent la composition chimique, les propriétés et les procédés de fabrication qui assurent une résistance à la corrosion suffisante, une tolérance tissulaire et aussi la résistance mécanique du métal nécessaire. Actuellement il existe des normes pour l'acier inoxydable, les alliages au cobalt-chrome et pour le titane.
C'est l'acier inoxydable qui reste actuellement encore le matériau le plus approprié pour les implants d'ostéosynthèse.

L'acier inoxydable des implants AO
Depuis 1962, les recherches métallurgiques de l'AO sont déterminantes pour les normes et tout spécialement pour les exigences revendiquées pour ses propres livraisons. Celles-ci définissent un acier au chrome-nickel-molybdène, connu sous la désignation générale de *AISI 316 L.* Mais nous exigeons des tolérances plus étroites pour une composition optimale (pour garantir la meilleure résistance à la corrosion). Les procédés de fonte sont particuliers (pour une pureté optimale) et les procédés de fabrication à chaud et pour travailler le métal sont déterminés (pour obtenir la meilleure résistance possible).

Tous les implants AO sont fabriqués avec cet alliage uniforme.

Contrôle du matériel
L'AO contrôle la composition, la structure du métal, la résistance à la corrosion, la résistance mécanique et la ductilité de tous les produits semi-finis (barres, tôles). Les tests spéciaux détectent les défauts de fabrication tels que pores et inclusions de corps étrangers lors de la fonte, fissures lors du laminage, etc. Tout matériel défectueux est strictement refusé.

Fabrication des implants
Un premier processus, propre à l'AO, élimine les tensions intérieures (qui proviennent du laminage et de l'étirement) pour que le matériau atteigne la résistance aux sollicitations extérieures la plus élevée. Par fraisage, forage et polissage on donne ensuite les formes à ce matériau. La surface brillante est obtenue par polissage mécanique et électrolytique. Tous ces processus font l'objet de prescriptions strictes, de manière à ce que les implants finis conservent les qualités optimales du produit semi-fini.

Identification
Le numéro de contrôle inscrit sur la plupart des implants (à l'exception des vis), et sur tous les emballages originaux des implants, sert à reconstituer tout le déroulement de la fabrication, depuis la matière première jusqu'au contrôle final de l'implant.

Corrosion
Dans le milieu agressif du corps humain, tous les métaux sont attaqués. L'importance de la corrosion (et de la destruction du métal) est un problème de matériel. Suivant la composition des alliages, les produits de corrosion peuvent être visibles (rouille) ou ne provoquer qu'une coloration des tissus. Les inflammations ou la métallose peuvent également être provoquées par la corrosion.
L'implant en acier inoxydable forme à sa surface une couche passive de protection qui limite fortement la corrosion. En cas de lésions superficielles, cette couche se régénère spontanément si le milieu contient de l'oxygène. C'est pour cette raison que les rayures fines ne sont pas nuisibles. Malgré cela, nous recommandons de conserver les implants dans leur emballage jusqu'au moment de leur utilisation.
Mais lorsque la couche passive est constamment détruite, comme cela se produit dans les ostéosynthèses instables entre la tête de la vis et la plaque, une régénération n'est plus possible et l'on voit apparaître une corrosion localisée, souvent prononcée.

La stabilité d'une ostéosynthèse est donc importante non seulement pour des raisons mécaniques, mais aussi pour le métal lui-même.

Résistance des implants
La résistance du métal et les dimensions des implants ont été choisies de manière à répondre aux exigences biomécaniques et biologiques. Mais il faut être conscient du fait que dans les ostéosynthèses l'implant ne peut en aucun cas assurer la fonction d'une prothèse. Son but est de stabiliser l'os fracturé ou ostéotomisé jusqu'à ce que la consolidation de l'os lui permette de reprendre en partie ses fonctions mécaniques. L'implant doit aussi être suffisamment résistant pour que l'opéré puisse mobiliser rapidement le membre synthésé, si possible déjà après l'opération.
Si la consolidation prend du retard, l'implant est «surmené». Il est alors soumis continuellement à une flexion alternée. Inéluctablement, selon les lois de la métallurgie, il en résultera une fatigue du matériel qui conduira à une fracture de fatigue. En examinant la structure de la surface de fracture, le métallurgiste peut identifier une fracture de fatigue ou une fracture par violence.
La stabilité de l'ostéosynthèse constitue donc une garantie contre la dangereuse fatigue du matériel (pour les plaques: contact de la corticale opposée).

Ne jamais utiliser deux fois les implants (personne ne peut préciser leur degré de «fatigue»). Eviter de plier les plaques en va-et-vient, de «réparer» les implants, etc. Evidemment, il est possible de réutiliser un implant qui n'a subi aucun effort (p. ex. une vis, changée en cours d'opération en raison de sa longueur inadéquate).

Combinaison d'implants
Plusieurs raisons condamnent la combinaison d'implants de provenances différentes:

– pour une technique opératoire unifiée il faut disposer d'une instrumentation unifiée: la construction, la forme, les tolérances des implants et des instruments doivent correspondre, ce qui n'est pas assuré par les simples normes.
– les normes pour les métaux des implants n'établissent que des exigences minimales qui ne garantissent pas une compatibilité absolue.

Ainsi, les possibilités de combiner des implants, tant du point de vue mécanique que du point de vue métallurgique, relèvent entièrement de la responsabilité du fabricant. Une «responsabilité partagée», comme elle devrait découler de l'utilisation d'implants de provenances diverses, n'est pas possible. Il est indispensable de se décider pour *un* système.

Il faut aussi souligner qu'actuellement, seule l'instrumentation AO comprend un *assortiment complet*.

2.2 Matériaux pour la fabrication des instruments

La résistance à la corrosion des métaux destinés à la fabrication des instruments peut être moins élevée que pour les implants. Le matériau est choisi davantage de manière à ce qu'il permette aux instruments de remplir de façon durable une certaine fonction: résistance à l'usure, tranchant, maintenance facile, etc.

Sont utilisés:

– des aciers chrome-nickel comme matière première pour la fabrication des instruments sans exigence spéciale, c'est-à-dire pour lesquels les procédés de fabrication simples et économiques sont importants;
– des aciers au chrome inoxydables qui peuvent être trempés, pour les instruments tranchants tels que mèches, tarauds, ciseaux, pinces coupantes, etc.
– des aciers inoxydables au chrome durcissables à chaud destinés aux pinces, écarteurs à os, etc.

Ces deux derniers groupes ne sont pas complètement inoxydables. Plus l'entretien est bon (surface non endommagée) moins ils sont sujets à la corrosion et aux taches provoquées par l'eau. Ne jamais laisser des instruments mouillés!

Certains instruments achetés dans le commerce des outils, tels que moteurs, pinces plates et pinces coupantes, etc., n'ont été traités qu'en surface (généralement chromée) pour prévenir la rouille. Pour augmenter leur résistance à la rouille, ces instruments sont démontés dans les ateliers de SYNTHES et chromés une nouvelle fois. Certaines pièces sont remplacées par des pièces en alliage inoxydable. Malgré cela, la résistance à la corrosion n'est pas parfaite. Pour les instruments comme pour les implants, une résistance absolue à la corrosion n'est pas nécessaire.

Les matières plastiques et les caoutchoucs utilisés pour les manches des instruments, les coussinets, les joints et les tuyaux sont choisis pour supporter de nombreuses stérilisations à la vapeur (autoclave à 140° C).

Pour la maintenance des instruments et leur stérilisation, voir chapitre séparé, p. 220.

Lorsque les instruments sont utilisés et soignés correctement, ils remplissent leur fonction pendant longtemps, même dans les services très actifs.

3 L'instrumentation pour le vissage et l'ostéosynthèse par plaque des grands os

Il existent trois boîtes standard:

L'instrumentation de base
La boîte rouge contient tous les instruments standard pour le vissage et les plaques, c'est-à-dire les plaques fixées par les grandes vis.

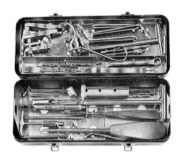

Boîte de vis
La deuxième boîte rouge contient l'assortiment standard de grandes vis:

– vis à corticale 4,5 mm
– vis à spongieuse 6,5 mm
– vis à malléole

Depuis 1977, il n'y a plus de petites vis dans cette boîte.

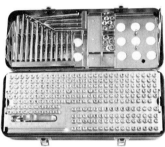

Boîte de plaques
Une boîte jaune contient l'assortiment standard de plaques (2 variantes):

– les plaques à trous de glissement (DCP), étroites et larges ou
– les plaques à trous ronds, étroites et larges.

En plus:
– les plaques demi-tube et
– un choix de plaques spéciales (T, L, plaques-cuillères).

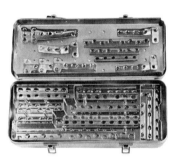

Les plaques les plus utilisées y figurent en nombre judicieux. Il y a suffisamment de place de réserve pour placer d'autres plaques standard ou des plaques spéciales, selon le désir du chirurgien.

Instruments AO complémentaires nécessaires

– moteur: p.ex. petit moteur à air comprimé à verrouillage rapide ou moteur universel dont le mandrin a trois mâchoires;
– instruments à adapter les plaques:
  presse ou pince à courber les plaques et fers à contourner.

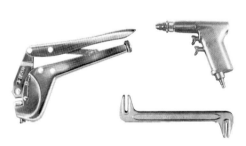

Pour compléter et élargir l'instrumentation nous disposons des assortiments standard AO suivants:

– daviers	voir p. 184
– instruments courants de chirurgie osseuse	voir p. 185
– instrumentation pour cerclages	voir p. 187
– instrumentation réduite pour petits fragments	voir p. 96
– instrumentation pour plaques coudées	voir p. 80
– instrumentation pour l'extraction de vis cassées	voir p. 130
– chasse-greffons et ciseaux	voir p. 190

3.1 L'instrumentation de base

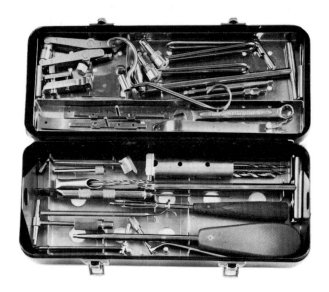

L'instrumentation de base réunit dans une boîte rouge tous les instruments standard pour le vissage et les plaques fixées par les grandes vis.

Plateau inférieur: instruments pour les vis
Plateau intermédiaire: instruments pour les plaques
Plateau supérieur: place en réserve pour des instruments complémentaires

3.1.1 Instruments standard

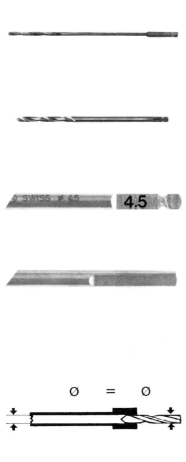

La mèche ⌀ 3,2 mm
Elle est utilisée pour forer le *trou fileté* pour les vis à corticale 4,5 mm, les vis à malléole et pour les vis à spongieuse 6,5 mm.

La mèche ⌀ 4,5 mm
Elle est utilisée pour forer le *trou de glissement* lorsqu'une vis à corticale 4,5 mm est placée comme *vis de traction*.

Si, exceptionnellement, une vis à spongieuse 6,5 mm doit être placée dans une corticale épaisse, il y a lieu de forer à 4,5 mm pour diminuer le danger de fissuration qu'entraîne la tige de 4,5 mm de la vis.

Les mèches dans les *boîtes standard* présentent toutes une *extrémité pour verrouillage rapide* sur le petit moteur. Des mèches à extrémité triangulaire destinées au mandrin à trois mâchoires sont livrables sur commande.

> Les mèches doivent toujours être utilisées avec les guide-mèches ou douilles protectrices qui correspondent exactement (ajustage sans jeu!)

Lorsqu'on introduit les mèches dans les guide-mèches, elles doivent être à l'arrêt (ne pas tourner).

La douille protectrice ⌀ 3,5 mm
Elle peut être utilisée comme guide-mèche pour la mèche ⌀ 3,2 mm pour forer sur l'os mis à nu. Dans ce cas il n'y a pas d'ajustage sans jeu, ce qui n'a cependant pas d'importance lorsqu'il s'agit d'une vis isolée. La douille protectrice ne doit jamais être utilisée comme douille de centrage dans un trou de glissement pour une vis de traction 4,5 mm. En effet, dans cette situation, le diamètre intérieur de 3,5 mm ne centre qu'insuffisamment la mèche de 3,2 mm.

La douille de centrage ⌀ 4,5 mm / 3,2 mm
Elle est utilisée dans la technique de la vis de traction. Placée dans le trou de glissement 4,5 mm, elle guide la mèche de 3,2 mm pour forer le trou fileté dans le fragment opposé. L'extrémité dentée prévient le dérapage lorsque la mèche attaque l'intérieur de la deuxième corticale.

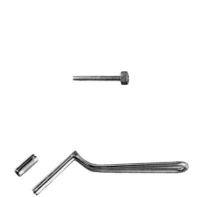

La douille protectrice ⌀ 4,5 mm
Elle sert de guide-mèche pour la mèche 4,5 mm (trou de glissement) dans la technique des vis de traction et comme douille protectrice pour le taraud ⌀ 4,5 mm.
La douille de centrage conduit l'instrument dans le trou de la plaque pendant le forage et le taraudage. Enlever la douille pour travailler directement sur l'os.

Le viseur à pointe
Il est utilisé *combiné* à la douille protectrice 4,5 mm comme guide-mèche pour le trou de glissement 4,5 mm, chaque fois que l'on aura foré le trou fileté de 3,2 mm avant la réduction, dans le fragment opposé.

Les anciens instruments ont un calibre de 4,5 mm. Ils guident directement la mèche de 4,5, la douille protectrice n'est alors pas nécessaire.

Le guide-mèche pour plaques
Il centre la mèche de 3,2 mm (trou fileté) dans les *trous ronds* des plaques.
Ne pas l'employer pour les plaques DCP.

Le guide-mèche DCP neutre (vert)
Il centre le trou fileté de 3,2 mm exactement au centre du trou de la plaque. Ainsi, la vis sera placée en position *neutre*.
C'est le guide-mèche *le plus employé* pour les plaques DCP.

Le guide-mèche de tension DCP (excentrique, jaune)
Il place le trou fileté de 3,2 mm excentriquement dans le trou de la plaque, pour la *vis de tension*.
Attention: La flèche doit toujours être dirigée contre le trait de fracture. Uniquement pour la DCP lorsqu'elle est utilisée comme plaque à «autotension».

Les guide-mèches DCP peuvent tourner et peuvent être démontés pour le nettoyage.

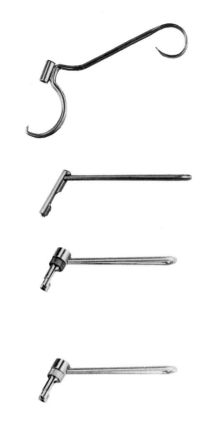

> Les guide-mèches DCP ne sont utilisés que pour les plaques DCP.

Remarque: L'ancien guide-mèche de soutien, rouge, n'est plus fabriqué parce qu'il était souvent mal utilisé.

En principe, sur l'os nu, il faut toujours utiliser les guide-mèches ou les douilles protectrices *dentés,* alors que dans les trous des plaques il faut employer des guide-mèches qui *centrent exactement* (et qui correspondent aux plaques).

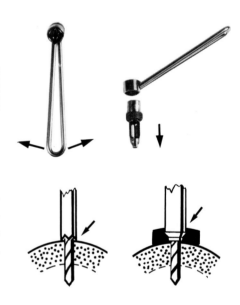

La fraise à chambrer (tige ⌀ 4,5 mm)
Elle sert à chambrer l'assise pour la tête de la vis à corticale 4,5 mm et évent. de la vis à spongieuse de 6,5 mm (vis de traction).

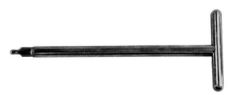

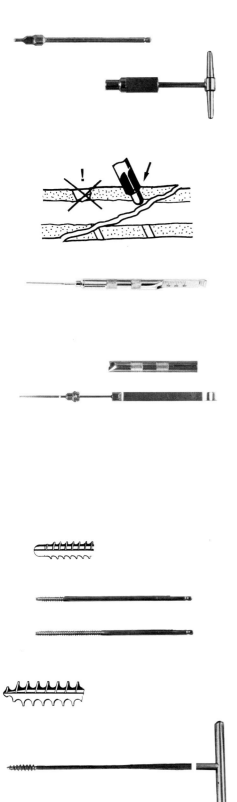

La fraise à chambrer amovible pour vis à malléole (tige Ø 3,2 mm)
Elle doit être montée sur la poignée pour taraud et sert à préparer l'assise de la tête d'une vis à malléole (rarement!).

On l'utilise également pour la vis à corticale 4,5 mm, lorsque cette vis est utilisée exceptionnellement comme vis de solidarisation tibio-péronière, avec le filetage dans le péroné *et* le tibia (dans les cas d'instabilité de la fourche tibio-péronière et de déchirure de la membrane interosseuse).

Profondeur de fraisage exacte pour la fraise à chambrer:
Dans la corticale épaisse, tout le diamètre de la fraise doit travailler; ne pas affaiblir une corticale mince.

La grande jauge de longueur pour vis
est utilisée pour déterminer la longueur des vis à corticale de 4,5 mm, des vis à malléole et des vis à spongieuse 6,5 mm.
Il faut toujours mesurer *après* avoir utilisé la fraise à chambrer, respectivement *à travers* le trou de la plaque, mais *avant* de tarauder.
Le petit crochet s'accroche sur la corticale opposée alors que la partie supérieure doit être poussée contre l'os (resp. la plaque). Il est alors possible de lire directement la longueur adéquate de la vis. Arrondir le chiffre vers le haut.
La jauge de longueur pour vis peut être démontée pour le nettoyage.
Attention: l'utilisation de la petite jauge de longueur pour les grandes vis fausse les mesures.

Taraud 4,5 mm à filetage court
pour tarauder la corticale *opposée* lorsqu'une vis à corticale de 4,5 mm est utilisée comme *vis de traction.* La tige lisse ménage le trou de glissement dans la corticale voisine de la tête.

Taraud 4,5 mm à filetage long
pour tarauder *les deux* corticales, pour une *vis de fixation dans une plaque.*

Taraud 6,5 mm
pour tarauder un filet à spongieuse de 6,5 mm
– à travers une première corticale dure;
– dans l'os spongieux dur des adolescents, sur toute la longueur de la vis.

Ne jamais utiliser le taraud 6,5 mm à travers les trous d'une plaque (endommage la plaque et le taraud).

Taraud 6,5 mm à extrémité pour verrouillage rapide
Mêmes indications que ci-dessus. S'adapte sur la poignée. Ne pas l'utiliser sur le petit moteur.

Remarques à propos des tarauds
Toujours présenter le taraud enfilé dans la douille protectrice correspondante. Normalement on emploie les tarauds montés sur la poignée.

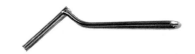

Ils peuvent aussi être utilisés sur le *petit moteur* (à verrouillage rapide).
Attention: ne pas tarauder au moteur dans l'os poreux. Danger d'arracher le filet!

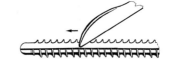

Pendant l'opération, les copeaux d'os tassé et les débris de périoste doivent aussi être enlevés au moyen d'une broche de Kirschner ou d'une petite lame de bistouri. Ne pas utiliser des compresses!

La poignée pour tarauds
Elle est munie d'un mandrin à verrouillage rapide et sert de poignée pour les tarauds 4,5 et 6,5 mm, ainsi que pour la fraise à chambrer amovible pour vis à malléole.
Dans le mandrin de cette poignée on peut encore fixer les instruments suivants:

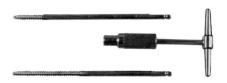

– instruments pour extraire les vis cassées;
– tarauds d'autres dimensions.

Grand tournevis (hexagone 3,5 mm)
pour visser et dévisser les vis à corticale 4,5, les vis à malléole et les vis à spongieuse 6,5 mm.

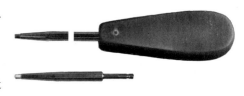

Le tournevis amovible (hexagone 3,5 mm)
Il s'adapte sur le mandrin à verrouillage rapide du petit moteur et sert à visser et dévisser les vis.
Il faut toujours serrer à fond et desserrer les vis à la main.

Ne pas utiliser de tournevis dont l'hexagone est *endommagé!* Il en résulterait un dégât de la tête de la vis, et l'extraction serait rendue plus difficile ou deviendrait même impossible.
Avant d'enlever une vis il faut toujours nettoyer à fond son empreinte au moyen du crochet pointu, pour que le tournevis ait une prise complète.

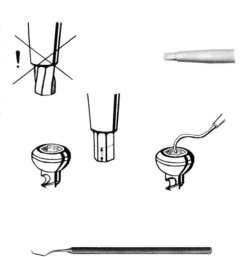

Le crochet pointu
Il est utilisé pour contrôler le trait de fracture après la réduction et pour enlever les tissus qui ont envahi l'empreinte hexagonale des vis (et pour les clous centromédullaires).
Il peut aussi être utilisé pour réduire des petits fragments.

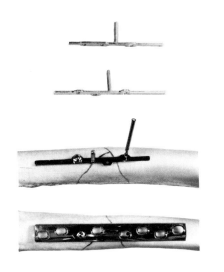

Gabarits de forage pour DCP étroites et larges
Leurs formes graciles préservent la vue d'ensemble dans les situations de fractures difficiles et ils facilitent le positionnement optimal de la plaque DCP.
Après réduction de la fracture on prépare le premier trou de vis (neutre) et le gabarit de forage est ensuite fixé par une vis (future vis dans la plaque).
Préparer le trou fileté de 3,2 mm pour la vis de tension en perçant à travers l'un des deux autres trous du gabarit.
Après avoir échangé le gabarit de forage contre une plaque DCP, la deuxième vis est en position de tension.

Le guide de forage du tendeur de plaque
Il sert de guide-mèche pour forer (3,2 mm) le trou de la vis pour le tendeur de plaque. Généralement, la plus grande distance est utilisée pour le tendeur de plaque articulé (ou pour le tendeur de plaque à course de 16 mm). La distance la plus courte correspond au tendeur de plaque à course de 8 mm.

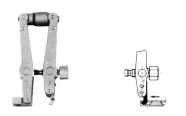

Le tendeur de plaque articulé (course 20 mm)
Il peut être utilisé pour comprimer ou pour faire de la distraction.
Pour comprimer on accroche son crochet dans le dernier trou de la plaque et l'on fixe son autre partie à l'os par une vis à corticale. En serrant à l'aide de la *clé à cardan* on peut lire la compression en observant les divers anneaux colorés.

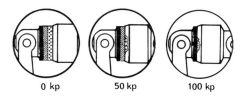

Anneau jaune	=	0–50 kp
Anneau vert	=	50–100 kp
Anneau rouge	=	plus de 100 kp

Ces données n'ont qu'une valeur indicative. En pratique, la pression à donner dépend de l'os et de la situation de la fracture. Elle dépend donc de l'appréciation de l'opérateur.

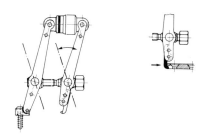

Pour obtenir de *la distraction*, retourner le petit crochet et l'accrocher sur le côté extérieur de la plaque. Dans cette situation il faut commencer par serrer complétement la vis du tendeur.
Le tendeur articulé peut être basculé latéralement, ce qui permet de travailler sans être gêné.

Le tendeur de plaque à course de 8 mm
Il sera être accroché par son crochet par le dernier trou de la plaque et fixé à l'os de l'autre côté. Réduction de la fracture et serrage provisoire à l'aide de la *clé à cardan*. Serrage définitif au moyen d'une *clé à fourche*.

> La vis à corticale placée dans le tendeur de plaque ne doit pas être réutilisée. En général, elle est incurvée par une sollicitation excessive.

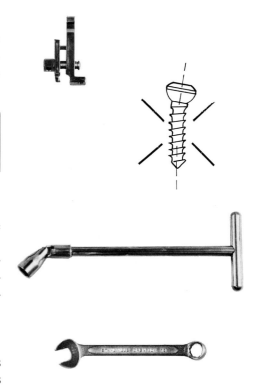

La clé à cardan (11 mm)
Elle est utilisée pour serrer provisoirement le boulon de tension du tendeur de plaque.
Cette clé à cardan peut être utilisée pour serrer définitivement le tendeur de plaque articulé. Sur tous les autres tendeurs de plaque, la compression qu'elle développe est insuffisante.

La clé à fourche (11 mm)
C'est l'instrument universel pour serrer et desserrer tous les boulons de l'instrumentation AO partout où des forces importantes sont nécessaires. Elle s'adapte sur les instruments suivants:
– tendeur de plaque
– porte-plaque extracteur des plaques coudées
– embouts à filet conique pour l'enclouage centromédullaire
– chasse-clou angulé pour les clous
– fixateurs externes et appareils d'allongement
– distracteurs
– scie oscillante (lames de scie)

Les gabarits de pliage
En modelant ces gabarits sur la surface de l'os, on transpose celle-ci sur le gabarit de pliage. Il sert ensuite de modèle pour courber la plaque et la tordre. Ces gabarits sont en aluminium mou, éloxé. On peut leur donner n'importe quelle forme et les utiliser plusieurs fois.
Les instruments complémentaires pour courber les plaques sont décrits à la page 78.

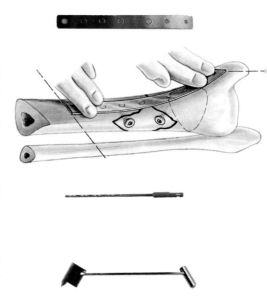

La mèche Ø 2 mm
Pour forer un trou dans l'os pour les cerclages à effet de hauban et des broches de Kirschner.

Viseur et guide-mèche pour les plaques, Ø 2 mm
sert de guide-mèche pour la mèche 2 mm. Le côté denté s'applique sur l'os nu, le côté rond est utilisé comme guide-mèche dans les petites plaques.

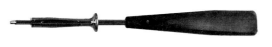

Petit tournevis hexagonal (2,5 mm)
sert à enlever les vis à spongieuse 4,0 ou les vis à corticale 3,5 et 2,7 mm.
Il est inclus dans l'assortiment standard pour qu'il soit éventuellement à disposition pour enlever les petites vis.

3.1.2 Instruments complémentaires nécessaires

Le petit moteur à mandrin à verrouillage rapide
Le mandrin de ce moteur est prévu pour toutes les mèches et tous les tarauds de l'instrumentation standard.

Comme alternative on pourrait aussi choisir le moteur universel actionné par l'air comprimé, muni d'un mandrin à trois mâchoires ou un moteur d'un autre fabricant. Dans ce cas, il faudrait utiliser les mèches prévues pour le mandrin à trois mâchoires ou une pièce intermédiaire à verrouillage rapide prévue pour le mandrin à trois mâchoires.

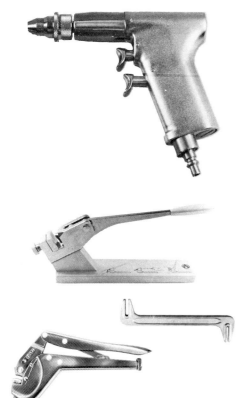

Les instruments pour courber les plaques
Ils sont utilisés pour adapter les plaques à l'os (courber et tordre). Il faut:
soit

– *la presse à courber* et 1 à 2 *fers à contourner;*
soit
– *la pince à courber* et 2 *fers à contourner.*

Voir aussi p. 79, le chapitre qui traite du façonnage des plaques.

3.1.3 Instruments complémentaires particuliers

Nous allons décrire quelques instruments qui, dans les cas spéciaux, facilitent le travail de l'opérateur.

Mèche ⌀ 3,2 mm, longueur spéciale
pour forer le trou fileté pour des vis de longueur spéciale (vis à corticale 4,5, vis à malléole et vis à spongieuse 6,5 mm) ou pour forer à grande profondeur.

Mèche ⌀ 4,5 mm, longueur spéciale
pour longues vis à spongieuse, dans l'os spongieux juvénile, résistant.

Taraud ⌀ 4,5 mm, longueur spéciale
pour tarauder pour les vis à corticale 4,5 longues (longueur 54–70 mm).

Le viseur à pas de vis
peut maintenir la réduction et en même temps servir de guide-mèche pour la mèche de 4,5 mm pour le trou de glissement.

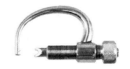

Douille protectrice ⌀ 6,5 mm
est utilisée avec le taraud de 6,5 mm. A n'utiliser que directement sur l'os (sans plaque).

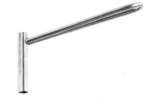

Tendeurs de plaque à course 16 resp. 30 mm
Ces tendeurs de plaque sont utilisés comme le tendeur de plaque à course de 8 mm. Ils sont nécessaires pour les pseudarthroses, les arthrodèses et les ostéotomies en os spongieux, suivant les conditions locales.

Le tournevis en T (hexagone 3,5 mm)
Ne doit être utilisé *que pour l'ablation des vis,* lorsqu'une plus grande force est nécessaire. On peut réaliser un instrument combiné en enfilant le tournevis normal.

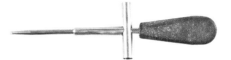

Le mandrin à clé
est muni d'une extrémité pour verrouillage rapide et peut être monté aussi bien sur le petit moteur à air comprimé que sur la poignée terminée par le mandrin. On y monte les broches de Kirschner et les mèches à extrémité triangulaire.

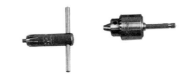

La clé à écrous (8 mm)
correspond aux écrous des vis à corticale 4,5. Lorsque le filetage dans l'os est arraché, l'écrou peut être monté par derrière et maintenu contre l'os. Attention: indication rare! Elle correspond également aux écrous du boulon rarement utilisé, pour plateaux tibiaux.

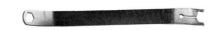

3.2 La boîte de vis

Une boîte rouge contient l'*assortiment standard de vis,* soit les vis à corticale 4,5 mm, les vis à spongieuse 6,5 mm, les vis à malléole de différentes longueurs ainsi que les rondelles et écrous.

La *pincette* facilite la manutention des vis.

Sur un côté du râtelier à vis, *l'échelle de mesure* permet de vérifier la longueur des vis.

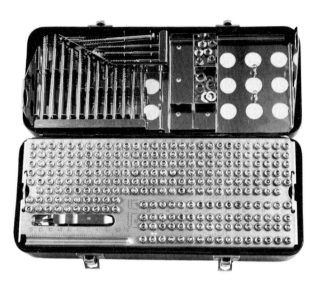

3.2.1 Les grandes vis AO

Dans l'instrumentation AO, les vis sont l'élément le plus important pour obtenir la compression interfragmentaire. A cet effet, elles sont mises en place comme *vis de traction* soit isolées, soit à travers les plaques. Elles servent aussi à *fixer les plaques*.

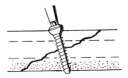

Il existe deux exécutions de vis, différentes par leurs formes et par leurs indications.

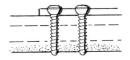

Les vis à corticale
Dans l'os cortical résistant des diaphyses, on n'utilise que des vis qui sont *filetées sur toute leur longueur* = vis à corticale. Cette caractéristique les rend faciles à enlever, en dépit du fait que, pendant la guérison, de l'os néoformé résistant enserre ces vis solidement.

Les vis à spongieuse et à malléole
Dans l'os spongieux moins résistant des *épi- et métaphyses* on utilise des vis dont la tige est lisse et qui n'ont qu'une *courte partie filetée*. Ce sont des vis dites à tige.
Il est possible de retirer ces «vis à tige» dans les métaphyses sans grandes difficultés. Ceci ne serait pas possible dans les diaphyses plus résistantes. Dans ce dernier cas, les vis à tige casseraient fréquemment à la limite entre leur tige et leur partie filetée.

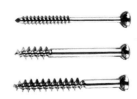

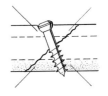

Attention:
La longueur nominale des vis correspond à leur longueur totale, tête comprise.

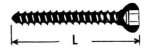

La tête de vis (tête sphérique)
Les grandes vis ont toutes une tête dont la partie inférieure (embase) est sphérique (Ø 8 mm). Cette particularité leur assure un *contact circulaire* optimum dans le trou conique de la plaque ou dans l'os, même lorsque la vis est légèrement inclinée. (L'ancienne tête conique ne prenait toujours contact que par quelques points.)
La mise au point des plaques à trous de glissement (DCP) rendit indispensable l'utilisation de vis à embase sphérique.

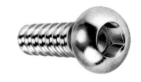

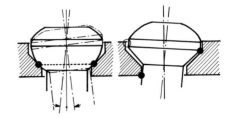

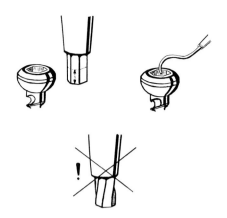

L'empreinte hexagonale de la tête de vis a été empruntée par l'AO aux mécaniciens, en 1958 déjà.

Le tournevis à extrémité hexagonale n'exige aucune force axiale ni pour visser, ni pour desserrer la vis. Pour que les forces soient transmises correctement, le tournevis doit être engagé profondément dans l'empreinte hexagonale. C'est pouquoi, avant de dévisser, il est important de dégager l'empreinte des tissus qui l'ont envahie, en utilisant le crochet pointu. Ne pas utiliser des tournevis *endommagés*.

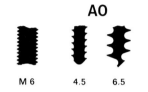

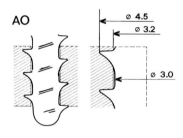

Le filetage des vis AO

L'industrie a recours à *filetages symétriques* pour solidariser par vissage les pièces dont le matériau présente une résistance analogue. La résistance de *l'os* est environ 10 fois plus petite que celle du métal. C'est la raison pour laquelle l'AO a choisi pour ses vis un *filetage asymétrique*. Plus l'os est faible, plus on conserve de substance osseuse dans le pas de vis et plus le filet sera mince.

Dans l'os résistant, le filetage doit être préparé par un instrument tranchant et le matériel enlevé doit être évacué. C'est le *taraud* de forme correspondante qui assure ces deux fonctions.

En os spongieux, il est souvent possible de renoncer à tarauder, sauf dans l'os juvénile dur.

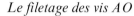

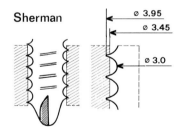

Les anciennes vis, dites auto-taraudantes, n'offraient pas assez de place pour les débris d'os dans leus rainures situées à la pointe de la vis. Pour cette raison le diamètre du trou fileté devait être percé à un diamètre relativement grand. La vis n'avait de prise que par les extrémités de son filetage et donc sa prise était mauvaise.

3.2.1.1 Les vis à corticale ⌀ 4,5 mm

Elles sont utilisées avant tout en zone diaphysaire.
Lorsqu'elles traversent un trait de fracture elles sont placées selon la technique de la vis de traction (trou de glissement ⌀ 4,5 mm dans la première corticale, trou fileté ⌀ 3,2 mm dans la 2ème corticale).
Lorsqu'il s'agit d'une *vis de fixation* d'une plaque, le filetage de la vis prend prise dans les 2 corticales du même fragment (trou fileté dans les 2 corticales). La géométrie du filetage est adaptée à l'os cortical résistant. En zone diaphysaire il est indispensable de tarauder.

Dimensions importantes

Diamètre du filetage	4,5 mm
Diamètre du noyau	3,0 mm
Mèche pour trou de glissement	⌀ 4,5 mm
pour trou fileté	⌀ 3,2 mm
Taraud court ou long	⌀ 4,5 mm

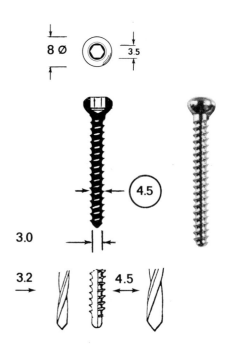

3.2.1.2 Les vis à spongieuse ⌀ 6,5 mm

Elles ne sont utilisées qu'en zones *épi-* et *métaphysaires* où la corticale est relativement mince.
Lorsqu'elles traversent un trait de fracture elles ont toujours la fonction de *vis de traction* (le filetage ne prend prise que dans le fragment opposé). Elles peuvent aussi être placées dans les *trous à l'extrémité des plaques* lorsqu'elles traversent l'os spongieux.
Le filetage profond et le grand pas de vis sont adaptés à la résistance de l'os et assurent une bonne prise dans la spongieuse tassée par la vis. Après avoir percé le trou, on ne taraude généralement qu'à travers la corticale. La forme spéciale de la pointe de la vis ouvre elle-même la voie dans l'os spongieux.

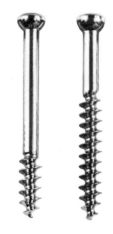

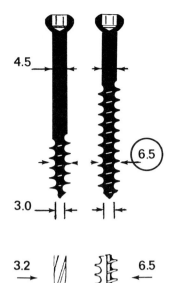

Les vis à spongieuse sont disponibles avec deux longeurs de filetage.

Vis à spongieuse ∅ 6,5 mm/filetage 16 mm
prévue pour fixer des petits fragments osseux où un filetage de 16 mm seulement peut trouver place.

Vis à spongieuse ∅ 6,5 mm/filetage 32 mm
Son long filetage offre une prise optimale. Cette vis devrait être utilisée aussi souvent que possible (grand fragment, fixation de plaque).

Dimensions importantes
Diamètre du filetage	6,5 mm
Diamètre de la tige	4,5 mm
Diamètre du noyau	3,0 mm
Mèche pour trou fileté	∅ 3,2 mm
Taraud	∅ 6,5 mm

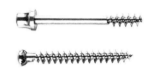

Les variantes suivantes sont disponibles sur demande:

- vis épiphysaire avec tête extra haute limitant l'envahissement par l'os;
- *vis à spongieuse filetée sur toute sa longueur*, p. ex. destinée à la fixation de plaques lorsque l'os spongieux est ostéoporotique.

3.2.1.3 Vis à malléole (∅ 4,5 mm)

En raison de difficultés d'extraction, les vis à malléole ne doivent être utilisées qu'en zone épi- ou métaphysaire, comme vis de traction.
Le profil de leur filetage correspond à celui des vis à corticale. *Leur pointe* présente la particularité d'être autotaraudante dans l'os spongieux, évitant ainsi un taraudage dans la plupart des cas.

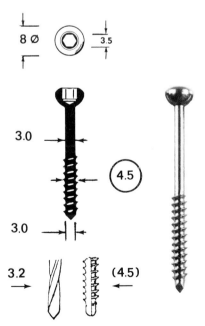

Dimensions importantes
Diamètre du filetage	4,5 mm
Diamètre du noyau et de la tige	3,0 mm
Mèche pour le trou fileté	∅ 3,2 mm

Taraudage: taraud ∅ 4,5 mm, rarement indiqué!

3.2.1.4 Rondelles

utilisées avec des vis à spongieuse et des vis à malléole pour empêcher l'enfoncement de la tête de la vis dans une corticale trop fine.
La face plate vient au contact de l'os, la partie excavée est destinée à recevoir la tête de la vis.

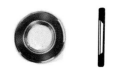

3.2.1.5 Ecrou pour vis à corticale 4,5 mm

adapté aux vis à corticale de 4,5 mm. Doit être utilisé rarement (voir p. 50).

3.2.1.6 Vis – Mèche – Taraud

Pour une *vis de traction* utiliser:

Type de vis + diamètre	Grandes vis Empreinte hexagonale 3,5 mm		
	Cort. 4,5	Mall. 4,5	Spong. 6,5
Mèche pour <u>trou de glissement</u> = diamètre externe	4,5	aucune	év. 4,5 os résistant
Mèche pour <u>trou fileté</u>	←—	3,2	—→
Taraud = diamètre hors tout	4,5	(4,5)	(6,5)

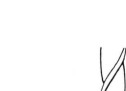

3.2.2 Utilisation des vis de traction
(compression interfragmentaire de type statique)

> *Principe de la vis de traction*
> La vis doit glisser dans le fragment situé près de sa tête. Le filetage ne doit avoir prise que dans le fragment opposé.

La technique d'utilisation des vis à corticale (filetage sur toute la longueur) est fondamentalement différente de celle des vis à spongieuse et des vis à malléole (vis à tige) et sera exposée séparément.

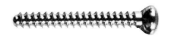

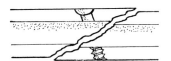

3.2.2.1 La vis à corticale 4,5 mm utilisée comme vis de traction
(isolée ou à travers une plaque)

Afin de permettre à une vis à corticale de glisser dans le fragment situé près de sa tête, le trou doit être percé au même diamètre que le filetage: *c'est le trou de glissement.* Dans le fragment opposé, on perce le *trou fileté* d'un diamètre inférieur, exactement dans l'axe du trou de glissement. Le trou fileté sera ensuite taraudé.

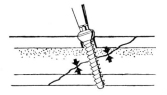

Le serrage de la vis réalise une compression interfragmentaire.

3.2.2.1.1 Technique standard
Réduction première: *trou de glissement percé de l'extérieur vers l'intérieur*

Technique

- réduction et fixation provisoire de la fracture (davier, cerclage, broches de Kirschner);
- *mèche 4,5 mm et douille protectrice 4,5 mm sans douille* pour préparer le *trou de glissement* dans le fragment situé près de la tête de la vis;
- introduire la douille de centrage ⌀ 4,5/3,2 mm dans le trou de glissement et percer le *trou fileté* dans le fragment opposé à la *mèche 3,2 mm;*
- préparer l'assise de la tête de vis à la *fraise à chambrer;*
- *jauge de longueur,* pour mesurer la longueur de vis nécessaire. Accrocher la jauge à la corticale opposée, puis faire coulisser sa douille jusqu'au contact de l'os;
- avec le *taraud court 4,5 mm* passé à travers la douille protectrice, tarauder le fragment opposé: deux tours en avant, un demi-tour en arrière, afin d'éliminer les débris osseux.

Le taraudage au moteur exige beaucoup d'expérience de la part du chirurgien!

- introduire les vis avec le *grand tournevis.* L'extrémité arrondie de la vis doit dépasser la corticale opposée d'environ 2 mm, afin de permettre une prise complète du dernier pas de la vis.

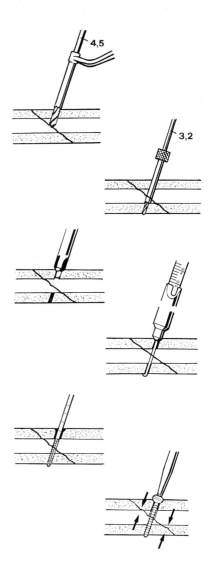

3.2.2.1.2 Technique modifiée
La mise en place d'une vis de traction à la *pointe d'un fragment postérieur étroit* doit être optimale. A cet effet, on utilisera souvent la méthode suivante:

Première variante

Trou de glissement, percé de l'intérieur vers l'extérieur, puis réduction.

Technique

- le *trou de glissement* est percé à la *mèche 4,5 mm,* placée dans la *cavité médullaire* du fragment proche de la tête de la vis; la direction du trou de glissement doit, dans la mesure du possible, viser exactement le milieu de la pointe du fragment postérieur;

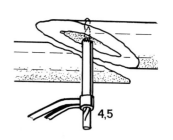

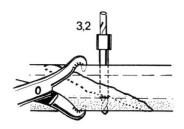

- *réduction* et fixation provisoire;
- introduire la *douille de centrage* dans le trou de glissement et percer le *trou fileté à la mèche 3,2 mm*.
- suite, voir p. 48;
- préparer l'assise de la tête à l'aide de la *fraise à chambrer*.
- mesurer la *longueur* utile de la vis.
- *tarauder*: douille protectrice et taraud court 4,5 mm.
- Mise en place de la vis.

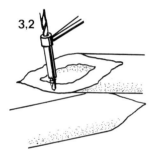

Deuxième variante
Procédé du *trou fileté premier*

Technique

- percer, sous contrôle visuel, *à l'aide d'une mèche 3,2 mm et de la douille protectrice 3,5 mm, le trou fileté* au milieu de la pointe du fragment postérieur;
- accrocher la *pointe du viseur à pointe* dans le trou 3,2 mm;
- *réduction* et contention provisoire par davier réducteur;
- enfiler jusqu'au contact de l'os la *douille protectrice 4,5 mm* dans le viseur à pointe;
- orienter le viseur à pointe et percer à la *mèche de 4,5 mm* le trou de glissement dans la première corticale.

Attention: les anciens modèles de viseur à pointe permettent l'utilisation directe d'une mèche 4,5 mm. Les modèles récents (dès 1977) nécessitent une douille protectrice de 4,5 mm pour centrer exactement la mèche.

- suite, voir p. 48:
- *fraise à chambrer;*
- *mesurer la longueur de vis;*
- *tarauder:* douille protectrice 4,5 mm et taraud court.
- mise en place de la vis.

Les inconvénients d'une dénudation plus importante de l'os sont compensés dans la plupart des cas par un centrage optimal de la vis dans le fragment postérieur.

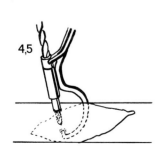

3.2.2.1.3 Positionnement des vis
Le positionnement des vis isolées est capital pour une bonne stabilité.
En cas de *fracture spiroïde*, l'orientation des vis de traction doit suivre le mouvement spiroïde, pour que toutes les vis soient perpendiculaires au plan de la fracture (a: en *coupe transversale*). Une mauxaise orientation engendre donc un déplacement latéral (b).
Toutes les vis doivent se situer approximativement dans un plan perpendiculaire à l'axe de la diaphyse (c).

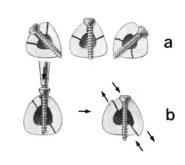

Seule une fracture spiroïde du tibia dont la longueur du trait de fracture mesure plus du double du diamètre de l'os autorise ce type d'ostéosynthèse. Dans tous les autres cas, il faut compléter le vissage par une plaque de neutralisation.

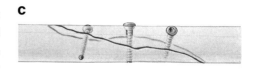

Dans les fractures comportant un troisième fragment, on fixe, dans la mesure du possible, les *fragments principaux par une vis de traction* (a). Les autres vis sont situées sur la bissectrice de l'angle formé par la perpendiculaire à la diaphyse et la perpendiculaire au trait de fracture (b).
La mise en charge n'est possible que si le vissage est protégé par une plaque de neutralisation.

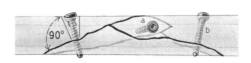

3.2.2.1.4 L'écrou pour vis à corticale 4,5 mm
La rigidité de certaines ostéosynthèses peut être compromise par une vis dont la prise est mauvaise. Après dégât du filet de l'os (arrachement, vis sans fin), il existe une situation qui en l'absence d'autres solutions (plaque plus longue, greffe d'os spongieux) nécessite exceptionnellement la mise en place d'une vis plus longue et d'un contre-écrou.
Mise en garde: cette solution impose une dénudation importante de l'os (dévascularisation) et doit donc se limiter à de rares cas!!

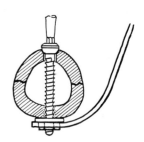

Technique

- introduire l'écrou dans sa clé (partie plate dirigée vers le haut) et appliquer l'ensemble *contre l'os,* par derrière;
- remplacer la vis à corticale par une autre plus longue de 4–6 mm;
- vissage de manière à ce que la vis s'engage dans l'écrou derrière l'os. Serrer à fond, ce qui produit une compression.

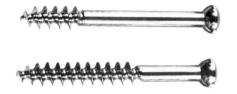

3.2.2.2 Les vis à spongieuse et vis à malléole utilisées comme vis de traction

Principe de la vis de traction: la vis doit glisser librement dans le fragment situé près de sa tête. Le filetage ne doit saisir que le fragment opposé.

La *longueur de sa tige* est déterminée par l'épaisseur du premier fragment qu'elle doit franchir complètement. En présence d'os porotique, la pointe de la vis doit saisir la deuxième corticale.

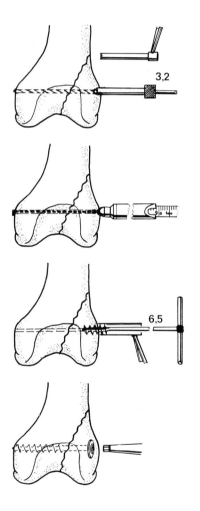

3.2.2.2.1 La vis à spongieuse 6,5 mm utilisée comme vis de traction

Application limitée aux zones épi- et métaphysaires.

Technique

– percer le trou fileté à travers l'os entier, *à la mèche 3,2 mm avec la douille protectrice 3,5 mm* (ou la douille de centrage 4,5/3,2 mm);
– mesurer à l'aide de la *grande jauge de longueur pour vis;*
– couper au *taraud Ø 6,5 mm* un filet dans la première corticale (profondeur env. 10 mm), éventuellement avec la douille protectrice 6,5 mm.

Exception: il est recommandé de tarauder sur toute sa longueur un os spongieux dense (adolescent) et de percer un trou de glissement de 4,5 mm dans une corticale paticulièrement dure, afin de limiter le risque de fissuration au moment du passage de la tige (4,5 mm) de la vis.

– éventuellement placer une *rondelle,* afin d'éviter que la tête de la vis ne s'enfonce;
– placer les vis à l'aide du *grand tournevis.*

La *longueur du filetage* (16 ou 32 mm) dépend de la taille du fragment opposé. Dans la mesure du possible, on utilise le filetage long qui procure une meilleure stabilité.

3.2.2.2.2 Vis à malléole utilisées comme vis de traction en zone métaphysaire

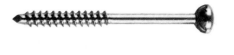

Principe de la vis de traction: le filetage ne doit saisir que le fragment opposé, et de ce fait la vis peut coulisser librement dans le fragment situé près de sa tête.

Technique

- percer le trou fileté *à la mèche 3,2 mm avec la douille protectrice 3,5 mm* (év. douille de centrage de 3,2 mm);
- *utiliser éventuellement la fraise à chambrer pour vis à malléole sur la poignée (jamais au moteur!)* pour préparer l'assise de la tête de la vis;
- mesurer à l'aide de la *jauge de longueur à vis (grande);*
- en os dur, couper le filet au *taraud long de 4,5 mm* (douille protectrice 4,5 mm);
- placer les vis *avec le grand tournevis;*
- *rondelle:* rarement.

Choix de la vis: la longueur de la tige de la vis correspond au moins à celle du premier fragment; en présence d'os porotique, la longueur totale doit assurer la prise dans la corticale opposée.

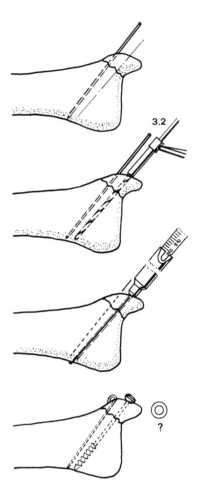

3.2.3 Fixation des plaques par des vis

Pour des raisons d'ordre pratique et de similitude, on utilise les mêmes vis pour la fixation des plaques sur l'os que pour les ostéosynthèses par vis de traction.

Plaques fixées par des vis à corticale

En zone diaphysaire, on fixe les plaques par des vis à corticale. *La majorité d'entre elles ne fixe qu'un fragment principal* (a). Le choix se porte donc sur une vis longue ancrée dans *les deux corticales*. La prise qui en résulte est optimale.

Une vis qui fixe une plaque et qui traverse aussi le plan de fracture doit être une *vis de traction* (percer un trou de glissement dans la corticale proche de la plaque (b)).

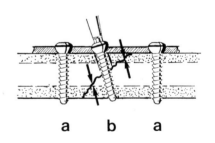

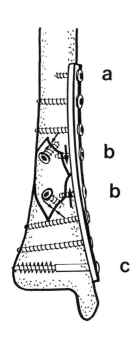

Exception

On utilisera des *vis courtes*:
- à l'extrémité d'une plaque longue (afin de réduire à ce niveau les contraintes transmises à l'os par la plaque) (a);
ou
- lorsqu'une vis longue atteint la corticale opposée dans un trait de fracture qui n'offre aucune prise (b).

Plaques fixées par vis à spongieuse

Lorsque l'extrémité d'une plaque vient à recouvrir de l'os spongieux, on place des vis à spongieuse dans un à deux de ces trous (c).

Une stabilité optimale est atteinte à l'aide de vis à long filetage (32 mm).

On dispose sur demande, de vis à spongieuse filetées sur toute leur longueur. Leur utilisation doit être limitée à la fixation des plaques.

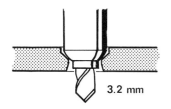

Respecter le point particulier suivant:
Utiliser la douille de centrage adéquate pour percer le trou fileté de la vis de fixation à travers la plaque. Seule cette technique assure à la vis une assise centrée par rapport au trou de la plaque, évitant ainsi de produire des forces de cisaillement excentriques (voir p. 59).

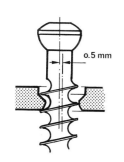

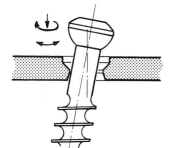

Le petit calibre de la plupart des trous de plaque empêche un bon centrage des *vis à spongieuse* (voir p. 58).

Pendant son introduction, l'axe d'une vis à spongieuse est oblique et excentrique par rapport au trou de plaque.

Le filetage de la vis doit être introduit en premier à travers la plaque (avant de fixer la plaque et de percer d'autres trous de vis), avant d'être vissée, faute de quoi le serrage provoquera un déplacement inévitable de la plaque par la tête de la vis.

Lors de l'ablation du matériel d'ostéosynthèse, *on enlèvera en dernier lieu* la vis à spongieuse avec la plaque.

3.3 La boîte de plaques

La boîte jaune contient un choix de plaques permettant la synthèse des fractures les plus courantes des grands os.
Une place de réserve suffisante permet d'ajouter d'autres plaques standard ou spéciales.

Composition de l'assortiment standard (dès 1978)

- plaques à trous de glissement (étroites et larges)
- plaques demi-tubes
- plaques spéciales (épiphysaires)

Une *variante* comprend des plaques à trous ronds à la place de plaques à trous de glissement.

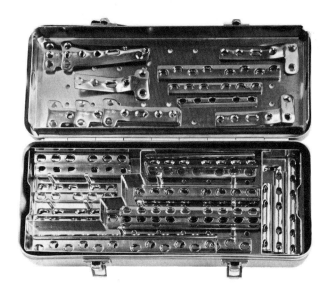

3.3.1 Classification des plaques

Les grandes plaques standard AO

On distingue selon leur forme les plaques *droites* et les plaques *spéciales* (appelées aussi plaques épiphysaires).
Les plaques coudées sont décrites à la page 85.
Tandis que les plaques droites sont utilisées principalement en zone diaphysaire, les plaques dites spéciales, aux formes particulières ont été développées pour les zones épi- ou métaphysaires, périarticulaires.

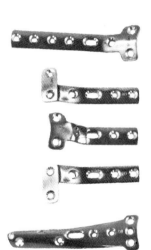

On distingue 5 types de *plaques* standard *droites:*

– *plaques à trous de glissement* (DCP), larges et étroites. Leurs trous sont ovales et profonds;
– *plaques à trous ronds,* larges et étroites, caractérisées par leurs trous ronds;
– *plaques demi-tubes,* reconnaissables à leur profil en gouttière.

Les plaques spéciales comprennent en particulier les:

– plaques en T
– plaques de soutien en T et L
– plaques cuillères
– plaques en trèfle (voir p. 108)

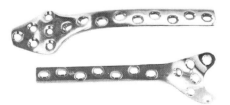

Plaques complémentaires de l'assortiment standard
Les plaques standard existent en dimensions plus grandes, prévues pour des cas particuliers.
La série des plaques spéciales comporte des modèles pour arthrodèse de la hanche et de soutien des fractures des condyles fémoraux, etc. (voir catalogue SYNTHES).

3.3.2 Etude de la construction des plaques

3.3.2.1 Les plaques à trous de glissement (DCP)*

Les plaques à trous de glissement sont un perfectionnement des plaques AO de réputation mondiale. Ces plaques peuvent être utilisées comme les plaques à trous ronds, mais la géométrie particulière de leurs trous leur confère plusieurs avantages supplémentaires.

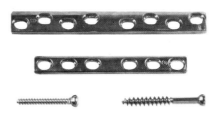

*Trou de la plaque et principe du glissement sphérique***

Une sphère placée dans un cylindre ne peut se déplacer que selon son axe. Un déplacement latéral n'est pas possible.
Le trou de la plaque est fraisé en forme de deux cylindres (incliné et horizontal) qui assurent un guidage optimal de l'embase sphérique de la tête de vis.
Lors du serrage de la vis, la descente verticale de la tête de vis engendre également un *déplacement horizontal* de la plaque.
Ce mouvement déplace le fragment sous-jacent en direction du plan de fracture et réalise une compression interfragmentaire axiale.
On cherche à placer la tête de la vis à l'intersection du cylindre horizontal et du cylindre vertical. A cet endroit, la tête de vis présente le meilleur contact avec le trou de plaque dont résulte la meilleure stabilité.
La course horizontale évite un effet de verrou et une distraction non souhaitée.

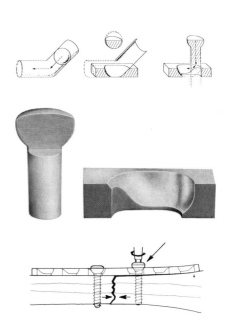

Plaques et guide-mèches

Afin d'assurer aux vis un positionnement adéquat dans le trou de plaque, il convient d'utiliser les deux guide-mèches DCP.
Le *guide-mèche DCP neutre (vert)* guide la mèche 3,2 mm du trou fileté de telle manière que la vis prenne la meilleure assise dans le trou de plaque (intersection des deux cylindres). C'est *le plus utilisé*.

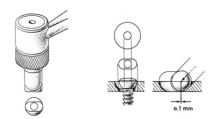

---

* DCP = Dynamic Compression Plate = plaque à compression dynamique. Cette dénomination est basée sur sa particularité de pouvoir engendrer une compression par déplacement des fragments en direction du plan de fracture. Afin d'éviter toute confusion avec le principe même de la *compression dynamique*, l'appellation fut modifiée en *plaque à trous de glissement*. Le nom DCP est protégé aux USA.
** Ce principe de construction est l'objet d'un brevet mondial.

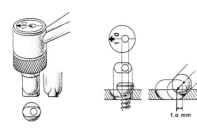

Le guide-mèche excentrique DCP, de couleur jaune, est prévu pour la mise en place de vis en position de tension (course de tension de 1 mm dans le cylindre oblique).

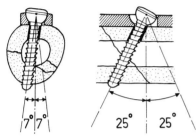

Avantages de la plaque à trous de glissement

Ils découlent de la construction spéciale de la plaque.

1. L'embase hémisphérique de la tête de vis permet également une implantation oblique de la vis (transversalement ±7°, longitudinalement ±25°). Il est donc possible de placer des *vis de traction* dans les fractures obliques, ce qui renforce la stabilité.

2. Une vis placée à l'extrémité inférieure du «cylindre» oblique fixe la plaque à l'os, *sans danger de distraction* (position neutre).
Le «cylindre» oblique prévient un diastasis des fragments. En cas de réduction insuffisante, la *course horizontale* (1,8 mm) permet un rapprochement des fragments (deuxième vis en position de tension).

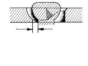

3. La plaque peut être utilisée comme plaque *auto-serrante*. Par positionnement excentrique d'une ou plusieurs vis, on obtient une compression axiale interfragmentaire, sans tendeur de plaques.
Tous les trous de la plaque étant des trous de glissement, on produit une compression par le trou le mieux situé par rapport à la fracture, voire même entre plusieurs fragments pris individuellement (marche à suivre, voir p. 65).
Quand la course de mise sous tension d'*une* vis (1 mm) reste insuffisante, on peut la compléter à l'aide de l'une des autres vis (1 vis par côté de la plaque chaque fois). (marche à suivre, voir p. 66)

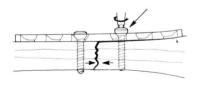

Dans les situations complexes, cette plaque peut assurer *simultanément* une compression sélective entre certains fragments et une fonction de soutien à proximité d'une articulation.
Quand la fracture exige une longue course de mise sous tension, on peut également utiliser un tendeur de plaques.

Il n'existe pas d'indication de plaque AO standard, à trous ronds, qui ne puisse être assumée par une plaque DCP.

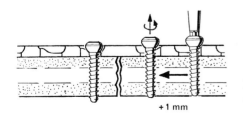

Plaques étroites à trous de glissement
Applications: tibia, radius et cubitus.
Elles sont habituellement fixées à l'os par les *vis à corticale 4,5 mm*.
Leurs extrémités sont munies de deux trous prévus pour des vis à spongieuse 6,5 mm.
Les extrémités des plaques sont munies d'une *encoche pour le tendeur de plaques*.
Profil: 12 × 4 mm

Plaques larges à trous de glissement
Application: fémur et humérus.
Fixation par le procédé mentionné ci-dessus. Les extrémités comportent une encoche pour le tendeur de plaques.
Profil: 16 × 4,8 mm

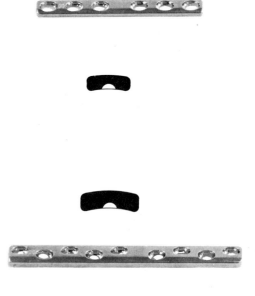

> Les plaques doivent *toujours* être utilisées avec le guide-mèche spécial pour DCP.

3.3.2.2 Les plaques à trous ronds

Sur demande, l'assortiment standard de plaques peut être composé de plaques à trous ronds à la place de DCP.
Les plaques à trous ronds ont été considérées (avec le tendeur de plaques) comme plaques standard pendant plus de 20 ans.

Anciennes plaques à trous ronds
Les plaques fabriquées jusqu'en 1977 permettaient l'introduction de vis à corticale de 4,5 mm à travers leurs trous. Les vis à spongieuse ne pouvaient franchir que les trous à pas de vis spécial (deux par plaque). Un passage oblique de la vis s'avérait impossible dans bien des cas (à proximité d'une articulation ou vis de traction à travers la plaque pour fracture oblique courte).

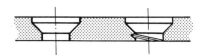

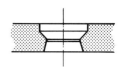

Plaques à trous ronds évasés
Leurs trous ont un diamètre un peu plus grand et sont évasés en cône à la face postérieure de la plaque (depuis 1978).
Les trous des *plaques étroites* sont tous identiques.
Les vis à corticale peuvent être inclinées jusqu'à 9° sur les axes longitudinal et transversal de la plaque.
Les vis à spongieuse pénètrent dans tous les trous, mais ne sont inclinables (jusqu'à 9°) qu'après le passage de la tige à travers le trou de la plaque.
Aussi longtemps que le filetage est engagé dans le trou de la plaque, l'axe de la vis est *excentrique et oblique* par rapport à l'axe du trou.
Par conséquent, les vis à spongieuse doivent être placées *en premier lieu* et être retirées en dernier.

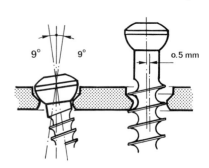

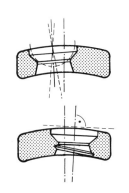

Les trous des *plaques larges* ont tous une configuration analogue (les trous voisins des extrémités sont en plus filetés). Translation axiale des trous = env. 3,5° par rapport à l'axe central.
Utilisation des *vis à corticale* identique: voir ci-dessus.
Les *vis à spongieuse* ne peuvent être introduites perpendiculairement à la plaque que dans les *trous des extrémités* pourvus d'un filetage. L'inclinaison de la vis n'est possible qu'au niveau de sa tige de 4,5 mm. La mise en place et l'ablation des vis à spongieuse doivent également s'effectuer respectivement en premier et en dernier lieu.

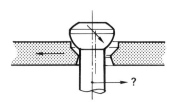

Important: Toute vis qui en cours de vissage n'est pas située *exactement* au milieu du trou de plaque se recentrera par sa tête au moment du serrage. Ceci développera des forces de cisaillement (resp. sur la plaque et sur l'os) dont l'importance et la direction sont imprévisibles.
Dans des cas défavorables, ces forces peuvent être supérieures à celles exercées par le tendeur de plaques et supprimer ainsi la compression interfragmentaire, voire même engendrer une distraction!

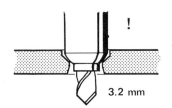

Donc
– le forage du trou fileté de 3,2 mm à travers le guide-mèche est essentiel!
– le positionnement oblique d'une vis n'est possible que dans les *trous de plaque évasés.*
– les vis à spongieuse doivent d'abord être introduites à travers la plaque, avant que la plaque soit fixée sur l'os, puis elles doivent être vissées en premier lieu.
– *ne jamais* utiliser le taraud à spongieuse à travers une plaque (ce qui l'endommagerait!).

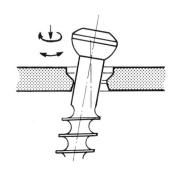

Les plaques étroites à trous ronds

Applications: tibia, radius et cubitus. Elles sont fixées à l'os par des vis à corticale 4,5 mm.
Les vis à spongieuse 6,5 mm peuvent être introduites dans tous les trous évasés, lorsque la plaque est située sur de l'os spongieux (attention: excentricité).
Une encoche pour tendeur de plaques existe aux deux extrémités.

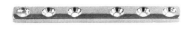

Profil: anciennes plaques   11 × 3,8 mm
        plaques à trous évasés 12 × 4,0 mm (dès 1978)

Les plaques larges à trous ronds

Applications: fémur et humérus.
Fixation par vis à corticale 4,5 mm. Les vis à spongieuse ne peuvent être introduites que dans les trous filetés situés aux extrémités (comme dans les plaques à trous évasés).
Un positionnement oblique (pendulaire) de la vis n'est possible qu'après passage de sa tige dans le trou de plaque. Une encoche pour le crochet du tendeur de plaques est fraisée aux extrémités.
Profil: 16 × 4,8 mm

Une expérience s'étendant sur plusieurs années a démontré l'excellence des résultats obtenus par l'emploi judicieux des plaques à trous ronds. C'est pourquoi, pour l'instant, cette fabrication est poursuivie.

3.3.2.3 Les plaques demi-tubes

Comme leur nom l'indique, ces plaques ont la forme d'un demi-tube. Leur épaisseur est 1 mm et leur *rigidité limitée.* Elles occupent une place particulière chaque fois qu'il est possible de les soumettre uniquement à des contraintes de tension. En raison de leurs bords qui s'enfoncent dans l'os, elles confèrent une bonne stabilité en rotation.
Profil: demi-tube ⌀ 12 × 1 mm

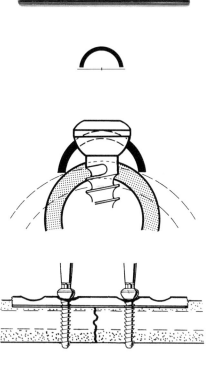

Un certain désavantage réside dans le risque de fissuration de l'os provoqué par la pénétration profonde du collet non fileté de la vis.
Quand la plaque couvre un os de petit diamètre, on peut élargir le trou dans la corticale proche de la tête avec une mèche ⌀ 4,5 mm pour faire place au collet de la vis.
Attention: En aplatissant la plaque au marteau, on diminue encore sa faible rigidité et on favorise la pénétration profonde des vis.

Après réduction parfaite des fragments, le serrage des vis placées excentriquement, en périphérie des trous ovales et situées de part et d'autre du trait de fracture, exerce une *auto-compression* axiale (voir p. 64).

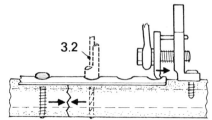

Le *tendeur de plaques* peut être utilisé avec les plaques demi-tubes. La compression interfragmentaire peut aussi être accentuée par cintrage de la plaque.

3.3.2.4 Les plaques spéciales (épiphysaires)

La forme des plaques dites spéciales est adaptée à des fractures à localisation particulière. Leur principe d'utilisation est superposable à celui des plaques étroites.

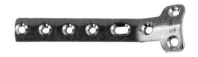

Les plaques en T
servent principalement de plaques de soutien pour les plateaux tibiaux internes. Elles peuvent être utilisées au niveau de la tête de l'humérus avec un tendeur de plaques pour comprimer.
On peut introduire *dans la tête de la plaque* des vis à spongieuse 6,5 mm.
Le *trou allongé* sert à la fixation provisoire par une vis à corticale préservant ainsi la mobilité de la plaque et sa mise sous tension ultérieure par le tendeur de plaques. Ce trou permet également la mise en place d'une vis de traction très oblique.

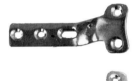

Plaques de soutien en T et L
Conçues comme plaques de soutien des plateaux tibiaux externes.
Elles ne diffèrent des plaques en T usuelles que par leur courbure.

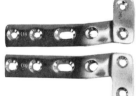

Plaques cuillères
Leur profil en gouttière est particulièrement adapté à la crête antérieure du tibia distal.
Utilisation: fracture avec gros fragment postérieur et comminution antérieure.
Tête de plaque pour vis à spongieuse 6,5 mm.
Trou allongé pour fixation provisoire ou vis à corticale de traction, oblique.
Encoche pour tendeur de plaques.

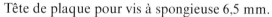

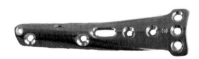

Les autres plaques spéciales complémentaires
(voir également le catalogue SYNTHES)

La plaque en trèfle
Fixation de la tige par vis à corticale 4,5 mm et de la tête de plaque soit par vis à corticale 3,5 mm, soit par vis à spongieuse 4,0 mm.
Elle fait partie de l'instrumentation pour petits fragments (voir p. 108).

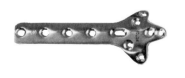

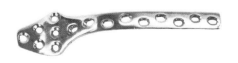

Plaque pour arthrodèse de la hanche
Plaque spéciale à indication spécifique.

Plaque de soutien des condyles
Utilisée au niveau du fémur distal pour des fractures condyliennes de type particulier.
Exécution en diverses longueurs, gauche et droite.

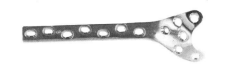

Plaques d'allongement
Plaques droites spéciales, étroites et larges, destinées à l'ostéosynthèse après ostéotomie d'allongement.
Voir aussi p. 179.

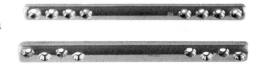

3.3.3 Emploi des plaques

Chaque plaque peut être utilisée selon les divers principes de base.
Elle peut par conséquent remplir une ou plusieurs des trois fonctions principales:

– compression (axiale)
– neutralisation
– soutien

(Normalement, aucune plaque de compression isolée sur les diaphyses du tibia et du fémur.) La technique de mise en place dépend directement de sa fonction et sera par conséquent décrite pour chaque cas particulier.

3.3.3.1 Longueur de plaques et nombre de corticales

Dans toutes les ostéosynthèses, il faut observer la loi des proportions suivante: le nombre de corticales offrant une prise solide aux vis dans *chaque fragment principal* doit être *comparable*. Soit classiquement:

Avant-bras:	5–6 corticales	=	plaque minimum 6 trous
Humérus:	7–8 corticales	=	plaque minimum 8 trous
Tibia:	6–7 corticales	=	plaque minimum 7 trous
Fémur:	7–8 corticales	=	plaque minimum 8 trous
Clavicule:	5–6 corticales	=	plaque minimum 6 trous

Des plaques *plus courtes* constituent une *exception*!
La forme de la fracture exige cependant *fréquemment* une *plaque plus longue* (en particulier pour la neutralisation). Tous les trous de vis *ne doivent pas être occupés* par une vis! Dans la zone fracturaire, ne placer que des vis de traction. En règle générale, ne placer que des vis indispensables, chaque vis compromettant la vitalité de l'os.

3.3.3.2 Choix d'une plaque droite en fonction de l'os

En fonction des particularités structurelles et des sollicitations de l'os, choisir:

Fémur:	plaque large
Tibia:	plaque étroite (jamais large)
Péroné:	plaque demi-tube ou tiers-tube
Humérus:	plaque large (trous en quinconce)
Radius:	plaque étroite ou demi-tube, souvent également DCP 3,5 mm
Cubitus:	plaque étroite (demi-tube ou év. DCP 3,5 mm)
Clavicule:	plaque demi-tube (souvent aussi DCP 3,5 mm ou plaque de reconstruction)

3.3.3.3 Deux plaques sur le même segment osseux (plaques doubles)

Les plaques doubles ne sont utilisées qu'en *zone métaphysaire* comme *plaques de soutien.*
En zone diaphysaire, on ne devrait pas utiliser de plaques doubles (dévascularisation, dénudation, «spongialisation» de la corticale).
Une greffe d'os spongieux doit jouer le rôle d'une deuxième plaque.

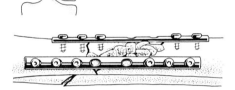

Exception: p. ex. fracture comminutive du tibia: deux plaques demi-tubes placées sur les crêtes du tibia et greffe d'os spongieux.

3.3.4 Applications des plaques à trous de glissement (DCP)

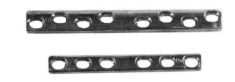

Les plaques à trous de glissement permettent d'obtenir une compression interfragmentaire statique ou dynamique, tout en se prêtant aux situations nécessitant soit une plaque de neutralisation, soit une plaque de soutien.

L'auto-compression rendue possible par les trous de fabrication spéciale de cette plaque est d'un usage courant. La compression interfragmentaire axiale est réalisable même si la voie d'abord limitée empêche l'utilisation du tendeur de plaques.

Il faut considérer les points suivants lors de l'utilisation d'une plaque comme plaque à auto-compression:

- *la course de tension* est limitée: 1 mm par vis (maximum 3–4 mm par tensions itératives).
  La réduction préalable de la fracture doit donc être presque parfaite. Il est préférable de comprimer les pseudarthroses au moyen du tendeur de plaques.

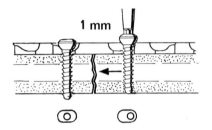

- la force de compression est limitée à 80 kp environ (insuffisant pour le fémur).

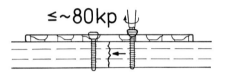

Dans les *fractures complexes,* la DCP peut assumer simultanément une compression interfragmentaire entre divers fragments et le rôle de plaque de soutien au voisinage de l'articulation.

Les variantes suivantes seront décrites:
DCP utilisée comme hauban pour: (3.3.4.1)

1. fractures transversales (extrémité supérieure)
2. fractures multifragmentaires (à étages)
3. utilisation de la course de tension maximale
4. mise sous tension itérative après réduction insuffisante
5. fractures obliques courtes (avec vis de traction)
6. plaque à effet de hauban avec précontrainte par tendeur

DCP comme plaque de neutralisation (3.3.4.2)

DCP comme plaque de soutien (3.3.4.3)

3.3.4.1 La DCP comme plaque à effet de hauban

3.3.4.1.1 La plaque à trous de glissement utilisant le principe du hauban et de la compression dynamique
Réservée aux fractures transversales des extrémités supérieures à *défaut de vis de traction.*

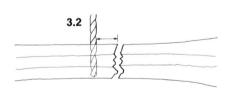

Technique

Réduction et fixation provisoire de la fracture. Evaluation et repérage de la position de la plaque.
- percer à la *mèche 3,2 mm avec douille protectrice 3,5 mm* le premier trou à env. 1 cm du trait de fracture.

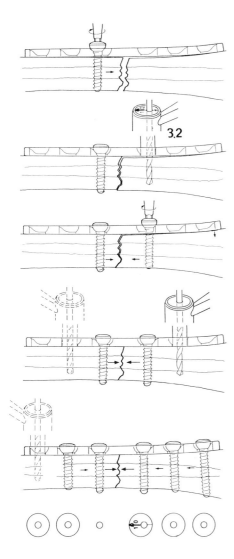

- *modeler la plaque* (gabarit), puis la cintrer. Enfin contention sur l'os par davier réducteur;
- mesurer avec la *jauge de longueur* pour vis;
- aléser au *taraud 4,5 mm, long*, avec *douille protectrice 4,5 mm* et sa douille;
- fixer provisoirement la plaque par une vis à corticale en *position neutre*;
- réduire la fracture exactement;

- percer à la *mèche 3,2 mm* avec le *guide-mèche jaune pour DCP* (flèche dirigée vers trait de fracture), le deuxième trou de vis dans le fragment opposé, également à proximité du trait de fracture;
- mesurer la longueur de la vis;
- tarauder au *taraud 4,5 mm, long*, avec *douille protectrice 4,5 mm* et sa douille;

- placer la vis de tension. Le serrage des deux vis engendre une compression axiale interfragmentaire. Un ajustement de la réduction est encore possible pendant le serrage;

- mise en place alternée des autres vis à gauche et à droite: mèche 3,2 mm et *guide-mèche DCP* neutre (vert);
mesurer la longueur des vis;
taraudage (4,5 mm, long);
visser;

- résultat du vissage et récapitulation schématique des guide-mèches utilisés.

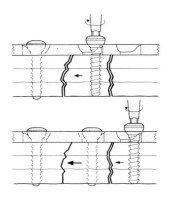

3.3.4.1.2 La plaque à trous de glissement sur les fractures étagées

Tous les trous des plaques DCP de l'AO sont des trous de glissement. Par conséquent, chaque fragment d'une fracture étagée peut être comprimé isolément (compression successive).

Technique

- *vis neutre dans le premier fragment principal;*
- *vis de tension dans le fragment intermédiaire. Compression;*
- vis de tension dans le deuxième fragment principal. Compression;
- fixation de la plaque par des vis neutres.

Placer si possible des vis de traction à travers la surface de fracture.

3.3.4.1.3 Utilisation de la course de tension maximale lors de réduction insuffisante

La technique standard (1ère vis neutre, 2ème vis en position de tension) réalise une course de tension de 1 mm.

Un artifice permet d'atteindre une course de tension de 2 mm. Un opérateur entraîné l'appliquera d'emblée, lorsque la réduction parfaite s'avère compromise ou irréalisable.

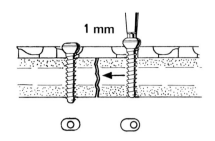

Technique (analogue à 3.3.4.1.1)

– la première vis est mise en place sans être serrée, après une réduction optimale;
– déplacer la plaque en direction du fragment opposé pour que la vis prenne une position excentrique dans le trou de la plaque;
– placer la vis de tension à l'aide du guide-mèche de tension pour DCP (jaune);
– serrer les vis alternativement.

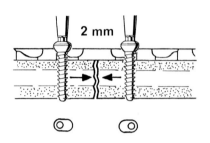

3.3.4.1.4 Remise sous tension des réductions insuffisantes

Si la fixation première n'engendre pas une compression (trait de fracture ouvert), on peut encore atteindre un déplacement de 1 mm par l'adjonction d'une vis de tension. Grâce au cylindre horizontal, le déplacement peut s'effectuer sans effet de verrou.

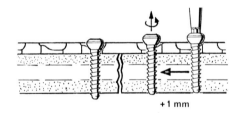

Technique (3ème vis)

– percer le trou fileté de la *deuxième vis* de tension à l'aide de la mèche 3,2 mm et du guide-mèche jaune (DCP);
– jauger la longueur de vis. Tarauder;
– *déserrer* la première vis de tension!
– mise en place de la vis (*nouvelle course de tension de 1 mm*). Serrer la vis;
– serrer la première vis de tension.

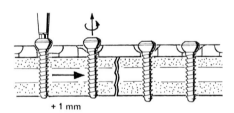

Pour autant que la compression interfragmentaire ne soit pas encore obtenue, il est possible de répéter cette technique sur l'autre fragment.

Une course maximale de 4 mm s'obtient en associant 3.3.3.1.3 et 3.3.3.1.4

3.3.4.1.5 La plaque à trous de glissement à auto-compression associée à une vis de traction à travers la plaque

Dans les *fractures obliques,* on préconise une vis de traction à travers la surface de fracture (indispensable au niveau des membres inférieurs).

Technique

— réduire et fixer la fracture.
— *adapter* et cintrer *la plaque.* Fixer la plaque sur l'os par un davier.

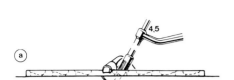

a) préparer le trou de glissement de la vis de traction dans la première corticale à l'aide de la mèche 4,5 mm et de la douille protectrice de 4,5 mm.

Variante: Pour une mise en place optimale de la vis de traction, on peut également percer le trou de glissement de l'intérieur vers l'extérieur *avant* la réduction. Les étapes qui suivent la réduction et l'introduction de la douille de centrage restent identiques.

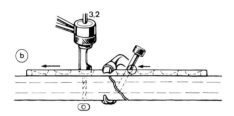

b) introduire la douille de centrage 4,5/3,2 mm dans le trou de glissement, à travers le trou de la plaque.
— déplacer la plaque vers le fragment opposé jusqu'à positionnement excentrique de la douille de centrage dans le trou de plaque.
— réduction exacte.
— à l'aide du *guide-mèche neutre (DCP),* vert, et de la *mèche 3,2 mm,* percer le trou fileté dans le fragment opposé.
— *mesurer* la longueur de la vis.
— tarauder au *taraud de 4,5 mm* avec la *douille protectrice de 4,5 mm* et sa douille.
Mise en place de la vis.

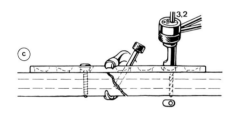

c) percer le trou fileté du premier fragment à l'aide de la *mèche 3,2 mm* et du *guide-mèche excentrique pour DCP* (jaune). Souvent, on a laissé la douille de centrage en place et l'on place cette vis dans le troisième trou de la plaque.
— *mesurer la longueur de vis. Tarauder;*
— *introduire la vis* qui réalise la compression axiale.

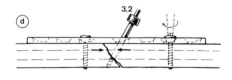

d) percer à la mèche 3,2 mm le trou fileté dans le fragment opposé *à travers* la douille de centrage.
— mesurer la longueur de la vis.
— *à l'aide du taraud court, 4,5 mm, et de la douille protectrice de 4,5 mm,* couper le filet dans le fragment opposé.

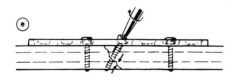

e) *mise en place de la vis.* Cette *vis de traction* exerce une compression interfragmentaire complémentaire sur le trait de fracture éloigné de la plaque.

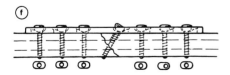

f) mise en place *de toutes les autres vis* en position neutre, en alternant de part et d'autre (guide-mèche vert).

67

3.3.4.1.6 La plaque à trous de glissement utilisée comme plaque à effet de hauban, avec précontrainte par tendeur de plaques

N'est en principe appliquée aux plaques à trous de glissement que si une course de tension supérieure à 2 mm est nécessaire (pseudarthrose), ou une compression supérieure à 80 kg est désirée (p. ex. fémur).

Chaque fois que cela est possible, placer une *vis de traction* obliquement à travers la plaque et à travers le plan de fracture.

Technique

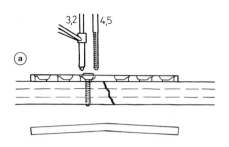

a) *mèche de 3,2 mm* et *douille protectrice*. Percer le premier trou de vis à 1 cm du trait de fracture.
- déterminer la longueur de la vis à travers la plaque.
- tarauder les deux corticales au *taraud long de 4,5 mm* avec la *douille protectrice 4,5 mm* et sa douille.
- réduire la fracture. *Fixer* la plaque par une première vis non serrée, *après avoir modelé et cintré la plaque.* – Déplacer la plaque en direction de la fracture.

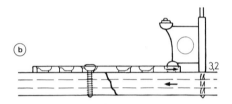

b) accrocher le *guide-mèche pour tendeur de plaques* dans le dernier trou de la plaque, et percer à la *mèche 3,2 mm* le trou de vis destiné au tendeur de plaques (seulement une corticale en os résistant).
   Tarauder.

c) accrocher le *tendeur de plaques* dans le dernier trou de la plaque. Le fixer par une vis courte (en général).
   Serrer modérément le *tendeur de plaques* à l'aide de la *clé à cardan* tout en contrôlant la réduction.

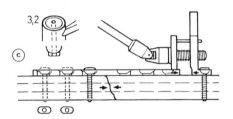

d) mise en place de toutes les *vis du premier fragment:* Mèche 3,2 mm et *guide-mèche neutre DCP* (vert). Déterminer la *longueur des vis. Tarauder.* Mise en place des vis.
- le serrage du tendeur de plaques engendre une *compression interfragmentaire* et stabilise la fracture.
   Le serrage du tendeur de plaques articulé s'effectue exclusivement à la clé à cardan; la clé à fourche est destinée aux autres modèles.

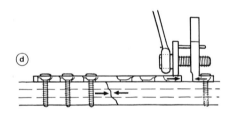

e) mise en place de *toutes les vis du deuxième fragment* (év. vis de traction au voisinage de la fracture).
   Mèche 3,2 mm et *guide-mèche neutre à DCP* (vert). Déterminer la longueur des vis. Tarauder. Visser.

f) enlever le *tendeur de plaques. Eliminer la vis de fixation* (déformée!).
- mise en place de la *dernière vis:*
   Mèche 3,2 mm et *guide-mèche neutre, DCP. Tarauder,* Mise en place (en général) d'une vis courte.

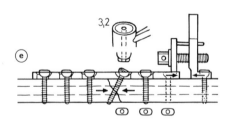

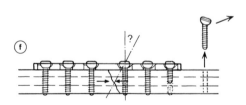

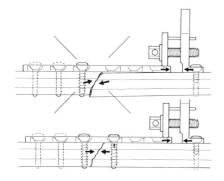

Attention: Un tendeur de plaques monté sur *le côté défavorable* de la plaque engendre un *glissement des fragments* lors de la mise sous tension.

Avec les DCP on peut préalablement placer (sans tension) une vis voisine du trait de fracture, qui empêche ce glissement, tout en permettant de rapprocher et comprimer les fragments (cylindre horizontal du trou de la DCP).

3.3.4.2 Plaque à trous de glissement utilisée comme plaque de neutralisation

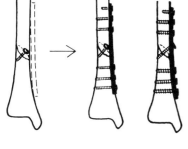

La plaque à trous de glissement sert le plus souvent de *plaque de neutralisation.*

Une ou plusieurs *vis de traction* (isolées ou placées à travers la plaque) réalisent une compression interfragmentaire. Mais *le vissage* d'une fracture n'offre pas une stabilité suffisante et nécessite donc une plaque de neutralisation pour être renforcé (plaque de protection).

> Dans la mesure où la constellation de la fracture le permet, il est fondamental d'imposer une précontrainte à la plaque de neutralisation et de la cintrer (compression axiale supplémentaire).

Technique

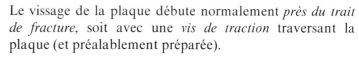

Après avoir procédé à l'ostéosynthèse par vis de traction, on adapte la plaque à l'os puis on la cintre légèrement (cintrer et gauchir, voir p. 79).

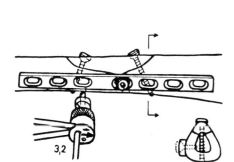

Le vissage de la plaque débute normalement *près du trait de fracture*, soit avec une *vis de traction* traversant la plaque (et préalablement préparée).

– mèche 3,2 mm et guide-mèche neutre (vert);
– déterminer la longueur de la vis;
– taraud 4,5 mm (long) et douille protectrice 4,5 mm avec sa douille;
– placer les vis.

Pour une *vis de tension:* mèche 3,2 mm et guide-mèche excentrique DCP (jaune)

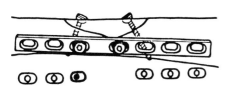

– mesurer la longueur de vis
– tarauder
– placer la vis

Les autres vis sont placées *en position neutre*, alternativement de part et d'autre (guide-mèche neutre DCP, vert).

3.3.4.3 La plaque à trous de glissement utilisée comme plaque de soutien

Une plaque de soutien doit prévenir le tassement de la fracture.
Une DCP utilisée comme plaque de soutien implique que *toutes* les vis soient en position de soutien, c'est-à-dire butent contre le bord du trou de la plaque voisin du centre de la plaque.

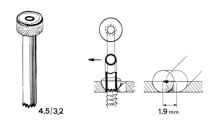

Technique

- réduire la fracture et adapter la plaque (gabarit de pliage, presse à courber, év. fers à contourner). Ne pas cintrer.
- fixer la plaque par une première vis, sans la serrer (placer éventuellement en premier lieu une vis à spongieuse dans un trou de plaque).
- forer avec une mèche de 3,2 mm et une douille protectrice de 3,5 mm (év. tarauder). Placer la vis.
- la *plaque est alors translatée* jusqu'à ce que la *première vis soit en position de soutien* (en appui vers le centre de la plaque).
- à l'aide de la *douille de centrage* ou du guide-mèche pour plaques à trous ronds placée également en position d'appui (bute contre le bord du trou, côté centre de la plaque), percer le premier trou fileté de 3,2 mm dans le *deuxième* fragment.
- mesurer la longueur de vis. Tarauder. Placer la vis.
- toutes les autres vis sont également placées en position d'appui: douille de centrage ou du guide-mèche pour plaques à trous ronds et mèche 3,2 mm. Tarauder. Mise en place des vis.
- la vis traversant le plan de fracture sera mise en *vis de traction*.

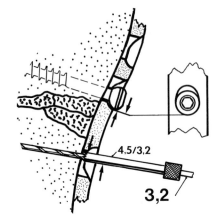

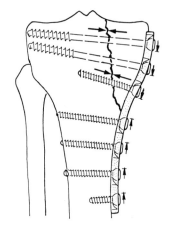

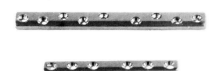

3.3.5 Utilisation des plaques à trous ronds

Les plaques à trous ronds permettent d'obtenir une compression interfragmentaire de type statique ou dynamique et peuvent être utilisées comme plaques de neutralisation ou de soutien.
Les versions suivantes sont disponibles:

– *plaques étroites* (tibia, radius, cubitus)
– *plaques larges* (fémur, humérus)

Remarque: Les plaques à trous ronds évasés permettent le positionnement oblique des vis et ne sont disponibles que depuis 1978. Le stock de nombreux hôpitaux comprend encore d'anciennes plaques à trous ronds.

Divers modes d'utilisation de la plaque à trous ronds seront décrits:

1) Les plaques à trous ronds utilisées comme haubans, avec le tendeur de plaques.
2) Les plaques à trous ronds utilisées comme plaques de neutralisation.
3) Les plaques à trous ronds utilisées comme plaques de soutien.

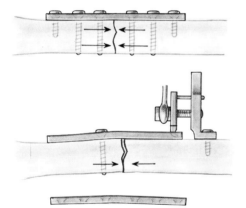

3.3.5.1 Utilisation de la plaque à trous ronds comme hauban, avec précontrainte à l'aide du tendeur de plaques

Principe du hauban: L'implant prend en charge les contraintes de tension, l'os les contraintes de pression.
Le tendeur de plaques exerce une tension sur la plaque et met l'os sous pression. Après adaptation de la plaque à la surface osseuse, il faut la cintrer en son milieu (compression de la corticale opposée).

Technique

– percer à env. 1 cm du trait de fracture le premier trou à l'aide de la *mèche 3,2 mm* et de la *douille protectrice de 3,5 mm*.
– mesurer la *longueur de vis* à travers le trou de la plaque.
– tarauder les deux corticales au *taraud long de 4,5 mm* avec la *douille protectrice de 4,5 mm* (avec sa douille).
– fixation de la plaque par une *première vis non serrée*, après *adaptation* et cintrage; tirer la plaque contre la fracture.
– forer (*mèche 3,2 mm*), à travers le *guide-mèche pour tendeur* de plaques accroché dans le dernier trou de la plaque, le trou de vis du tendeur de plaques (une seule corticale si l'os est dur).
– tarauder.

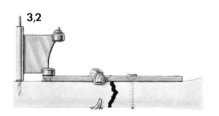

- accrocher le *tendeur de plaques* dans le dernier trou de la plaque et le fixer avec une vis courte (en général).
- serrer légèrement le tendeur de plaques et contrôler simultanément la réduction.

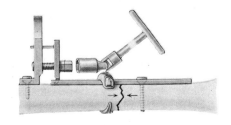

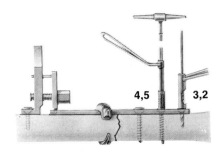

- mise en place de *toutes les vis du premier fragment:* mèche 3,2 mm et guide-mèche pour plaques. Mesurer la longueur de vis. Tarauder. Visser.

- le serrage du tendeur de plaques produit la *compression interfragmentaire* et la stabilisation de la fracture.

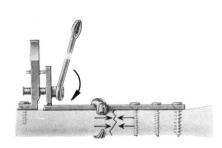

> Utiliser la clé à cardan pour le tendeur de plaques articulé et la clé à fourche pour tous les autres modèles.

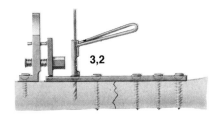

- placer les *vis dans le deuxième fragment:* mèche 3,2 mm et *guide-mèche pour plaques*. Mesurer la longueur de vis. Tarauder. Visser.

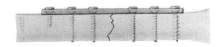

- enlever le tendeur de plaques et *jeter la vis de fixation* du tendeur, car elle est déformée.
- mise en place de la dernière vis: mèche 3,2 mm et guide-mèche pour plaques. Tarauder. En général, une vis *courte*.

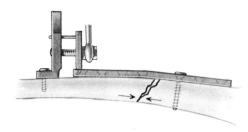

Mise en garde: En cas de fracture oblique, le tendeur de plaques doit être fixé sur le fragment dont la pointe est située au contact de la plaque, de manière à ce que ce fragment soit coincé entre la plaque et l'autre fragment (pas de glissement).

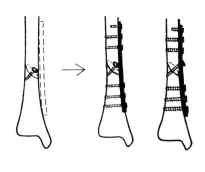
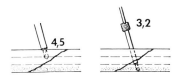
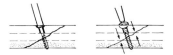
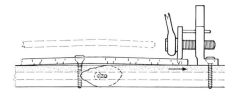
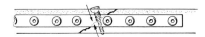

3.3.5.2 La plaque à trous ronds utilisée comme plaque de neutralisation

La plaque à trous ronds est le plus souvent utilisée comme plaque de neutralisation. Avec une ou plusieurs vis de traction (isolées ou placées ultérieurement à travers la plaque), on réalise une compression interfragmentaire et la fixation de la fracture. Le vissage simple n'offre en général pas une stabilité suffisante et doit être complété par une plaque de neutralisation (plaque de protection).

Une compression interfragmentaire *axiale* complémentaire par cintrage de la plaque et utilisation prudente du tendeur de plaques doit être appliquée si les conditions de la fracture le permettent.

Technique

– ostéosynthèse par vis de traction (technique, voir p. 48).
– adapter la plaque (courber, gauchir et cintrer légèrement).
– la fixation de la plaque débute normalement *soit à proximité du trait de fracture, soit par une vis de traction* (déjà préparée) à travers la plaque: mèche 3,2 mm et guide-mèche pour plaques. Mesurer la longueur de vis. Taraud long, 4,5 mm et douille protectrice avec sa douille. Mise en place de la vis.
– fixer le tendeur de plaques à l'autre fragment et exercer une légère tension (dosage de la compression afin que le vissage ne cède pas).
– fixer *la plaque au deuxième fragment* par une vis proche du trait de fracture.
  Les vis traversant le plan de fracture doivent être placées en vis de traction à travers la plaque.
– mise en place alternée *des autres vis* en partant du milieu de la plaque.
  Ne pas placer de vis à proximité immédiate du trait de fracture.
  Ces diverses étapes sont comparables à celles décrites précédemment pour la plaque en hauban, et sont effectuées avec les mêmes instruments.

3.3.5.3 La plaque à trous ronds utilisée comme plaque de soutien

Le rôle de la plaque de soutien est de prévenir le tassement de la fracture.

Pour utiliser une plaque à trous ronds comme plaque de soutien, il faut que *toutes* les vis soient *centrées* exactement.

Ne pas oublier que les *vis à spongieuse* ne peuvent être *vissées qu'à travers* des trous de plaques à trous ronds. Pour être centrées dans le trou de plaque, elles doivent être placées en premier lieu.

En zone métaphysaire, on associe souvent des vis de traction à la plaque de soutien, afin de comprimer la fracture intra-articulaire.

Technique

- réduire et adapter la plaque (pas de cintrage).
- fixer la plaque par une première vis (év. vis à spongieuse placée en premier lieu).
- placer la première vis dans le deuxième fragment (à proximité de la fracture): mèche 3,2 mm et guide-mèche pour plaques. Mesurer la longueur de vis. Tarauder 4,5 mm avec douille protectrice et sa douille. Mise en place de la vis.
- placer alternativement les autres vis à corticale centrées, en partant du milieu vers les extrémités de la plaque.
- traiter les vis traversant le trait de fracture en vis de traction.

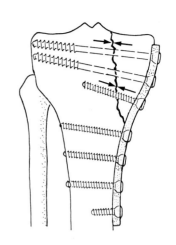

3.3.6 Utilisation des plaques demi-tubes

Les plaques demi-tubes ne devraient être utilisées qu'en haubans en raison de leur faible résistance à la flexion et de leur épaisseur. Leur utilisation comme plaques de soutien nécessite deux plaques placées en opposition ou décalées de 90°.

3.3.6.1 La plaque demi-tube utilisée comme plaque à effet de hauban

Technique

- percer le premier trou fileté à env. 1 cm du trait de fracture à l'aide de la *mèche 3,2 mm* enfilée dans la *douille protectrice de 3,5 mm.*
- *mesurer la longueur de vis* à travers la plaque.
- tarauder au *taraud long de 4,5 mm* protégé par la *douille protectrice de 4,5 mm.*
- *adapter la plaque,* la cintrer un peu.
- la première vis est introduite jusqu'à ce que son embase touche à peine la surface de la plaque.

Une vis à spongieuse doit être placée en premier lieu dans la plaque demi-tube.
Attention: le vissage excentrique peut engendrer un déplacement non souhaité!

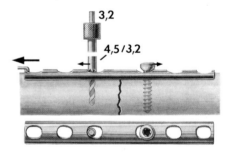

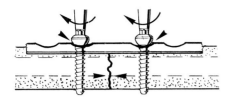
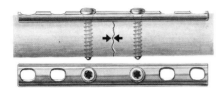
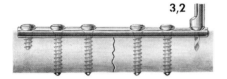

- réduire la fracture exactement.
- tirer ensuite la plaque en direction du deuxième fragment (év. au crochet), rendant ainsi la première vis excentrique.
- le trou fileté du deuxième fragment est percé excentriquement, dans un trou proche du trait de fracture (*mèche 3,2 mm et douille de centrage*).
- mesurer la longueur de vis. Tarauder. Placer la deuxième vis.
- les deux vis sont excentriques au maximum. Leur serrage simultané, resp. alterné, rapproche les fragments et les comprime.

- *les autres vis* seront placées en *position neutre*.
- *mèche de 3,2 mm* et *guide-mèche pour plaques*, légèrement tiré en direction de l'extrémité de la plaque.
- *mesurer la longueur de vis.*
- *tarauder.*
- *placer les vis.*

Ces vis ne peuvent pas exercer une pression complémentaire significative.
Un positionnement non rigoureux de ces vis (excentricité – proximité du trait de fracture) peut abaisser ou même supprimer la compression (distraction).

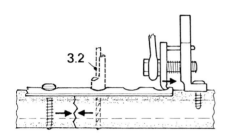

Le *tendeur de plaques* peut être utilisé avec les plaques demi-tubes.

3.3.6.2 Les plaques demi-tubes utilisées comme plaques de soutien

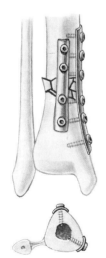

Les vis fixant deux plaques demi-tubes utilisées comme plaques de soutien en zone métaphysaire doivent être *centrées* à l'aide d'un guide-mèche pour plaques à trous *ronds* (mèche 3,2 mm).
Un positionnement excentrique engendre un déplacement (distraction ou compression), généralement non souhaité dans ces cas.
Attention: Le martelage des plaques fait courrir le risque de fissuration de l'os au cours du vissage.

3.3.7 Utilisation de plaques spéciales (épiphysaires)

Les plaques spéciales sont employées selon les mêmes principes fondamentaux que les plaques droites. Elles sont cependant principalement utilisées comme *plaques de soutien*.
Leur forme est adaptée à des indications spéciales et également à leur principe d'utilisation.
Pour les plaques à trous de glissement on utilise l'instrumentation des DCP.
Pour les plaques à trous ronds, on utilise les instruments des plaques à trous ronds, resp. demi-tubes.
Toutes les remarques et raisonnements faits précédemment sont applicables par analogie.

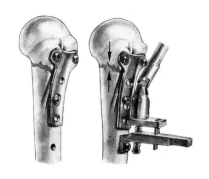

Les plaques en T
sont utilisées comme plaques à effet de hauban au niveau de la tête de l'humérus, avec mise sous tension par le tendeur de plaques. Elles sont utilisées comme plaques de soutien au niveau du plateau tibial interne.

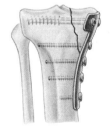

Les plaques de soutien en T et L
correspondent au plateau tibial externe par leur courbure accentuée.

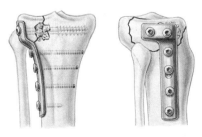

Les plaques cuillères
au profil en gouttière furent conçues pour la crête antérieure du tibia distal.

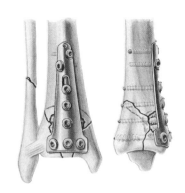

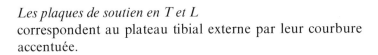

Toutes ces plaques peuvent être précontraintes au moyen du tendeur de plaques. Les têtes de plaque peuvent recevoir des vis à spongieuse. Les trous ovales permettent une fixation provisoire par une vis à corticale sans empêcher un déplacement ultérieur de la plaque (p. ex. mise sous tension).
Une vis de traction oblique traversant la fracture peut éventuellement être introduite dans ce trou.

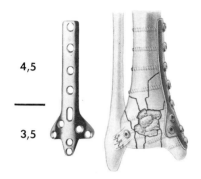

Autres plaques spéciales importantes

La plaque en trèfle
est présentée avec les instrumentations pour petits fragments puisqu'elle exige aussi les vis 3,5 et 4,0 mm (voir p. 115).

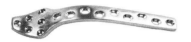

La plaque pour arthrodèse de la hanche
La technique spécifique est décrite dans le Manuel AO, p. 388/89.

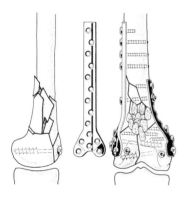

Les plaques de soutien des condyles
A utiliser dans des fractures particulières des condyles fémoraux. Technique décrite dans le Manuel AO, p. 246.

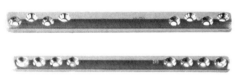

Les plaques d'allongement
pour ostéosynthèse après ostéotomie d'allongement sont traitées avec l'appareil d'allongement, p. 182.

3.3.8 Les instruments à courber les plaques

Ils n'ont pas leur place dans l'instrumentation de base et doivent, par conséquent, être acquis «en supplément».

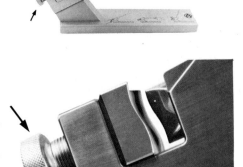

La presse à courber les plaques
doit être réglée avant l'emploi d'après l'épaisseur de la plaque. Point de départ du levier, comme sur la figure, dans son cran d'arrêt. La plaque est introduite et en serrant la vis antérieure, elle est maintenue par l'enclume.
Attention: l'enclume de la presse à courber présente deux positions de travail, l'une pour rendre concave, l'autre pour rendre convexe (tenir compte de la forme de l'enclume).
Un *fer à contourner* permet également de gauchir une plaque maintenue par la presse. La courbure est souvent affaiblie par cette manoeuvre et elle doit être complétée (voir également p. 79).

Avantages et inconvénients
Stable, nécessite peu de force, mais un emplacement séparé. L'utilisation de gabarit de pliage limite les va-et-vient entre la table d'opération et l'endroit où la presse est placée.

Pince à courber les plaques
Réglage de la pince à l'épaisseur de la plaque: en vissant et dévissant la vis postérieure, la plaque est serrée et maintenue, l'ouverture de la pince adaptée à l'épaisseur de la plaque et à la main du chirurgien.
Le marteau antérieur qui peut tourner doit être choisi en fonction du profil de la plaque (convexe, concave, év. plat pour les plaques coudées).
Trois enclumes interchangeables sont disponibles: la plus grande réservée aux plaques larges, l'une moyenne pour les plaques étroites et l'autre extra petite pour les plaques pour petits fragments et les plaques pour maxillaire.

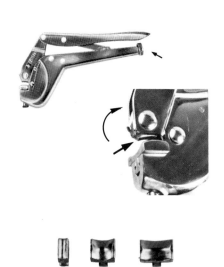

Avantages et inconvénients
Utilisation directe à la table d'opération et mesure sur le patient. Nécessite beaucoup de force pour les plaques larges et les plaques coudées.

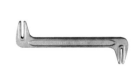

Les fers à contourner
2 fers à contourner permettent de *gauchir les plaques*. Utiliser toujours la fente adéquate du fer à contourner. Il est *déconseillé de courber* les plaques avec les fers à contourner, car l'angulation se fait toujours au niveau des trous de plaque ce qui endommage et affaiblit la plaque.

Les gabarits de pliage
ont déjà été décrits avec les instruments faisant partie de l'instrumentation de base (voir p. 38).

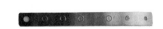

3.3.9 Courber et gauchir les plaques

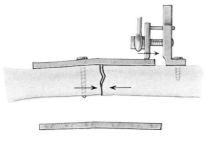

Les plaques doivent être systématiquement adaptées à l'os et être, en général, cintrées en leur milieu au niveau de la fracture (voir p. 21).

Les plaques précontraintes (hauban) sont *toujours cintrées* de telle manière qu'il subsiste env. 1–2 mm entre le milieu de la plaque et la fracture.

Les *plaques de soutien* ne sont cintrées que rarement.

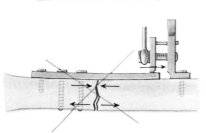

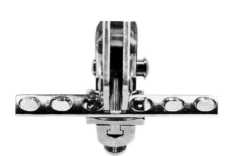

Le cintrage des plaques doit s'effectuer *entre* les trous. Des angulations importantes sont évitées par un réglage approprié des instruments à courber.

Les cintrages bi-directionnels *affaiblissent* la plaque. Une plaque cintrée en excès doit être conservée pour un autre cas mieux adapté. Ne pas «décintrer»!

Les implants (plaques) ne peuvent pas être «réparés».

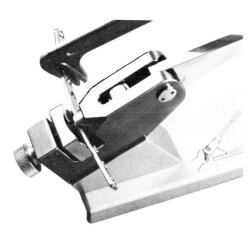

Technique: exemple

– modeler un *gabarit de pliage en aluminium* sur la surface doublement incurvée de la face interne du tibia. Le gabarit sert de chablon (voir p. 38).
– *courber la plaque* à l'aide de la presse ou la pince à courber (un peu plus que le gabarit de pliage).
– en gauchissant (fer à contourner), on atténue généralement la courbure.
– si nécessaire, courber à nouveau.
– contrôler la forme de la plaque sur l'os.

4 L'instrumentation des plaques coudées

La boîte standard, bleue, ne contient que les *instruments spéciaux* destinés à l'ostéosynthèse par plaques coudées chez l'adulte. Ces instruments sont donc complémentaires de l'instrumentation de base, avec laquelle ils sont toujours utilisés conjointement.

A ce jour, une boîte standard de plaques coudées n'est pas constituée.

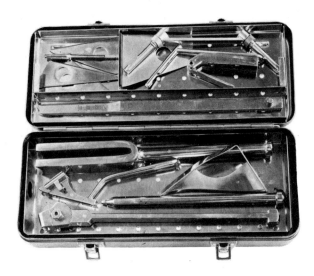

Une synthèse par plaque coudée *nécessite:*

- l'instrumentation de base
- l'instrumentation pour plaques coudées
- la boîte de vis
- des plaques coudées (sélection selon opération)

Instruments complémentaires

- moteur à air comprimé
- ciseau (16 mm)
- marteau
- év. scie oscillante (ostéotomies)

Instruments spéciaux, complémentaires

Particulièrement indispensables pour des ostéotomies chez l'adolescent, les enfants et les petits enfants (vour p. 83).

4.1 L'instrumentation des plaques coudées

4.1.1 Les instruments standard

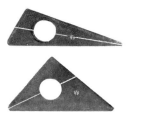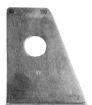

Etalons d'angles et étalon d'angles pour ostéotomie de varisation

Grâce à ces étalons, on détermine les angles formés par les broches de Kirschner pour l'orientation du ciseau conducteur.

Ils servent également à déterminer divers angles dans les ostéotomies d'horizontalisation, de même qu'à régler la languette de la plaque de repère.

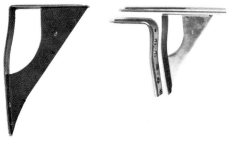

Le viseur pour plaques condyliennes

détermine le lieu de pénétration et l'orientation du ciseau conducteur lors de l'implantation de la plaque condylienne.

Il est également utilisé pour le réglage de la plaque de repère.

Un ciseau conducteur placé sur son bord supérieur forme un négatif exact de la plaque condylienne.

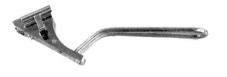

Le gabarit de forage (130°) à curseur

sert de guide-mèche triple pour mèche 4,5 mm au cours de la préparation du trou d'entrée d'une plaque 130°.

Une mèche 3,2 mm (ou une broche de Kirschner 3,0 mm), enfilée dans le curseur et orientée parallèlement à l'axe du col, facilite la visée. Le curseur peut être monté à gauche et à droite.

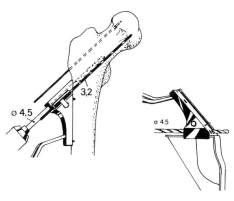

Le gabarit de forage 130° peut être monté sur le viseur pour plaques condyliennes et servir de guide-mèche à la mèche 4,5 mm pour préparer le trou d'entrée d'une plaque condylienne dans le fémur proximal.

Les anciens gabarits de forage n'ont pas de rainures et ne peuvent être montés sur le viseur pour plaques condyliennes.

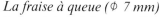

La fraise à queue (Φ 7 mm)

Son extrémité à verrouillage rapide (dès 1977) est adaptée au petit moteur à air comprimé.

Elle permet de fenêtrer la corticale à partir des trois trous percés à la mèche 4,5 mm. Elle fraise devant et sur son pourtour.

Le même instrument avec une extrémité destinée au mandrin à trois mâchoires est disponible sur demande.

Le ciseau conducteur
sert à préparer le lit de la lame des plaques coudées. Son profil en U correspond à celui des plaques coudées. Une échelle gravée indique la longueur de la lame et la longueur enfoncée. Un marteau pesant env. 500 g est utilisé à cet effet. Un ciseau conducteur extra long est disponible sur demande.

La plaque de repère
sert à déterminer la rotation du ciseau conducteur sur son axe. La languette doit rester dans l'axe de la diaphyse tout au long de la pénétration. La languette est réglée sur l'angle de la plaque à l'aide de la plaque, de l'étalon d'angles de 50° ou du viseur pour plaques condyliennes. *Le tournevis hexagonal* sert à serrer et à desserrer la vis (serrer légèrement).

Marteau-diapason
Il contrôle la rotation appliquée au ciseau conducteur pendant son introduction. Il sert également à l'extraction du ciseau conducteur. Les plaques coudées peuvent être serrées dans le porte-plaque extracteur et extraites au marteau-diapason.

Porte-plaque extracteur
Lors de leur implantation ou leur extraction, les plaques sont fixées dans l'instrument aussi près que possible de leur coudure.

Le manche de l'instrument doit être parallèle à la lame de la plaque.
Après libération du boulon, la tête à crémaillère peut être orientée dans la bonne direction. Utiliser exclusivement une *clé à fourche* pour fixer ou libérer une plaque. Le tournevis hexagonal est très souvent endommagé par cet instrument!
Attention: lorsqu'une seule dent a prise en utilisant des anciens porte-plaques avec une plaque de 130°, cette plaque a été montée à l'envers!

L'impacteur
est utilisé pour enfoncer la plaque sur les derniers 5 mm, jusqu'à ce qu'elle bute fermement contre l'os. La pointe est introduite dans un orifice spécialement aménagé à proximité de la courbure de la plaque.

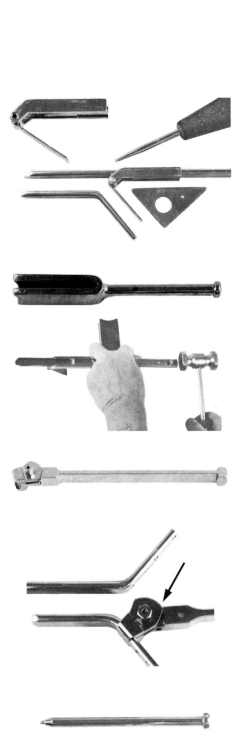

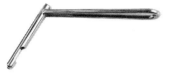

Guide-mèche pour plaques Φ 3,2 mm, longueur 60 mm
pour le trou fileté (Φ 3,2 mm) des plaques coudées à *trous ronds*. La poignée de ce guide-mèche, long de 60 mm, se situe généralement à distance de la musculature; le guide-mèche pour plaques à trous ronds, long de 40 mm, peut également être utilisé.

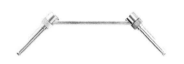

Guide-mèche pour plaques DCP, longueur 60 mm
Le guide-mèche neutre (vert) et le guide-mèche excentrique (jaune) sont unis sur cet instrument à manche unique. Ce guide-mèche ou le guide-mèche court pour DCP sont nécessaires pour les plaques coudées, type DCP.

4.1.2 Instruments AO complémentaires

Marteau
Pour enfoncer le ciseau conducteur et les plaques, on utilise un marteau pesant 500 g.

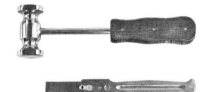

Ciseau à lame interchangeable
Le ciseau de 16 mm, à lame interchangeable, est utilisé pour préparer l'orifice d'entrée de la plaque et pour biseauter le bord distal de cet orifice.

La scie oscillante
La scie oscillante de l'AO (moteur à air comprimé) permet une excision très précise des coins osseux lors des ostéotomies.

Les broches de Kirschner
Elles sont beaucoup utilisées pour repérer le siège de la lame, de même que les angles des ostéotomies (en général Φ 2 mm, longueur 150 mm).

4.1.3 Instruments complémentaires spéciaux

Ciseau conducteur, extra long
Il est plus facile à extraire sur des patients fortement obèses.

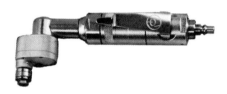

Ciseau conducteur pour plaques de hanche pour adolescents et enfants
La lame est pourvue d'un profil en T, qui correspond à celui des plaques de hanche pour adolescents et enfants.

Ciseau conducteur pour plaques de hanche pour petits enfants
Le petit profil en T de la lame correspond à celui des plaques prévues pour les petits enfants.
L'utilisation de ces deux instruments est analogue à celle du ciseau conducteur normal.

Porte-plaque extracteur pour plaques de hanche pour adolescents et enfants
Selon la taille de la plaque on tourne la tête de l'instrument dans l'une ou l'autre des positions (A=adolescents). Fixer la plaque à l'aide de la *clé à fourche*.
Les *plaques de hanche pour petits enfants* sont utilisées *sans* porte-plaque extracteur.

La fraise à queue (Φ 7 mm)
Disponible également avec extrémité pour mandrin à trois mâchoires.

Petits étalons d'angles
Utiles dans l'orthopédie infantile.

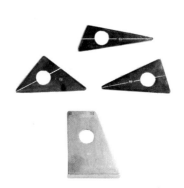

4.2 Les plaques coudées AO

4.2.1 Principes

La particularité essentielle des plaques coudées AO est constituée par le profil en U de la lame et l'angle fixe entre lame et plaque.
Le choix s'est porté sur le *profil en U,* qui, en détruisant peu l'os, assure une grande solidité de la lame.
Ce point est important, étant donné la perfusion sanguine de la tête fémorale.
Une plaque constituée *d'une seule pièce* est plus rigide et moins exposée à la corrosion qu'une plaque composée de plusieurs éléments.
L'angle fixe conditionne et permet une planification précise du temps opératoire. Ceci présente un avantage décisif pour les ostéotomies.
Tous les types de plaque sont disponibles avec diverses *longueurs de lame,* mesurées sur la face interne.
La *section de la plaque* est – adaptée aux sollicitations – un peu plus épaisse que celle des plaques droites, larges: 16×6,5 mm.

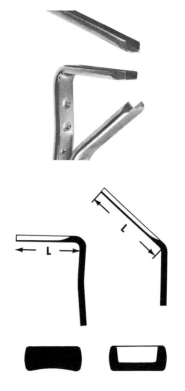

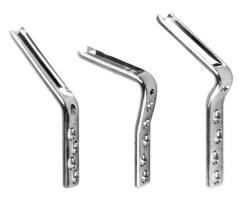

La disposition des trous correspond à celle des plaques larges.

Les trous ronds ont été modifiés dès 1979 en trous évasés, pour vis à corticale (voir p. 58).

Depuis 1977, toutes les plaques coudées existent également en *exécution DCP*.

Avantage: vissage en oblique, pas de risque de distraction. La mise à profit de la compression dynamique est relativement rare. Les plaques coudées doivent être précontraintes (si nécessaire, resp. si possible) avec le tendeur de plaques. La fixation des plaques est assurée par des *vis à corticale 4,5 mm* (les exceptions sont décrites avec les plaques).

4.2.2 Les quatre groupes principaux de plaques coudées

Les plaques coudées 130°

Usage limité au fémur proximal. Versions disponibles:

- plaques pour col du fémur – 130° (1 trou)
- plaques coudées – 130°, à 4–6–9–12 trous

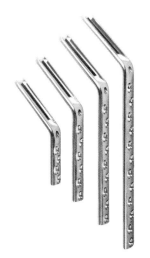

L'angle de 130° est mesuré entre la lame et la plaque. Les plaques 130° à 6 trous et davantage, sont prévues pour la mise sous tension avec le tendeur de plaques (encoche); une vis placée à proximité de la lame doit cependant prévenir un glissement rétrograde.

Les plaques condyliennes

destinées au fémur proximal et distal.

Disponibles à 5–7–9 ou 12 trous. Les deux trous situés à proximité de la lame sont élargis pour recevoir des vis à spongieuse 6,5 mm.

L'angle entre la plaque et la lame est de 95°. L'extrémité comporte une encoche destinée au crochet du tendeur de plaques.

Ces deux groupes sont utilisés en priorité pour l'ostéosynthèse des fractures.

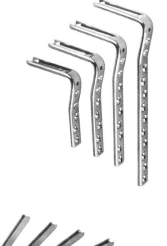

Les plaques pour ostéotomies chez l'adulte

L'AO a développé des plaques coudées spéciales pour les ostéotomies intertrochantériennes.

Ce groupe comprend des plaques avec des angles de 90°, 100°, 110°, 120°, 130°. Toutes ces plaques ont 4 trous de vis et une encoche pour le tendeur de plaques.

Ces plaques sont également disponibles avec diverses *longueurs de lame* et en partie avec diverses profondeurs de leur coude (*translation interne*).

Les plaques les plus utilisées sont signalées dans le catalogue SYNTHES.

Les plaques coudées pour adolescents, enfants et petits enfants
ont un profil de lame en T, adapté au faible diamètre du col du fémur.

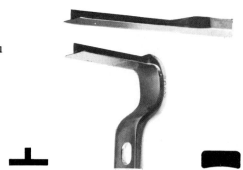

Le groupe comprend:

– plaques de hanche pour adolescents et adultes de petite taille
– plaques de hanche pour enfants
– plaques de hanche pour petits enfants

Ces plaques existent en plusieurs angles et longueurs de lame.
Leur utilisation est similaire à celle des plaques d'ostéotomie pour adultes.
Dès 1975, elles ne comportent plus que des trous de glissement.
Attention: les *plaques* de hanche pour *petits enfants* sont fixées par des vis à corticale de 3,5 mm.

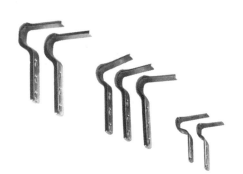

4.3 Applications des plaques coudées

Les plaques coudées AO sont destinées au fémur proximal et distal.
Dans la mesure du possible, elles exercent un effet de hauban (plaques condyliennes avec continuité osseuse interne) ou servent de tuteur (plaques 130°).
L'angle rigide de la plaque impose une *préparation exacte du siège de la lame,* quant à sa position et sa direction. Un positionnement inadéquat peut compromettre l'ostéosynthèse, voire la rendre irréalisable.
L'entraînement et le concours des instruments de visée (*étalons d'angles* et *broches de Kirschner*) rendent leur utilisation facile.

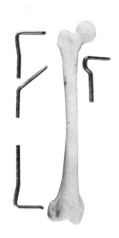

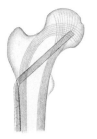

4.3.1 Fémur proximal: plaques coudées 130°

Les indications principales de ces plaques sont les fractures du col et les fractures pertrochantériennes (indications détaillées, voir Manuel AO, p. 96/97 et 116 à 127).

Au niveau du *fémur proximal*, l'extrémité de la lame doit être placée dans le cadran inférieur de la tête juste au-dessous de l'intersection des travées osseuses, supportant *les unes la pression, les autres la traction,* où la structure de l'os offre la meilleure prise.

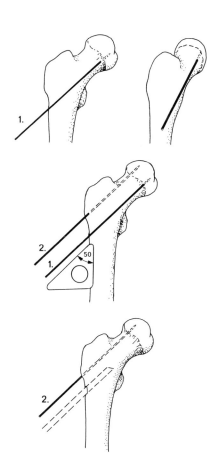

4.3.1.1 Comment déterminer la direction de la lame?

Il faut d'abord determiner le plan dans lequel la plaque devra être située. *L'axe du col du fémur* et *l'axe diaphysaire* sont inscrits dans ce plan. La lame doit être logée entièrement dans le col du fémur (sans perforation postérieure). La plaque doit s'appuyer parfaitement contre la diaphyse!

Technique d'ostéosynthèse par plaque 130°

– *la première broche de Kirschner* longe la surface antérieure du col du fémur, suivant la direction de la lame de plaque, puis est enfoncée dans la tête fémorale. Elle détermine *l'antétorsion et elle est parallèle au plan recherché.*
– *une deuxième broche de Kirschner* (broche de visée) est enfoncée dans le grand trochanter selon le plan déterminé précédemment. Elle est au milieu du grand trochanter.

Son orientation par rapport à la diaphyse est contrôlée avec l'étalon d'angle de 50°.

Le canal de la lame sera préparé ultérieurement selon une parallèle à la «broche de visée»

Cette géométrie tridimensionnelle doit être minutieusement respectée, afin que la plaque soit finalement bien placée. Des radiographies peropératoires sont généralement inutiles.
Fautes courantes: Appréciation erronée de l'antétorsion, resp. lieu de pénétration, la lame sort en arrière du col du fémur.

– ablation de la *première* broche de Kirschner

4.3.1.2 Préparation du lit de la lame

- pour déterminer l'endroit de pénétration, on enfonce dans la moitié inférieure de la tête une broche de Kirschner ou la pointe d'un écarteur à bec étroit. C'est le repère de l'endroit où l'extrémité du ciseau conducteur viendra se loger.
  Pour contrôler, il s'est avéré utile de palper la limite distale du col du fémur au moyen d'une broche de Kirschner.

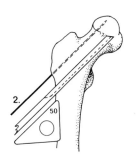

- *la longueur de la lame* a été précédemment établie à l'aide du calque apposé sur la radiographie, à condition que le cliché du col soit orthograde (év. côté sain). Si la tête fémorale est exposée, on mesure directement.

  Pour la plaque 130°, le point d'entrée du ciseau conducteur est situé exactement au milieu de l'os.

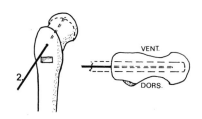

- *fenêtrer* l'os au point d'entrée ainsi établi: placer le *gabarit de forage 130°* sur l'os. Une *mèche de 3,2 mm*, enfilée parallèlement au col dans le curseur du gabarit de forage, facilite la visée.
  Percer les trois *trous de 4,5 mm* à travers le gabarit de forage, à env. 1 cm de profondeur.

  Malgré ses quatres pointes, le gabarit de forage a tendance à déraper sur l'os. Artifice: laisser en place la mèche ayant percé le premier trou de 4,5 mm. Percer le deuxième et le troisième trou avec une autre mèche 4,5 mm.

- *au moyen de la fraise à queue,* on élargit les trois trous que l'on transforme en une fente.
  Aménager toujours un *grand trou d'entrée,* pour éviter de coincer ultérieurement la plaque (17 mm de large, 10 mm de haut, 10 mm de profondeur).

- *le bord distal* doit être biseauté, afin de ménager un espace pour la coudure de la plaque. La non-observation de ces deux conditions peut occasionner la fissuration de l'os par la plaque.

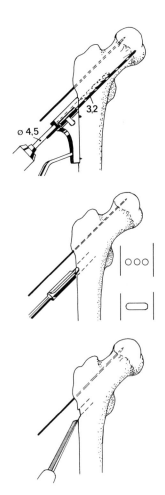

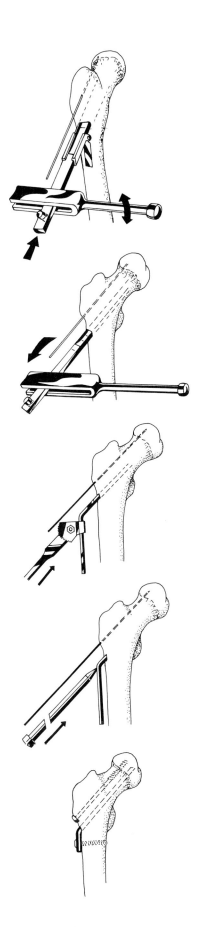

– enfoncer petit à petit le ciseau conducteur à travers la fente d'entrée jusqu'à la profondeur désirée, parallèlement à la broche de Kirschner et sous contrôle de l'étalon d'angles (utiliser un marteau ordinaire).

Ne pas enfoncer avec force le ciseau conducteur dans de l'os spongieux juvénile, consistant. Risque de fissuration! Il est indispensable de retirer l'instrument et de préparer à la mèche 4,5 mm la trajectoire des bords de la lame.

– *la plaque de repère* – réglée selon un angle de 50° – sert à contrôler la rotation du ciseau conducteur autour de son axe longitudinal, pendant l'introduction. Le *marteau-diapason* maintient cette rotation et permet une correction éventuelle.

– extraction du ciseau conducteur avec le *marteau-diapason* (la plaque de repère a été enlevée). Exercer un contre-appui sur le fragment au moyen d'un autre marteau rembourré.

4.3.1.3 Mise en place et fixation de la plaque

– monter la plaque sur le *porte-plaque extracteur* (axe de l'instrument parallèle à la lame). Utiliser la *clé à fourche.*
– après extraction du ciseau conducteur, enfoncer à la main de quelques cm la lame de la plaque dans le lit préparé.
– *enfoncer la lame* par des coups de marteau peu appuyés, jusqu'à ce que la plaque soit à env. 5 mm de la diaphyse.

Lorsqu'une lame n'avance pas régulièrement, elle ne suit pas le lit préparé. Ce signe impose son extraction et une préparation itérative de son lit.

– enlever le porte-plaque extracteur (clé à fourche!).
– enfoncer la lame à l'aide de *l'impacteur,* jusqu'à ce que la plaque soit au contact de la diaphyse fémorale.
– *visser la plaque à la diaphyse. Principe:* effet de hauban (continuité osseuse du côté interne). Si indiqué, placer des vis de traction isolées ou à travers de la plaque.
– éventuellement, *vis de traction* complémentaire dans le *col du fémur.*

Dans certaines conditions, les longues plaques 130° peuvent être précontraintes (tendeur de plaques). Il faut assurer la lame par une vis, afin qu'elle ne ressorte pas du col.

4.3.2 Fémur proximal: plaques condyliennes

Les indications principales de ces plaques sont les fractures pertrochantériennes et sous-trochantériennes (indications détaillées, voir Manuel AO, p. 92/93 et 225 à 227).
La technique étant fondamentalement similaire, nous en limiterons la description.

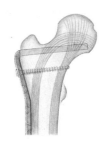

4.3.2.1 Comment déterminer la direction de la lame?

Déterminer le plan dans lequel la plaque devra être située. *L'axe du col* et *l'axe de la diaphyse du fémur* sont inscrits dans ce plan.

Technique

- placer une *broche de Kirschner* sur la face antérieure du col selon la direction de la lame de la plaque. Elle est ensuite enfoncée dans la calotte céphalique. Sa direction est *parallèle* au plan désiré.
- *enfoncer une deuxième broche du Kirschner* («broche de visée») dans le grand trochanter. Sa direction par rapport à la diaphyse est contrôlée avec le viseur pour plaques condyliennes.
- enlever la *première* broche de Kirschner.

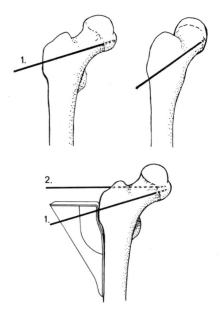

4.3.2.2 Préparer le lit de la lame

Le point d'entrée dans le massif trochantérien peut maintenant être déterminé et marqué. La profondeur (longueur de la lame) est déterminée selon la description ci-dessus.

Le point d'entrée d'une *plaque condylienne* est situé dans la *moitié antérieure* de la saillie externe du grand trochanter.

- préparer la *fenêtre*. La corticale fine à cet endroit est entaillée la plupart du temps au ciseau frappé de 16 mm.

Variantes en cas de corticale épaisse: soit forer trois trous à la mèche 4,5 mm et la douille protectrice, soit monter le gabarit de forage 130° sur le viseur pour plaques condyliennes. Il sert de guide-mèche pour la mèche 4,5 mm. Compléter la fente à l'aide de la fraise à queue.

- tailler une *grande fente* (largeur 17 mm, hauteur 10 mm, profondeur 10 mm). Biseauter le *bord distal*.

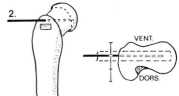
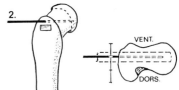
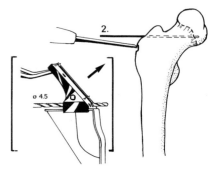

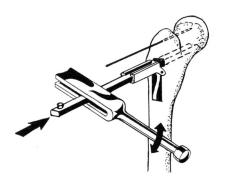

- enfoncer le ciseau conducteur parallèlement à la broche de Kirschner en contrôlant avec le *viseur pour plaques condyliennes*. Frapper des coups de marteau peu appuyés. Risque de fissuration! Eventuellement, extraire l'instrument et forer à la mèche 4,5 mm.
- la *plaque de repère* réglée selon un angle de 85°, sert à contrôler la rotation du ciseau conducteur autour de son axe longitudinal.
- extraire le ciseau conducteur au *marteau-diapason*. Mise en place de la plaque condylienne.

4.3.2.3 Mise en place et fixation de la plaque

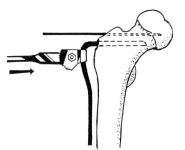

- monter la plaque sur le *porte-plaque extracteur* (axe de l'instrument parallèle à la lame de plaque). Serrer à la *clé à fourche*.
- enfoncer de quelques cm la lame de la plaque, à la main, puis par de légers coups de marteau.
- enlever le porte-plaque extracteur (clé à fourche!).
- avec *l'impacteur*, enfoncer la plaque complètement.
- *visser la plaque à la diaphyse fémorale*
  Principe: hauban. Placer des vis de traction isolées et à travers la plaque.

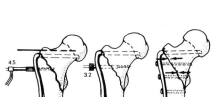

Toutes les plaques condyliennes sont munies d'une encoche pour accrocher le tendeur de plaques, et peuvent être mises sous tension selon l'indication (fractures sous-trochantériennes).

Déroulement de l'opération selon le type de fracture

Réduction, vis de traction (1), *viseur* pour plaques condyliennes, repérage par broches de Kirschner, fenêtre au point d'entrée, plaque condylienne (2).
Vis à corticale de traction dans l'éperon de Merkel (3), compression axiale (4).

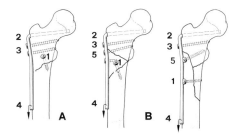

Réduction par vis de traction du troisième fragment (spiroïde) par rapport au fragment proximal ou distal (1). Réduction des fragments principaux et fixation temporaire par des daviers.
Ciseau conducteur puis lame de la plaque condylienne (2) dans le col du fémur. Renforcement par triangulation à l'aide de vis à corticale dans l'éperon (3).
Compression, soit à l'aide du tendeur de plaques, soit par les trous de glissement (DCP) (4). Vis de traction proximale (5). Mise en place des autres vis.

4.3.3 Plaques condyliennes pour le fémur distal

Le point d'entrée de la lame est situé dans le prolongement de l'axe diaphysaire. La lame doit être placée à env. 1,5 cm au-dessus de l'interligne articulaire et être parallèle à celui-ci (horizontale), de même qu'à la surface articulaire antérieure.

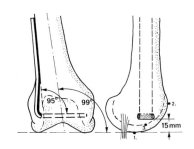

4.3.3.1 Comment déterminer la direction de la lame?

- une fracture intercondylienne doit tout d'abord être fixée par 1–2 vis à spongieuse avec rondelles. Elles doivent être suffisamment écartées et être placées en arrière et en avant de la future plaque. C'est pourquoi elles convergent.
- une *première broche de Kirschner* (1) est placée, genou fléchi à l'angle droit, sur la surface articulaire distale des condyles. Elle marque la direction de l'interligne articulaire.

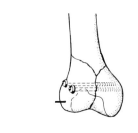

- une *deuxième broche de Kirschner* (2) est placée en avant, au-dessus de la surface articulaire des condyles. On peut aussi les orienter parallèles entre elles.

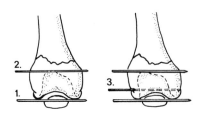

- une *troisième broche de Kirschner* («broche de visée») est enfoncée parallèlement aux deux autres, dans le prolongement exact de l'axe du fémur, à 1 cm de l'interligne articulaire.
  Cette broche (3) détermine la direction de la lame, resp. du ciseau conducteur qui sera enfoncé ultérieurement parallèle à celle-ci.
- contrôler la «broche de visée» (3) à l'aide du *viseur pour plaques condyliennes*.
  Les deux premières broches peuvent maintenant être retirées (1 et 2).

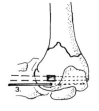

4.3.3.2 Préparation du lit de la lame

- *La fente* (1,5 cm de l'interligne articulaire, largeur env. 17 mm, hauteur 10 mm, profondeur 10 mm) est taillée au *ciseau frappé de 16 mm*. L'os juvénile, de consistance dure, doit être foré.
- vérifier la position de la broche de Kirschner avec la *viseur pour plaques condyliennes*.
- enfoncer le *ciseau conducteur* rigoureusement parallèle à la broche de Kirschner. La languette de la plaque de repère réglée à 85° doit être orientée dans l'axe de la diaphyse fémorale.
- retirer le ciseau conducteur au *marteau-diapason*.

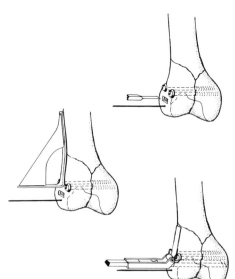

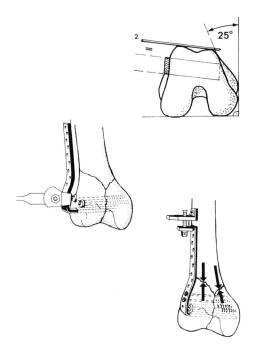

4.3.3.3 Mise en place et fixation de la plaque

– choix de la plaque et de la longueur de lame.

La lame doit être relativement courte (50–60 mm), afin d'éviter une perforation du condyle interne en un endroit qui est nettement plus étroit qu'il ne paraît sur la radiographie de face!

– monter la plaque sur le *porte-plaque extracteur* (axe de l'instrument parallèle à la lame).
– enfoncer la plaque par des coups peu appuyés au *marteau habituel.*
– enlever le porte-plaque extracteur (clé à fourche), quand la plaque est à env. 5 mm de l'os.
– avec l'*impacteur,* enfoncer la plaque complètement.
– solidariser le massif épiphysaire avec la plaque par *2 vis à spongieuse*, à travers la plaque. Les deux trous de plaque situés à proximité de la lame sont plus grands et admettent des vis à spongieuse.
– mise sous tension de la plaque avec le *tendeur de plaques* et fixation à la diaphyse fémorale (le principe du hauban nécessite une continuité du côté interne).

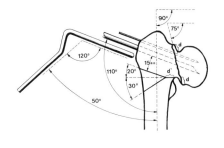

4.3.4 Plaques pour ostéotomies

Les ostéotomies intertrochantériennes corrigent souvent un cal vicieux du col du fémur, en varus ou valgus.

Les ostéotomies d'horizontalisation sont indiquées dans certains cas de fracture fraîche du col du fémur, mais plus souvent en cas de pseudarthrose du col du fémur avec une tête encore vascularisée.

Les plaques coudées de l'AO, dont l'angulation est fixe, permettent d'exécuter ces ostéotomies de façon rigoureuse. En effet, l'orientation du lit de la plaque peut être déterminée avant l'ostéotomie. La tactique opératoire est basée sur un plan préopératoire précis, qui tient compte de toutes les corrections nécessaires étudiées sur des dessins.

Des radiographies du côté sain servent de comparatif (voir Manuel AO, p. 362). Les angles de correction pré-établis doivent être rigoureusement respectés pendant l'intervention.

Les plaques pour ostéotomies chez l'adulte
L'instrumentation de ces plaques est celle des plaques coudées pour fractures.

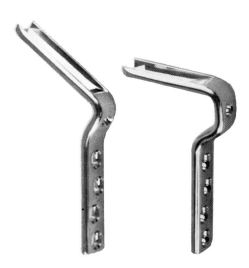

Les plaques pour ostéotomies chez les adolescents et enfants
La mise en place de ces plaques nécessite en plus des instruments pour «plaques de fracture», les deux instruments spéciaux suivants:
- un ciseau conducteur à profil en T pour les plaques pour enfants;
- un porte-plaque extracteur pour plaques pour enfants.

Plaques pour ostéotomies chez les petits enfants
Celles-ci sont fixées par les vis à corticale 3,5 mm. L'instrumentation de base et les instruments pour plaques coudées *doivent être complétés par:*
- un ciseau conducteur pour petits enfants;
- (en partie) l'instrumentation pour petits fragments.

L'ostéotomie selon un angle précis sera exécutée à l'aide d'une *scie oscillante* à air comprimé.

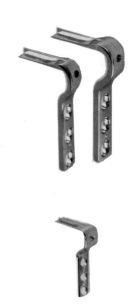

4.3.4.1 L'ostéotomie de varisation

A titre d'exemple, nous la décrirons en détail. La localisation du point d'entrée, l'orientation de la lame, de même que le repérage des angles s'effectuent à l'aide de broches de Kirschner et d'étalons d'angles comme en cas de fracture. La préparation du lit de la lame précède toujours l'ostéotomie.

Technique

- une *broche de Kirschner* placée sur le col, puis enfoncée dans la tête du fémur, indique la direction du col du fémur (antétorsion).
- une *deuxième broche de Kirschner* est enfoncée dans le grand trochanter, parallèle au bord supérieur de l'étalon d'angles (p.ex. angle de 60°). Cette «broche de visée» est également parallèle à l'axe du col du fémur et détermine la direction de la lame.
- à env. ½ cm distal du lieu présumé d'ostéotomie, on perce un trou de 2 mm, dans lequel on glisse une *broche de Kirschner* (dans le plan de la plaque).

Deux broches de Kirschner accessoires matérialisent exactement la correction d'angle d'une ostéotomie de dérotation.

- on prépare au ciseau frappé, à 2 cm proximalement de l'ostéotomie projetée, le point d'entrée de la plaque (aussi antérieur que possible). Le *ciseau conducteur* est enfoncé selon une parallèle à la deuxième broche de Kirschner («broche de visée»), dans le milieu du col du fémur à une profondeur de 4–5 cm. La languette de la plaque de repère est orientée dans l'axe de la diaphyse fémorale. Retirer l'instrument de 1–2 cm afin de faciliter son extraction ultérieure.

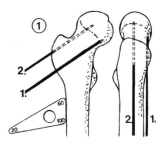

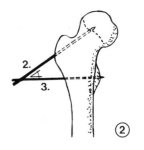

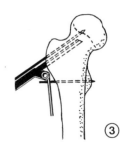

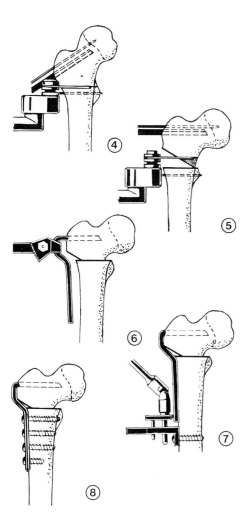

- scier l'os perpendiculairement à la diaphyse, à la *scie oscillante*.
- basculer le fragment proximal en soulevant le ciseau conducteur. A partir du milieu de l'ostéotomie, pratiquer une seconde ostéotomie parallèle au ciseau conducteur, emportant ainsi un petit triangle osseux à base interne.
- extraire le ciseau conducteur. Introduire et *enfoncer* la lame de la plaque à 90° choisie, selon une direction rigoureusement identique. Contention de la plaque contre la diaphyse par un davier.
- percer le trou fileté pour le tendeur de plaques à travers le guide-mèche pour tendeur de plaques. Visser le tendeur de plaques et serrer son boulon d'abord avec la *clé à cardan*, puis à l'aide de la *clé à fourche*.
- visser la plaque à diaphyse fémorale et enlever le tendeur de plaques.

La dernière vis est courte.

4.3.4.2 Autres exemples d'ostéotomies d'horizontalisation
(voir également Manuel AO, p. 360 et suivantes)

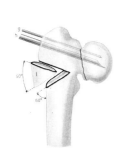 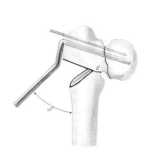 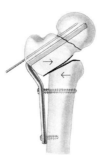 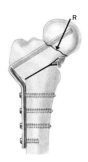

5 Les instrumentations pour petits fragments (IPF)*

La présentation des instrumentations comportant des petites vis et petites plaques a été modifiée à l'occasion de l'introduction d'une nouvelle vis à corticale 3,5 mm (voir aussi p. 105).

Cette modification est basée sur:

- une meilleure distinction des dimensions par groupes
- une diminution des dimensions (sortes) contenues dans une cassette
- une adaptation aux utilisations les plus fréquentes.

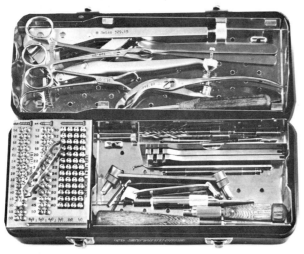
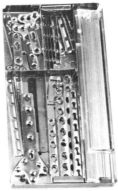

a) *L'instrumentation pour petits fragments (1983)*

Elle remplace l'ancienne IPF réduite. Dans sa nouvelle conception, elle complète à la fois l'instrumentation de base et la mini-instrumentation.
Cette instrumentation est avant tout destinée au traitement des fractures de la cheville, du péroné, du radius distal, du coude. Elle sert aussi à fixer les petits fragments d'os de grandes dimensions.
Une boîte brune contient les «nouvelles» vis à corticale 3,5 mm (à filetage fin) et *les* petites vis à spongieuse (vis à tige et filetage court = ϕ 4 mm, ainsi que les vis avec filetage jusqu'à la tête = les anciennes vis à corticale 3,5 mm) avec les plaques correspondantes et les instruments nécessaires.
Pour utiliser cette instrumentation, on employera (de préférence) le petit moteur à air comprimé.

---

* Le chapitre 5 a été revu pour l'édition française et adapté à l'état actuel.

b) *La mini-instrumentation (1983)*

Cette instrumentation est principalement prévue pour la chirurgie de la main et du pied.

Sur le squelette plus proximal, des implants de plus grandes dimensions sont nécessaires. Dans ces cas, l'IPF sert de complément.

Une boîte brune contient les implants et les instruments utilisés dans les groupes de grandeur suivants:

– vis à corticale 2,7 mm et plaques
– vis à corticale 2,0 mm et petites plaques
– vis à corticale 1,5 mm
– en outre, rondelles et quelques broches de Kirschner.

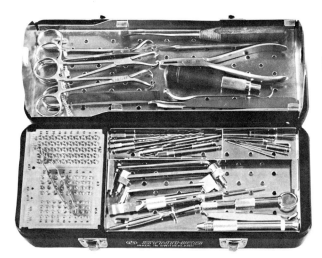
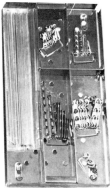

L'ancienne instrumentation pour petits fragments et mini-instrumentation (groupe des dimensions 4,0 à 1,5 mm) contenue dans deux boîtes (une boîte pour les instruments et une boîte pour les implants) reste disponible sur demande, notamment comme réserve d'implants.

Il faut en outre disposer de:

– un moteur adéquat
– petit moteur à air comprimé (pour les petites vis)
– mini-moteur (pour les mini-vis)
– pince a courber (pour les plaques DCP)

c) *Les instrumentations spéciales*

sont composées essentiellement d'instruments standard. L'utilisation de ces instruments étant similaire à celle des instruments standard, nous renonçons à une description détaillée.

Les intéressés peuvent obtenir des prospectus spéciaux auprès des représentants SYNTHES.

– *L'instrumentation de base pour la chirurgie osseuse maxillo-faciale* et la boîte d'*implants correspondants* constituent l'instrumentation spéciale pour la chirurgie maxillo-faciale.

Celle-ci comprend les implants spéciaux pour l'ostéosynthèse de mandibules (vis à corticale de 2,7 mm et diverses plaques à trous de glissement correspondantes), de même que leurs instruments respectifs.
Des instruments et des implants complémentaires sont disponibles sur demande.

– *L'instrumentation pour petits animaux* est une combinaison de l'instrumentation de base et de celle pour petits fragments. Elle a fait ses preuves auprès des vétérinaires spécialistes des petits animaux.

La boîte d'implants contient des vis de diamètre 2,7, 3,5, 4,0, 4,5 et 6,5 mm et les plaques correspondantes.
La boîte d'instruments contient les instruments nécessaires à l'implantation de ces plaques et vis.
Une troisième boîte réunit un choix de pinces, ciseaux, rugines, etc.

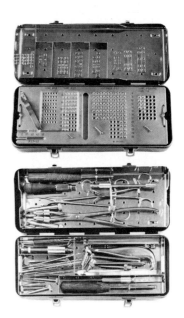

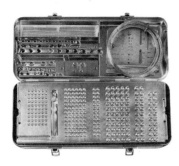
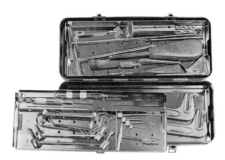
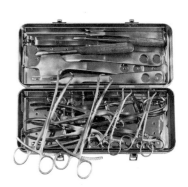

5.1 Groupes d'instruments et d'implants

Les instrumentations pour petits fragments comprennent des instruments et des implants de tailles diverses. Pour comprendre leur correspondance respective, il faut se référer à la dimension des vis.

Le groupe 3,5 comprend:

- vis à corticale 3,5 mm
- petite vis à spongieuse à filetage court et long
- les plaques correspondantes
- les instruments ancillaires
  Ces pièces forment le contenu de l'instrumentation pour petits fragments (1983).

Le groupe 2,7 comprend:

- uniquement les vis à corticale 2,7 mm et les plaques correspondantes (voir p. 116).
  Une grande partie des instruments sont les mêmes que pour le groupe précédent, c'est pourquoi ils seront exposés en commun.
  Ce groupe fait partie de la mini-instrumentation (1983).
  Le groupe 2,0 et le groupe 1,5 appartiennent tous deux aux mini-implants. Ils seront traités avec leurs instruments ancillaires au paragraphe 5.5 (voir p. 123 à 129).
  Ils sont également contenus dans la mini-instrumentation (1983).

5.2 Instruments pour petites vis et plaques (ϕ 4,0, 3,5 et 2,7 mm)

Les indications et les techniques relatives à ces instruments sont entièrement analogues à celles des instruments de plus grandes dimensions qui figurent dans l'instrumentation de base. Leur description sera donc succincte et basée sur les notions précédentes.
Les instruments sont décrits en 4 sous-groupes:

- instruments standard
- instruments courants compris dans l'instrumentation pour petits fragments
- instruments complémentaires nécessaires
- instruments supplémentaires particuliers

5.2.1 Instruments standard pour petites vis et plaques correspondantes

La mèche Φ 2,0 mm
pour le *trou fileté* des petites vis à spongieuse et les vis à corticale 2,7 mm.

La mèche Φ 2,5 mm
pour le trou fileté des vis à corticale Φ 3,5 mm

La mèche Φ 2,7 mm
pour le *trou de glissement* de la vis 2,7 mm.

La mèche Φ 3,5 mm
pour le *trou de glissement* de la vis 3,5 mm.

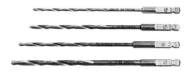

Toutes les mèches doivent être utilisées avec le guide-mèche correspondant (pas de jeu).

Le viseur et guide-mèche pour plaques Φ 2,0 mm
Ses deux côtés sont destinés à une mèche 2,0 mm. Le côté arrondi permet le centrage dans le trou de plaque (DCP exceptée), le côté denté est prévu pour les surfaces osseuses.

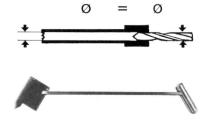

La douille de centrage Φ 3,5/2,7 mm (ou Φ 3,5/2,5)*
introduite dans le trou de glissement de 3,5 mm, pour centrer la mèche 2,5 mm (trou fileté). Elle sert aussi à percer le trou fileté de 2,5 mm de vis de tension placées excentriquement dans les plaques tiers-tubes.
Si une plaque à trous de glissement est utilisée comme plaque de soutien, ce guide-mèche sera utilisé pour percer le trou fileté de 2,5 mm.

Le guide-mèche neutre et le guide-mèche de tension 3,5 mm
Les deux guide-mèche DCP sont réunis par un manche et peuvent être tournés sur eux-mêmes.
Placés dans une plaque à trous de glissement de 3,5 mm (DCP) ils guident la mèche pour le trou fileté.

Nouveau modèle: mèche 2,5 mm:
Côté jaune: excentrique pour vis de tension (flèche toujours orientée vers la fracture).
Côté vert: neutre.

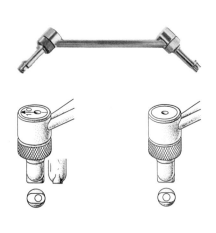

La petite fraise à chambrer (centreur Φ 2,0 mm)
prépare l'assise de l'embase des vis de Φ 2,7, 3,5 et 4,0 mm en os cortical.
Elle doit être montée sur la *poignée*.

---

* en préparation.

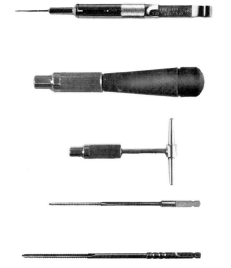

La jauge de longueur pour petites vis
ne sert qu'à mesurer la longueur des trois types de vis: 2,7, 3,5 et 4,0 mm.

La poignée à verrouillage rapide
est adaptée aux tarauds, à la petite fraise à chambrer, au tournevis amovible et aux mèches dont l'extrémité permet le verrouillage rapide.

La poignée en T permet également le verrouillage rapide (instrument complémentaire).

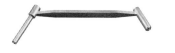

Le taraud Φ 2,7 mm
utilisé pour les vis 2,7 mm.

Le taraud à corticale Φ 3,5/1,25 mm
pour vis à corticale 3,5 mm.

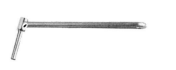

Le taraud à spongieuse Φ 3,5/1,75 mm
pour les petites vis à spongieuse.

Les trois tarauds peuvent être montés indifféremment sur la poignée en T et sur la poignée à mandrin.
En principe, le taraudage pour des petites vis doit se faire à la main et non au moteur.

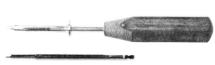

Douille protectrice Φ 3,5 mm/guide-mèche Φ 2,5 mm
pour mèche et taraud Φ 3,5 mm et mèche Φ 2,5 mm.

La douille protectrice 3,5 mm
est utilisée avec les mèches 2,7 et les tarauds 2,7 mm.

Le petit tournevis hexagonal (hexagone 2,5 mm)
et *le tournevis amovible* pour petit moteur à air comprimé conviennent aux trois dimensions de vis (4,0, 3,5 et 2,7 mm).

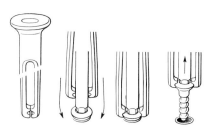

La douille-pincette
(introduite sur le tournevis), facilite la manutention des vis sur le râtelier à vis:

– placer le tournevis dans l'empreinte hexagonale de la vis. Faire coulisser la douille sur la tête de vis jusqu'à ce qu'elle encliquète pour saisir la vis.
– introduire la vis dans l'os.
– retirer la douille (pour sortir le tournevis de la vis).

Pince à courber pour petites plaques
permet de plier toutes les plaques prévues pour les vis 2,7 et 3,5 mm.

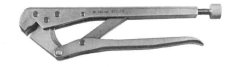

On trouve dans les boîtes de vis:

Les brucelles pour vis
aident à sortir les vis du râtelier.

Une échelle de mesure
est gravée sur tous les râteliers à vis. Elle permet de contrôler la longueur des vis.

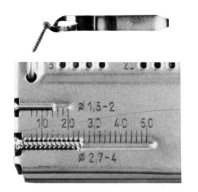

5.2.2 Instruments courants pour petits fragments

Le crochet pointu
sert à éliminer les tissus dans les têtes de vis. Il peut aussi servir à la réduction de petits fragments et au contrôle des traits de fracture.

Les fers à contourner et la petite pince à courber
nécessaires pour adapter les petites plaques à l'os.

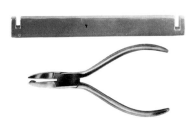

Les gabarits de pliage
facilitent le façonnage correct des plaques à la surface de l'os.

Les daviers
– davier pour petites plaques pour doigts (pour saisir les petites plaques)
– davier auto-centreur
– davier réducteur à pointes
– davier réducteur pour petits fragments

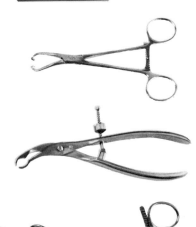

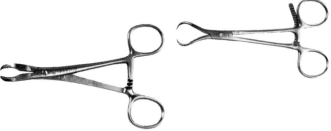

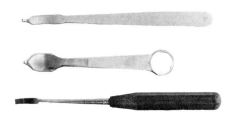

Petits écarteurs-leviers
largeur 6 et 8 mm. Modèle avec spatule extra large.

Petite rugine
à tranchant droit, de 3 mm, pour détacher les parties molles de l'os.

5.2.3 Instruments complémentaires nécessaires

Petit moteur à air comprimé
à verrouillage rapide pour les mèches standard.

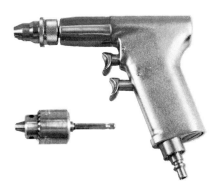

Petit mandrin à clé
Son extrémité permet le verrouillage rapide sur le petit moteur pour placer des broches.

Le mini-moteur (voir p. 209)
Particulièrement indiqué pour la mise en place des mini-vis et des vis 2,7 mm. Il est moins efficace pour les vis 3,5 et 4,0 mm.

5.2.4 Instruments supplémentaires particuliers

Petit viseur à pointe
pour la technique modifiée des vis de traction. La pointe de 2,0 mm est introduite dans le trou fileté. La mèche 3,5 mm, pour le trou de glissement, traverse l'instrument. Pour une mèche 2,5 ou 2,7 mm, on enfile la douille ⌀ 3,5/2,7 mm.

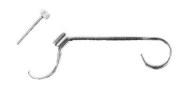

La douille de centrage ⌀ *2,7/2,0 mm*
peut être utilisée rarement pour la technique de la vis de traction appliquée à des vis 2,7 mm. Etant donné la faible épaisseur de sa paroi (risque de dégât), une technique décrite ultérieurement, sans utilisation de la douille de centrage, est généralement utilisée.

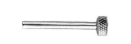

Le guide-mèche DCP 2,7 mm
est utilisé avec les plaques à trous de glissement de 2,7 mm. Il associe, sur une poignée orientable, le guide-mèche neutre de couleur verte, et le guide-mèche jaune (DCP).
Les plaques pour chirurgie maxillaire doivent souvent être fortement courbées, ce qui déforme leurs trous DCP. Un guide-mèche spécial DCP (pour maxillaire) est prévu à cet effet.

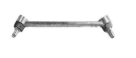

La poignée pour tarauds
peut être utilisée indifféremment avec les tarauds ⌀ 3,5 et 2,7 mm.

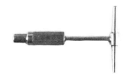

Le tournevis Phillips
permet l'ablation des anciennes vis Phillips.

La pince coupante
sert à découper des parties superflues ou gênantes de plaques métalliques fines (p. ex. plaque en trèfle).
Un modèle perfectionné est en préparation

Fers à contourner
les plaques de reconstruction

Le petit distracteur
2 broches par côté, depuis 1979. Il permet la réduction, la distraction et la compression des petits os. Son écartement peut varier entre 10 et 40 mm. Comme fiches, on utilisera des broches de Kirschner ϕ 2,5 mm, filetées ou non filetées. Le forage préalable ϕ 2,0 mm est exécuté à travers le viseur guide-mèche.

Instruments divers
- davier-écarteur pour petits fragments
- davier pour petites plaques pour doigts (avec un petit socle)
- pince à courber le fil (fait partie de l'instrumentation pour cerclage)
- pinces coupantes (grande et petite)
- pince à courber les plaques de reconstruction
- écarteur pour opérations du gros orteil

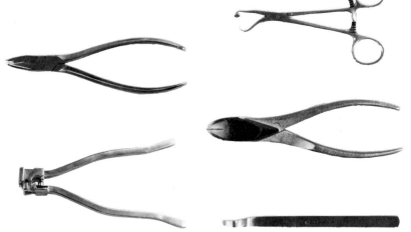

5.3 Les implants du groupe 3,5 mm

- Vis à corticale 3,5 mm
- Petites vis à spongieuse
- Plaques correspondantes

5.3.1 Les petites vis

à embase sphérique et empreinte hexagonale 2,5 mm.

On distingue également deux types de vis selon leur forme. Leurs domaines d'application sont différents.

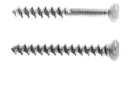

- les vis à corticale 3,5 mm (filetage à petit pas) utilisées en zone diaphysaire.

- les petites vis à spongieuse/filetage court.

- les petites vis à spongieuse/filetage jusqu'à la tête utilisées en zone épi- ou métaphysaire.

Egalement valable pour les petites vis:

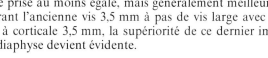

> La longueur nominale de la vis correspond à la longueur totale, tête comprie.

La nouvelle vis à corticale ϕ 3,5 mm

La vis 3,5 mm utilisée jusqu'ici, dont le noyau mesure 1,9 mm, a fait ses preuves comme vis universelle. Mais son noyau est relativement petit, c'est pourquoi la tête à tendance à se courber, lorsque la vis est utilisée pour la mise sous tension des plaques DCP 3,5 mm. Dans une corticale mince, cette vis ne prend prise que par une seul filet, parce que son pas est large de 1,75 mm. Dans cette situation, sa prise est donc limitée. Ces raisons ont conduit l'AO (et les commissions internationales des normes) à modifier la forme de la vis 3,5 mm pour la rendre proportionnellement analogue aux autres vis à corticale.

L'augmentation à 2,4 mm du diamètre du noyau de la nouvelle vis renforce donc de 65% la résistance à la flexion et à la rupture. La rèduction du pas de vis de 1,75 mm à 1,25 mm agrandit la surface du filet par unité de longueur, ce qui fournit dans l'os cortical une prise au moins égale, mais généralement meilleure. En comparant l'ancienne vis 3,5 mm à pas de vis large avec la nouvelle vis à corticale 3,5 mm, la supériorité de ce dernier implant dans la diaphyse devient évidente.

5.3.1.1 Vis à corticale ⌀ 3,5 mm (filetage à petit pas)

utilisées principalement au niveau de la diaphyse. Traversant le plan de fracture, elles servent de vis de traction. Comme vis de fixation de la plaque, elles sont en général ancrées dans les deux corticales.
Pour les plaques DCP nous recommandons cette vis surtout comme vis de tension (résistance à la flexion).

Dimensions
Diamètre du filetage	3,5 mm
Pas du filetage	1,25 mm
Diamètre du noyau	2,4 mm
Diamètre de la tête de vis (sphérique)	6,0 mm
Mèche pour trou fileté	⌀ 2,5 mm
Mèche pour trou de glissement	⌀ 3,5 mm
Taraud à corticale	⌀ 3,5 mm

La modification du profil du filetage impose l'utilisation de quelques nouveaux instruments colorés en brun pour permettre de les identifier.

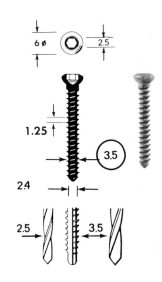

5.3.1.2 Petite vis à spongieuse

A. *avec tige et filetage court*
B. *avec filetage jusqu'à la tête*

utilisées en zone épi- et métaphysaire soit comme vis de traction soit *pour fixer les plaques*. Il suffit en général de tarauder la première corticale, la vis se frayant elle-même sa voie dans l'os spongieux.
En zone diaphysaire les trous filetés sont taraudés pour accepter les vis du type B uniquement.

Dimensions
	Type A	Type B
Diamètre du filetage*	4,0 mm	3,5 mm
Pas du filetage		1,75 mm
Diamètre du noyau		1,9 mm
Diamètre de la tige		2,3 mm
Diamètre de la tête de vis (sphérique)		6,0 mm
Mèche pour le trou fileté		⌀ 2,0 mm
Taraud à spongieuse		⌀ 3,5 mm!

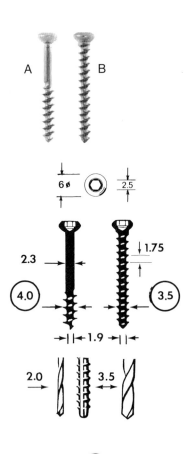

5.3.1.3 Rondelles

existent (⌀ 7,0 mm) pour les vis à spongieuse.

---

* A l'exception du diamètre externe, le *filetage* des deux vis est identique.

5.3.2 Les plaques du groupe 3,5 mm

Elles correspondent aux vis ⌀ 4,0 mm et 3,5 mm.

Classification des plaques
Plaques droites:
– plaques à trous de glissement 3,5 mm*
– plaques tiers-tubes*
– plaques de reconstruction 3,5 mm
Plaques spéciales:
– petites plaques en T*
– plaques en trèfle*
– plaques en Y
– petites plaques pour colonne cervicale
Les plaques de hanche pour petits enfants sont également fixées par des vis à corticale 3,5 mm (voir p. 86).

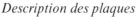

Description des plaques
Plaques à trous de glissement 3,5 mm (DCP)
Elles dérivent des plaques à trous ronds initialement prévues pour les petits animaux, et elles ont fait leurs preuves sur le squelette humain. Leur construction et leurs applications sont analogues à celles des plaques DCP pour les vis 4,5 mm, décrites p. 56–58.

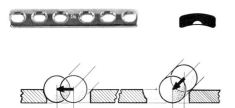

– profil   10 × 3 mm
– course de tension par trou   1,0 mm
– course de glissement dans le trou   1,5 mm

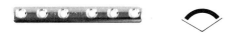

Plaques tiers-tubes
La fonction et les applications de ces plaques sont similaires à celles des plaques demi-tubes décrites précédemment, voir p. 60. Elles sont en forme de gouttière, minces et d'une rigidité limitée. profil: ⅓ d'un tube ⌀ 12 × 1 mm.
Les trous ovales permettent une compression par mise en place excentrique des vis.

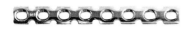

Les plaques de reconstruction (largeur 10 mm)
Dans des cas particuliers, elles permettent des reconstructions au niveau du bassin et éventuellement de la clavicule.
Grâce à leurs encoches latérales, elles peuvent être façonnées dans les *trois dimensions* (pince à courber spéciale et fers à contourner pour les plaques de reconstruction). Ne pas courber au-delà de 15°. Les trous ovales peuvent réaliser une autocompression.
– profil: 10 × 2,5 mm.
(Implants complémentaires spéciaux qui ne figurent pas dans les boîtes standard.)

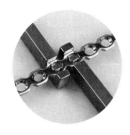

---

* Plaques standard dans les boîtes. Les autres plaques sont des plaques complémentaires.

Petites plaques en T
prévues essentiellement pour l'épiphyse distale du radius.
Modèles:
- *à angle droit:* 4 dimensions.
- *obliques à 20°:* 2 dimensions utilisables à gauche et à droite, étant donné le fraisage des trous sur les deux faces, pour les têtes de vis.

Dans la partie céphalique: les trous acceptent des vis 3,5 et 4,0 mm.
Dans le corps de la plaque: un trou oblong de fixation provisoire (translation possible) ou pour une vis de traction oblique ⌀ 3,5 mm.

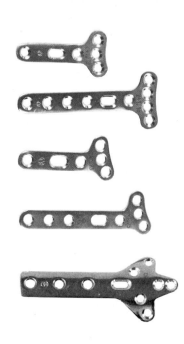

Plaques en trèfle
Spécialement conçues pour le tibia distal.
Fixation de la tête de la plaque par des vis 3,5 et 4,0 mm, du corps de plaque par des vis 4,5 mm (deux longueurs).

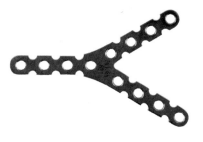

Plaques en Y (implants complémentaires)
En particulier pour les fractures de la palette humérale. Les encoches latérales permettent l'adaptation tridimensionnelle à l'aide de la pince à courber les plaques de reconstruction. Les trous sont ovales.

Petites plaques pour vertèbres cervicales (implants complémentaires)
Prévues pour les spondylodèses cervicales, elles sont également utilisables sur le calcanéum (6 longueurs). Toutes les parties superflues ou gênantes des plaques de faible épaisseur peuvent être éliminées à la pince coupante.

5.3.3 L'utilisation des vis 3,5 et 4,0 mm comme vis de traction

Les principes de la vis de traction mentionnés précédemment sont valables pour ces vis, par analogie.

5.3.3.1 Les petites vis à spongieuse

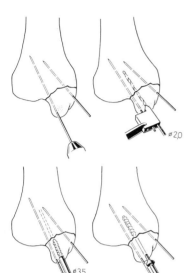

a) *La petite vis à spongieuse/filetage court (Φ 4,0 mm) comme vis de traction*

Technique

– réduire la fracture et fixer provisoirement par des broches;
– préparer le *trou fileté* à la mèche 2,0 mm avec le *viseur et guide-mèche pour plaques*
– chambrer (facultatif) l'assise de la tête de vis au moyen de la petite fraise à chambrer
– mesurer la longueur de la vis avec la *jauge de longueur pour petites vis*
– tarauder (complètement ou partiellement) avec le *taraud à spongieuse (3,5 mm)* et la *douille protectrice 3,5 mm*
– petit *tournevis hexagonal* pour la vis à spongieuse 4,0 mm.
– petites rondelles facultatives

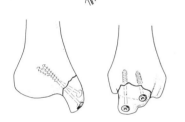

b) *La petite vis à spongieuse/filetage jusqu'à la tête (Φ 3,5/1,75 mm)*

Lorsque cette vis est utilisée comme vis de traction, il faut utiliser les instruments décrits ci-dessus (en particulier: mèche Φ 2 mm avec guide-mèche correspondant et taraud pour spongieuse Φ 3,5 /1,75 mm).
Technique: identique à 5.3.3.2.

5.3.3.2 La vis à corticale 3,5 mm comme vis de traction (à petit pas)

En principe, les trois variantes de la technique décrite dans le paragraphe 3.2.2, p. 47–50, sont applicables.

Technique standard

- *mèche 3,5 mm* et *douille protectrice 3,5 mm* pour le *trou de glissement* dans la première corticale
- *douille de centrage 3,5/2,7 mm* et *mèche 2,5 mm* pour le *trou fileté* dans la deuxième corticale
- *petite fraise à chambrer* montée sur *poignée*. Préparer l'assise de la tête de vis
- *jauge de longueur pour petites vis* pour mesurer la longueur de vis
- *taraud à corticale 3,5 mm* monté sur *poignée* et *douille protectrice*. Taraudage du fragment opposé
- petit *tournevis hexagonal* pour la mise en place de la vis.

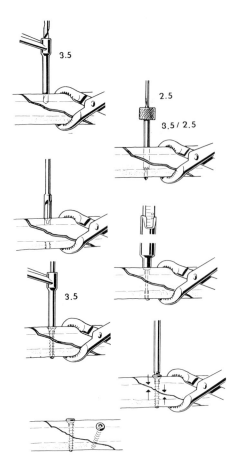

Variantes de la technique de base

a) *Avec le petit viseur à pointe.* Forer le trou fileté à l'extrémité du fragment postérieur. Réduire, puis percer le trou de glissement selon la technique (variante no. 2) décrite p. 49.

Technique

- extrémité du fragment postérieur:
  guide-mèche Ø 2,5 mm et mèche Ø 2,5 mm pour le trou fileté
- placer le petit viseur à pointe
- réduire
- percer le *trou de glissement* à la *mèche 3,5 mm* enfilée dans le viseur à pointe
- chambrer l'assise. Mesurer. Tarauder, etc.

Attention: dévitalisation!

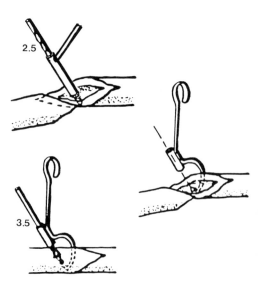

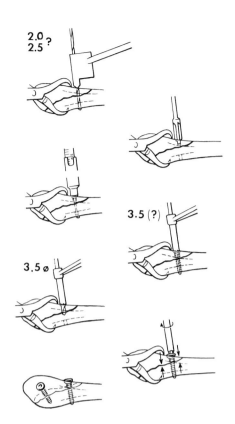

b) Exceptionellement, on peut également utiliser la *technique réservée aux petits fragments* (sans douille de centrage) (voir p. 118).

- percer *les deux* corticales (trou fileté)
- chambrer l'assise
- mesurer la longueur de vis
- tarauder *les deux* corticales
- aléser *prudemment le trou de la première corticale* avec une mèche 3,5 mm (utiliser éventuellement la poignée à la place du moteur à air comprimé).
  Il est important de conserver exactement la direction du trajet. Le filet de la corticale opposée *ne doit pas être endommagé!*
- placer la vis.

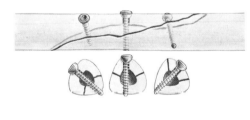

5.3.3.3 Position des vis

Les remarques consignées à la page 50, relatives à la position des vis, restent valables.
Principe:

> Deux petites vis réalisent une fixation plus stable qu'une grande vis unique.

Deux vis répartissent les forces de compression interfragmentaire sur toute la surface de fracture et empêchent la rotation des fragments axée sur une vis.

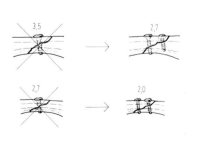

111

5.3.4 Utilisation des plaques avec des vis 3,5 mm (et 4,0 mm)

La technique de mise en place décrite précédemment reste inchangée.
Les instruments sont naturellement adaptés aux dimensions des implants.
Nous allons décrire l'utilisation des plaques mentionnées au paragraphe 5.3.2.

5.3.4.1 Utilisation des plaques à trous de glissement de 3,5 mm

La technique est exactement celle décrite précédemment pour les plaques à trous de glissement de 4,5 mm (voir p. 64).

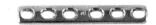

Pour une DCP, utiliser exclusivement des vis à embase sphérique et empreinte hexagonale.

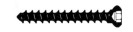

Le guide-mèche DCP double 3,5 mm est indispensable. (Nouveau modèle)

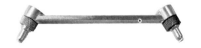

Pour fixer la DCP nous recommandons d'utiliser la vis à corticale 3,5 mm à filetage fin (noyau épais).

5.3.4.1.1 Technique de la DCP 3,5 mm, auto-comprimante (voir p. 64)

Pour le premier trou de vis
– viseur guide-mèche et mèche 2,5 mm
– jauge de longueur pour petites vis
– taraud à corticale et douille protectrice 3,5 mm
– petit tournevis hexagonal

Pour le deuxième trou de vis (vis de tension)
– guide-mèche excentrique 3,5 mm (jaune) et mèche 2,5 mm
– jauge de longueur pour petites vis
– taraud à corticale et douille protectrice 3,5 mm
– petit tournevis hexagonal

Pour les autres vis
– guide-mèche DCP, neutre (vert) et mèche 2,5 mm
– jauge de longueur pour petites vis
– taraud à corticale et douille protectrice 3,5 mm
– petit tournevis hexagonal

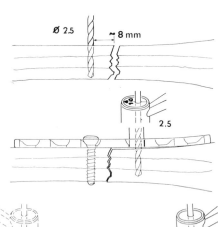
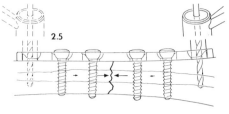

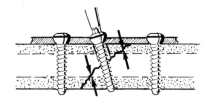

Vis de traction éventuelle, traversant la plaque
– douille protectrice et mèche 3,5 mm
– douille de centrage 3,5/2,7 mm et mèche 2,5 mm
– jauge de longueur
– taraud à corticale avec douille protectrice 3,5 mm
– tournevis

Les variantes techniques de la plaque à auto-compression peuvent aussi être exécutées avec la DCP 3,5 mm:
– compression de fractures étagées;
– utilisation complète de la course de tension;
– mise sous tension itérative après réduction insuffisante.

Principes et description de la technique, voir p. 65/66.

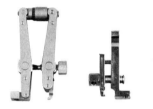

5.3.4.1.2 Plaques DCP 3,5 mm et tendeur de plaques

Les plaques à trous de glissement de 3,5 mm peuvent également être utilisées avec le *tendeur de plaques articulé*. Un tendeur de plaques *spécial* de 8,0 mm existe pour les vétérinaires. Il peut être fixé par une vis 3,5 mm (ou 2,7 mm).

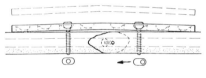

5.3.4.1.3 Utilisation de la DCP comme plaque de neutralisation (voir p. 69)

Après ostéosynthèse par vis de traction, la plaque est adaptée, cintrée et fixée par une vis. La deuxième vis, en position de tension, serrée prudemment, exerce une compression axiale adaptée au type de fracture.
Les instruments utilisés ont été décrits auparavant.

5.3.4.1.4 Utilisation de la DCP 3,5 mm comme plaque de soutien (voir p. 70)

Toutes les vis doivent être en position de soutien, c'est-à-dire côté du trait de fracture dans le trou de plaque.

Pour la première vis:
– guide-mèche et mèche 2,5 mm
– etc.

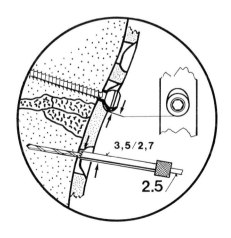

Introduire les vis sans les serrer. Déplacer la plaque de manière à ce que la vis soit en position de soutien.

Pour toutes les autres vis:
– douille de centrage 3,5/2,7 mm et mèche 2,5 mm, *en position de soutien;*
– mesurer, tarauder, etc.

5.3.4.2 Utilisation des plaques tiers-tubes

analogue à celle des plaques demi-tubes (voir aussi p. 74/75).
Il est possible d'utiliser les trois types de vis. L'exemple démontre l'emploi d'une vis à corticale 3,5 (filetage fin).

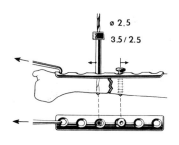

Pour la première vis:
– guide-mèche et mèche 2,5 mm, etc.
  Introduire la vis *sans la serrer*.

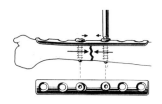

Pour la deuxième vis = vis de tension:
– douille de centrage 3,5/2,7 mm et mèche 2,5 mm. *Les deux* vis doivent être en position de tension, afin d'obtenir une compression interfragmentaire axiale.
  Toutes les autres vis seront centrées.
– guide-mèche (extrémité arrondie) et mèche 2,5 mm.

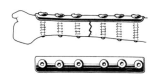

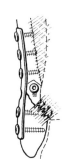

Si la fracture le permet, on réalisera une compression interfragmentaire par une vis de traction.

Remarque:
La plaque tiers-tube peut également être utilisée soit avec un tendeur de plaques articulé, soit avec le tendeur de plaques spécial à l'usage des vétérinaires.

5.3.4.3 Utilisation des plaques spéciales avec des vis 3,5 mm

La technique est similaire à celle des plaques tiers-tubes. L'instrumentation est identique.
Pour tenir compte de la *rigidité limitée* de ces plaques due à leur faible épaisseur, on se limitera à les employer uniquement comme plaques à effet de hauban ou comme plaques de soutien.
Précisons que la force de compression et la course de mise sous tension réalisées par les vis placées dans les trous légèrement ovales sont relativement faibles (inférieures à celles des DCP).

Ces plaques spéciales peuvent être raccourcies avec la *pince coupante* et une pince plate.

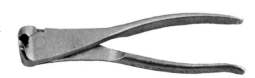

Un nouveau modèle est en préparation.

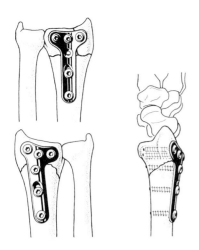

Les petites plaques en T
Après adaptation exacte de la plaque, on procède généralement à la mise en place de la première vis dans le trou allongé (déplacement limité possible pour parfaire la réduction). Placer ensuite *toutes* les vis prévues dans sa partie céphalique. La plaque peut être mise sous tension par mise en place excentrique de la première vis proximale (ou év. tendeur de plaques). Le trou allongé accepte une vis de traction franchement oblique.
Indications: surtout l'épiphyse distale du radius, la moitié externe de la clavicule et certaines fractures de l'enfant.

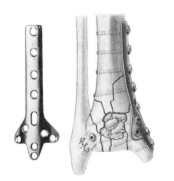

Les plaques en trèfle
Respecter les points suivants lors de l'utilisation de cette plaque. Les trous de vis de la tête de la plaque sont prévus pour les vis 3,5 et 4,0 mm. Dans les trous de la tige, on placera en règle générale des vis à corticale 4,5 mm. Le vissage de la plaque parfaitement adaptée débutera à la tête. Il n'est pas nécessaire de pourvoir de vis tous les trous de la plaque.
Indications: épiphyse distale du tibia (interne ou antérieure), tête de l'humérus.

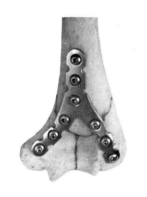

La plaque en Y
Elle s'adapte parfaitement à la palette humérale par sa malléabilité tridimensionnelle (pince à courber pour plaques de reconstruction). Ses branches peuvent être raccourcies par rupture entre 2 pinces plates.

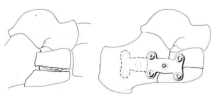

Petites plaques pour vertèbres cervicales
Pour spondylodèses cervicales ou ostéosynthèses du calcanéum. Voir Manuel AO, p. 300 et 304.

Les plaques de reconstruction (largeur 10 mm)
Dans des cas particuliers, grâce à leur malléabilité tridimensionnelle, elles permettent des reconstructions non réalisables avec des plaques conventionnelles.
Il faut cependant noter que la solidité déjà limitée de la plaque est encore amoindrie par la déformation dans les trois dimensions.
Une *angulation dépassant 15° est hasardeuse!*
Des fers à contourner spéciaux sont disponibles.

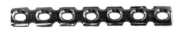

5.4 Les implants du groupe 2,7 mm

- vis à corticale ⌀ 2,7 mm
- vis spéciale à maxillaire ⌀ 3,5 mm
- petites plaques correspondantes

5.4.1 Les vis

Tête sphérique avec empreinte hexagonale (2,5 mm).

5.4.1.1 Les vis à corticale ⌀ 2,7 mm

Utilisées essentiellement en zone diaphysaire. Traversant le trait de fracture: vis de traction (trou de glissement, trou fileté). Pour fixer une plaque: trou fileté dans les deux corticales. Toujours tarauder en zone diaphysaire.

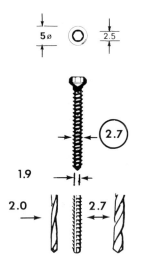

Dimensions

Diamètre du filetage	2,7 mm
Diamètre de la tête (tête sphérique)	5,0 mm
Diamètre du noyau	1,9 mm
Mèche pour trou fileté	⌀ 2,0 mm
Mèche pour trou de glissement	⌀ 2,7 mm
Taraud	⌀ 2,7 mm

5.4.1.2 Vis spéciales ⌀ 3,5 mm à petite tête

Lorsque le filet osseux est arraché, elles peuvent être placées à travers toutes les plaques 2,7 mm comme vis de rattrapage.

Cette vis est un hybride!

Sa tête et son col correspondent à ceux de la vis à corticale 2,7 mm. Son filetage correspond à celui de la petite vis à spongieuse, et par conséquent, il ne peut être placé qu'*excentriquement et obliquement* dans toutes les plaques 2,7.

Dimensions

Diamètre du filetage	3,5 mm
Diamètre de la tête (tête sphérique spéciale)	*5,0 mm!*
Diamètre du noyau	1,9 mm

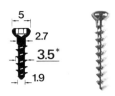

Etant donné l'utilisation particulière de cette vis, on peut en général se passer de la mèche et du taraud (sinon comme pour la petite vis à spongieuse).

5.4.2 Plaques correspondantes aux vis à corticale 2,7 mm

Les vis 2,7 mm conviennent aux plaques suivantes:
- plaques à trous de glissement (DCP) 2,7 mm et petites plaques de chirurgie maxillo-faciale
- plaques en T, L, et plaques pour fragments multiples
- plaques de reconstruction, largeur 8,0 mm

Ces plaques sont essentiellement utilisées au niveau du métacarpe et du métatarse, et du maxillaire inférieur.

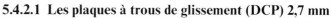

5.4.2.1 Les plaques à trous de glissement (DCP) 2,7 mm

résultent d'un perfectionnement des petites plaques de la chirurgie vétérinaire. Leur utilité pour le squelette humain est incontestable. Elles sont considérées comme plaques standard en chirurgie maxillo-faciale avec en plus, des variantes à trous disposés à angle droit et en oblique.

Leur construction et leur mode d'action est analogue aux plaques décrites p. 56–58 pour les DCP à vis 4,5 mm.

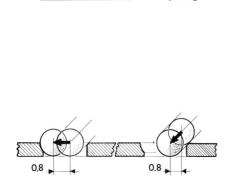

– profil: jusqu'à 6 trous 8×2,0 mm (1979)
     plus longues   8×2,5 mm
– course de tension par trou   0,8 mm
– course de glissement   0,8 mm

5.4.2.2 Les petites plaques quart-tubes

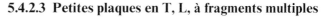

Leur fonction et présentation correspondent à la description des plaques demi- et tiers-tubes, exposées précédemment (rigidité limitée, donc surtout pour haubanage).
Les vis placées excentriquement dans les trous ovales réalisent une compression. – profil: ¼ de tube ⌀ 12×1,0 mm

5.4.2.3 Petites plaques en T, L, à fragments multiples

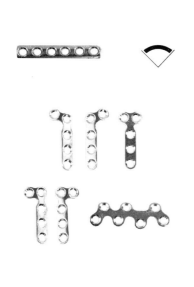

Leur profil et trous de plaque correspondent à ceux des plaques quart-tubes.
Les petites plaques en T et les petites plaques en L oblique font partie des assortiments d'implants standard pour petits fragments et mini-implants.
Les plaques en L à angle droit et les petites plaques à fragments multiples sont des implants complémentaires.

5.4.2.4 Les petites plaques DCP obliques pour maxillaire (45°) et les petites plaques EDCP (90°)

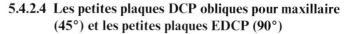

sont toutes deux des *variantes* de la plaque à trous de glissement 2,7 mm (DCP = plaque à compression dynamique). *EDCP = plaque à compression dynamique excentrique,* pour laquelle «excentrique» se rapporte à l'effet de tension dû aux trous transversaux qui améliorent la compression interfragmentaire au niveau de la mâchoire.

5.4.2.5 Plaques de reconstruction de 8,0 mm

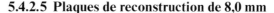
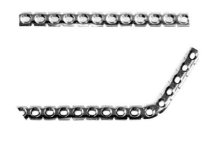

Cet implant complémentaire s'est avéré particulièrement utile pour la reconstruction de mâchoires. Si l'on dispose de modèles pré-formés, seuls de petits ajustements sont nécessaires pendant l'intervention.
Grâce à leurs encoches latérales, elles peuvent être adaptées dans les trois dimensions à l'aide de pinces à courber spéciales (ne pas courber au-delà de 15°). Les trous ovales permettent une auto-tension.
profil: 8×2,7 mm

5.4.3 La vis à corticale ⌀ 2,7 mm comme vis de traction

Lors de la mise en place de vis de traction dans les petits os, on renonce souvent à la douille de centrage (technique pour petits fragments).

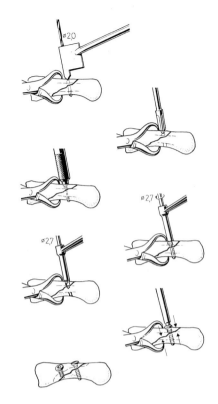

Technique standard pour les petites vis
– *mèche 2,0 mm* et *viseur et guide-mèche pour plaques.* Le trou fileté est percé *à travers les deux* corticales
– *petite fraise à chambrer amovible* pour chambrer la première corticale (si nécessaire)
– *jauge de longueur pour petites vis*
– tarauder au *taraud 2,7 mm* avec *douille protectrice 3,5 mm*
– aléser la première corticale à la *mèche 2,7 mm* enfilée dans la *douille protectrice 3,5 mm* afin d'obtenir un trou de glissement
  Attention: ne pas endommager le trou fileté de la corticale opposée!

On peut également réaliser le trou de glissement avant le trou fileté.

– petit *tournevis hexagonal* (tournevis Phillips pour les anciennes vis).

Variantes

La *douille de centrage 2,7/2,0 mm* permet d'appliquer la technique décrite initialement: trou de glissement premier. Cette douille, à paroi très fine, est fragile!

La technique modifiée comportant le petit *viseur à pointe* est rarement applicable sur le squelette humain.

Elle rend parfois service au *vétérinaire.*

– trou fileté: mèche 2,0 mm et viseur/guide-mèche
– réduction
– petit viseur à pointe et douille de centrage 3,5/2,7 mm avec mèche 2,7 mm (trou de glissement).

5.4.4 Utilisation des plaques avec vis 2,7 mm

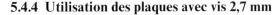

Principes, technique et séquence d'instrumentation analogues à ceux des plaques 4,5 et 3,5 mm.

5.4.4.1 Utilisation de la plaque à trous de glissement 2,7 mm

Utilisation soit comme plaque de neutralisation ou de soutien, soit comme plaque auto-serrante pour hauban (voir également p. 64).
Valable également pour les plaques spéciales EDCP pour maxillaire, à trous ovales à 45° et 90°, par rapport à l'axe de la plaque.

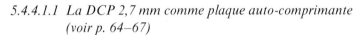

> Le guide-mèche DCP double 2,7 mm est indispensable. Pour les DCP utiliser exclusivement des vis à embase sphérique et empreinte hexagonale.

Le guide-mèche spécial DCP pour maxillaire est recommandé pour les petites plaques à maxillaire fortement courbées (trous déformés).

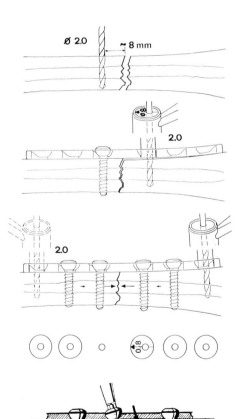

5.4.4.1.1 La DCP 2,7 mm comme plaque auto-comprimante (voir p. 64–67)

Pour le premier trou de vis
– viseur guide-mèche et mèche 2,0 mm
– jauge de longueur pour petites vis
– taraud 2,7 mm et douille protectrice 3,5 mm
– petit tournevis hexagonal

Pour le deuxième trou de vis (vis de tension)
– guide-mèche excentrique DCP 2,7 mm (jaune) et mèche 2,0 mm
– jauge de longueur pour petites vis
– taraud 2,7 mm, douille protectrice 3,5 mm
– tournevis

Pour toutes les autres vis
– guide-mèche neutre DCP 2,7 mm (vert) et mèche 2,0 mm
– jauge de longueur pour petites vis
– taraud 2,7 mm et douille protectrice 3,5 mm
– tournevis

Pour une vis de traction éventuelle traversant la plaque
– *après* le taraudage: aléser la première corticale à la mèche 2,7 mm (douille protectrice 3,5 mm)
Attention: ne pas endommager le filet de la deuxième corticale.

Applications spéciales en version auto-compression
– compression des fragments étagés;
– exploitation de la course maximale de tension;
– mise sous tension itérative après réduction insuffisante: également possible avec les DCP 2,7 mm. Technique: voir p. 65/66.

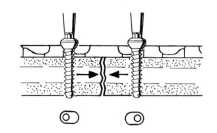

5.4.4.1.2 *DCP 2,7 mm et tendeur de plaques*

Les plaques à trous de glissement 2,7 mm peuvent également être utilisées avec le *tendeur de plaques articulé*.
Un tendeur de plaques spécial de 8,0 mm, fixé par une vis de 2,7 mm (ou 3,5 mm), est fabriqué à l'intention des vétérinaires.

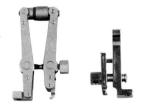

5.4.4.1.3 *DCP 2,7 mm comme plaque de neutralisation*

Instrumentation décrite sous 5.4.4.1.1.

5.4.4.1.4 *DCP 2,7 mm comme plaque de soutien*

Toutes les vis doivent être situées en position de soutien dans le trou de plaque, c'est-à-dire proches du trait de fracture, voir p. 70.

Pour la première vis
– viseur guide-mèche pour plaques et mèche 2,0 mm;
– etc.

Introduire les vis sans les serrer. Déplacer la plaque, de façon à ce qu'elle se place en position de soutien.

Pour toutes les autres vis
– douille de centrage 2,7/2,0 mm et mèche 2,0 mm en *position de soutien;*
– mesurer, tarauder, etc.

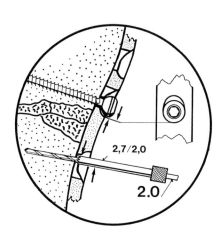

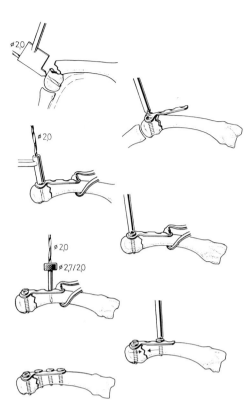

5.4.4.2 Utilisation des petites plaques quart-tubes et des petites plaques en T, L, et à fragments multiples

Les considérations faites aux paragraphes 5.3.4.2 et 5.3.4.3 sont valables pour ces plaques.

Instrumentation:

Pour la première vis
– viseur guide-mèche pour plaques et mèche 2,0 mm
– etc.

Pour une vis de tension excentrique
– douille de centrage 2,7/2,0 mm et mèche 2,0 mm
– etc.

Pour les plaques quart-tubes, il faut placer les deux vis en position excentrique, afin de réaliser une compression interfragmentaire.

Les autres vis
toutes centrées:
– mèche 2,0 mm et guide-mèche pour plaques (rond)
– etc.

Vis de traction éventuelles
sont mises en place avec la technique pour petits fragments (sans douille de centrage), voir p. 118.

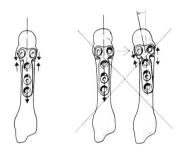

Petites plaques en T et L
Leur tête de plaque doit être particulièrement bien adaptée à la surface de l'os. *Les deux vis* doivent être placées en premier lieu.
La mise sous tension s'effectue par une vis placée dans la tige. Toute autre séquence engendrera une rotation et une malposition par bascule.

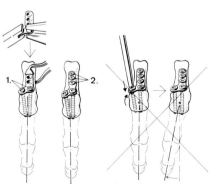

5.4.4.3 Utilisation des plaques de reconstruction 2,7 mm

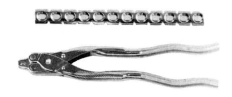

La mise en place excentrique de *vis de tension* dans les trous ovales des plaques de reconstruction pour maxillaire est possible, aussi bien dans les plaques droites que dans les plaques pré-formées (*douille de centrage 2,7/2,0 mm* et *mèche 2,0 mm*).

Les autres vis sont centrées à l'aide du *guide-mèche pour plaques.*

5.4.5 Vis – Mèche – Taraud

Le tableau montre les correspondances des petites vis AO:

Type de vis + diamètre	Petites Vis hexagone 2,5 mm		
	Corticale 2,7	3,5	Spongieuse (3,5/4,0)
Mèche du <u>trou de glissement</u> = diamètre extérieur	2,7	3,5	(3,5) aucune
Mèche du <u>trou fileté</u>	2,0	2,5	2,0
Taraud = diamètre extérieur	2,7	3,5 cort.	(3,5) spong.

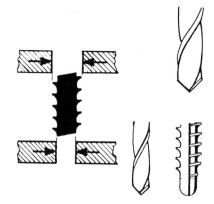

5.5 Les mini-instruments

font partie intégrante de l'instrumentation miniaturisée.

5.5.1 Mini-instruments pour vis 1,5 et 2,0 mm, et petites plaques correspondantes

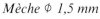

Mèche ⌀ 1,1 mm
pour percer le trou fileté pour la vis 1,5 mm.

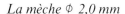

Mèche ⌀ 1,5 mm
pour percer:
– le trou de glissement des vis 1,5 mm, resp. le
– trou fileté des vis 2,0 mm

La mèche ⌀ 2,0 mm
fore le trou de glissement pour les vis 2,0 mm.

Toutes les mèches ont une extrémité pour verrouillage rapide sur le petit moteur.
Les mèches 1,1/1,5/2,0 et 2,7 mm sont également disponibles avec extrémité de type dentisterie pour le mini-moteur à air comprimé (voir catalogue SYNTHES).

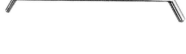

Le mini-guide-mèche
réunit par un manche les guide-mèches 1,1 et 1,5 mm. Grâce à ses extrémités coniques munies de dents, il servira de guide-mèche aussi bien dans les trous de plaques que sur l'os à nu.

Le viseur guide-mèche pour plaques
est utilisé avec la mèche 2,0 mm pour les trous de glissement de la vis 2,0 mm (répétition de p. 100).

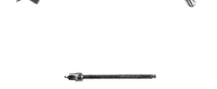

La mini-fraise à chambrer
pour chambrer l'assise de la tête des deux mini-vis. Elle s'adapte sur la poignée à mandrin de type dentisterie.

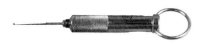

La mini-jauge de longueur
détermine la longueur utile des *vis 2,0 mm. Ne pas* l'utiliser pour les vis 1,5 mm, pour lesquelles l'instrument est trop grand! Utiliser une broche fine (⌀ 1,0 mm).

Les tarauds ⌀ *1,5 et 2,0 mm*
pour couper le filet des vis correspondantes. Ils s'adaptent sur la poignée à mandrin de type dentisterie.

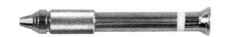

Poignée à mandrin de type dentisterie
pour les mini-fraises à chambrer, tarauds, tournevis pour vis à empreinte cruciforme et mèches spéciales (fraises).

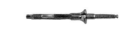

Le tournevis à extrémité cruciforme*
sert à visser et dévisser les vis des deux dimensions (douille-pincette et depuis 1979, un téton de centrage). Il s'adapte sur la poignée à mandrin de type dentisterie.

La douille-pincette
facilite l'extraction des vis du râtelier à vis (voir p. 101).
– introduire le tournevis dans l'empreinte cruciforme de la vis désirée et faire coulisser la douille-pincette par-dessus la tête de vis, qui est alors saisie. Introduire la vis dans l'os.
– libérer la vis: retirer la douille-pincette.

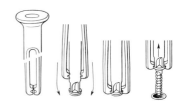

5.5.2 Instruments supplémentaires

Mini-moteur à air comprimé. Pour mèches, fraises, etc., *avec mandrin type dentisterie* (voir p. 207).

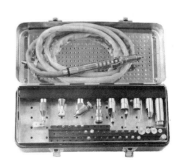

Le *porte guide-mèche* avec 3 douilles sert de guide-mèche pour les mèches ⌀ 2,7, 2,0 et 1,5 mm.

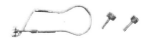

---

* Dès 1984 tournevis à extrémité hexagonale (1,5 mm)

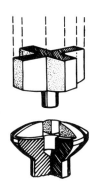

5.6 Les mini-implants

5.6.1 Les mini-vis ⌀ 1,5 et 2,0 mm

Ces deux mini-vis à corticale ont été spécialement créées pour les petits os. Les deux vis présentent un petit puits de centrage au centre de leur empreinte cruciforme. Le téton du tournevis (dès 1979) y pénètre. Le centrage est assuré et le dérapage limité.

> Dès 1984 ces vis sont disponibles avec empreinte hexagonale.

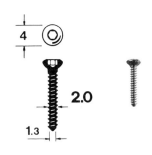

5.6.1.1 Mini-vis à corticale ⌀ 2,0 mm

Depuis 1977, avec embase sphérique et empreinte cruciforme habituelle.
Application: comme vis de traction et vis de fixation de plaques sur de petits os (chirurgie de la main).

Dimensions

Diamètre du filetage	2,0 mm
Diamètre du la tête	4,0 mm
Diamètre du noyau	1,3 mm
Mèche du trou fileté	⌀ 1,5 mm*
Mèche du trou de glissement	⌀ 2,0 mm
Taraud	⌀ 2,0 mm

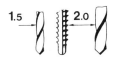

5.6.1.2 Mini-vis à corticale ⌀ 1,5 mm

Application: chirurgie de la main et du pied, comme vis de traction et exceptionnellement pour la fixation de mini-plaques.

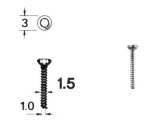

Dimensions

Diamètre du filetage	1,5 mm
Diamètre de la tête	3,0 mm
Diamètre du noyau	1,0 mm
Mèche du trou fileté	⌀ 1,1 mm
Mèche du trou de glissement	⌀ 1,5 mm
Taraud	⌀ 1,5 mm

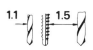

Remarque: La transmission des forces relativement mauvaise du tournevis Phillips (dérapage; nécessité d'une pression axiale) incita l'AO à la conversion à la tête à embase sphérique et empreinte cruciforme habituelle (1977). A la même époque, on adopta la vis 1,5 mm dans le nouvel assortiment.

---

* anciennement: mèche 1,4 mm

5.6.2 Utilisation des mini-vis ⌀ 1,5 et 2,0 mm comme vis de traction

Principe de la vis de traction:
- première corticale = trou de glissement
- deuxième corticale = trou fileté

Technique pour petits fragments, sans douille de centrage
Le trou de glissement ne doit être élargi qu'après avoir mesuré la longueur de vis et taraudé.

> Deux petites vis réalisent une fixation plus solide qu'une grande vis.

5.6.2.1 Les mini-vis 2,0 mm comme vis de traction

Technique
- *mèche 1,5 mm* et *mini-guide-mèche* pour percer le *trou fileté* à travers les deux corticales
- *mini-fraise à chambrer sur poignée* à mandrin de type dentisterie pour chambrer éventuellement la première corticale
- *mini-jauge de longueur* pour déterminer la longueur des vis
- *taraud 2,0 mm* pour couper le filet dans le fragment opposé
  Le *guide-mèche pour plaques 2,0 mm* sert de douille protectrice
- *mèche 2,0 mm viseur guide-mèche* pour aléser la première corticale pour le *trou de glissement.*
  Attention: ne pas endommager le filet du fragment opposé! (Ev. tarauder après)
- mise en place de la vis à l'aide du *tournevis à extrémité cruciforme monté sur la poignée* à mandrin type dentisterie.

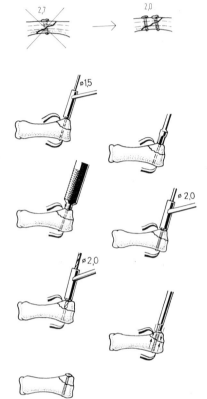

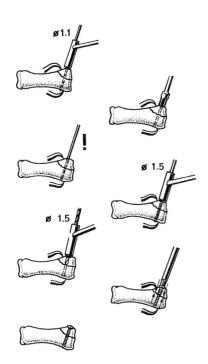

5.6.2.2 La mini-vis 1,5 mm comme vis de traction

Technique
- *mèche 1,1 mm* avec *mini-guide-mèche 1,1 mm* pour percer le *trou fileté* dans *les deux* corticales
- *mini-fraise à chambrer* sur *poignée* avec mandrin de dentisterie pour aléser la première corticale
- mesurer la longueur des vis avec une *broche fine ϕ 1,0 mm* (la mini-jauge de longueur est trop grosse pour les forages de 1,1 mm)
- *mini-taraud ϕ 1,5 mm* et *mini-guide-mèche* servant de douille protectrice pour couper le filet dans la deuxième corticale
- *mèche 1,5 mm* et *mini-guide-mèche 1,5 mm* pour préparer le trou de glissement dans la première corticale.
  Attention: ne pas endommager la deuxième corticale! (Ev. tarauder après)
- mise en place de la vis avec le *tournevis à extrémité cruciforme* monté sur la *poignée*.

5.6.2.3 Mèche – Vis – Taraud

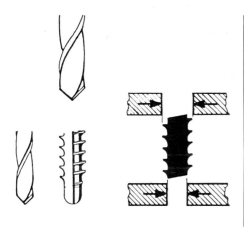

	Mini vis	
Type de vis + diamètre	Corticale 1,5	2,0
Mèche du trou de glissement = diamètre extérieur	1,5	2,0
Mèche du trou fileté	1,1	1,5
Taraud = diamètre extérieur	1,5	2,0

5.6.3 Mini-plaques pour vis 2,0 mm

– mini-plaques droites*
– mini-plaques en T*
– mini-plaques en L (obliques)*
– mini-plaques en L, à angle droit (complémentaires)

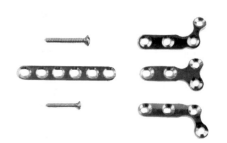

Les *mini-plaques standard* (*) font partie de l'assortiment des mini-implants.

Toutes ces petites plaques ont des *trous ovales* (dès 1977), afin d'obtenir une compression par mise en place excentrique des vis 2,0 mm. Elles ne sont fabriquées qu'avec un espace réduit entre les trous (6,0 mm).

Remarque: Il n'existe pas de petites plaques spéciales pour les vis 1,5 mm.

Les vis 1,5 mm peuvent exceptionellement être utilisées avec des petites plaques 2,0 mm, en particulier comme vis de traction obliques à travers la plaque et la fracture.

5.6.3.1 Utilisation des mini-plaques

Le principe d'utilisation des petites plaques a déjà été décrit à plusieurs reprises.
Technique comme avec les vis 2,7 mm (voir p. 121).

Première vis
Guide-mèche 1,5 mm et mèche 1,5 mm pour le trou fileté des deux corticales. Mini-jauge de longueur à vis. Taraud avec douille protectrice. Mise en place de la vis.

Vis de tension excentrique
Mêmes instruments (puisqu'il n'existe pas de douille de centrage Φ 2,0/1,5 mm), à utiliser excentriquement.

Toutes les autres vis de la plaque doivent être centrées.

Vis de traction éventuelle à travers la plaque
Préparer le trou de glissement dans la première corticale (mèche 2,0 mm et guide-mèche pour plaques 2,0 mm) après avoir mesuré la longueur de vis, en général avant de tarauder!

Mini-plaques en T et L
Adapter exactement leur tête et leur tige à l'os! Placer en premier lieu *les deux* vis dans la tête de plaque, puis mettre sous tension avec une vis placée dans la tige. Toute autre séquence engendre des malpositions (voir fig., p. 121).

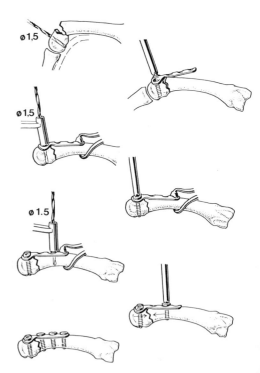

5.7 Les mini-implants sur le squelette de la main et du pied

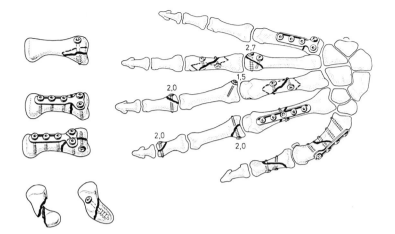

Exemples d'utilisation sur la main

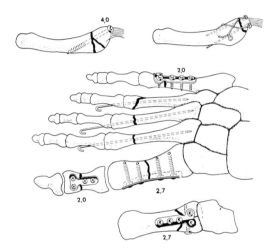

Exemples d'utilisation sur le pied

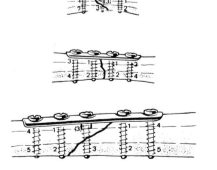

5.8 Nombre de corticales traversées lors de la fixation par plaque de petits os

Pour les phalanges, 3 corticales par fragment doivent être traversées, 4 pour le métatarse et métacarpe, 5–6 pour des fractures plus proximales et selon leur type. La numérotation correspond chronologiquement au taraudage et à la mise en place des vis.

6 Instrumentation pour l'extraction de vis cassées

On observe généralement qu'après guérison de la fracture une vis cassée est tolérée à très long terme. Les dégâts osseux, secondaires au dégagement thermique, provoqués par le fraisage du reste de vis, sont considérables.
C'est la raison pour laquelle une vis cassée ne doit être extraite que si les dégâts osseux restent mineurs.
Une vis cassée *doit* être extraite si la cavité médullaire est empruntée (p. ex. enclouage centromédullaire, implantation d'une prothèse).
Les instruments peuvent être logés soit dans l'instrumentation de base, soit dans une petite boîte spéciale.

Instruments complémentaires
– marteau (300 ou 500 g)
– poignée pour taraud
– fraise à chambrer (selon ⌀ vis)
– petit moteur à air comprimé

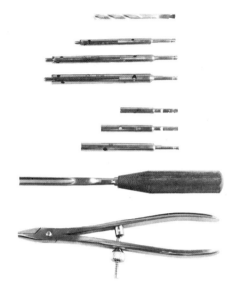

6.1 Les instruments

La mèche ⌀ 5,0 mm
en acier rapide chromé, pour détruire par forage les têtes endommagées de grandes vis.

Le ciseau-gouge
pour dégager circulairement les vis cassées et ménager une rainure concentrique pour la fraise creuse (avec un marteau de 500 g).

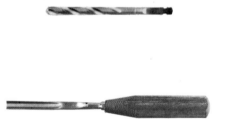

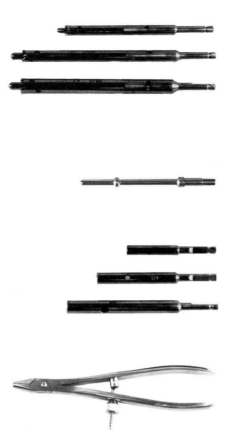

Avec les *fraises creuses*
on dégage circulairement la vis cassée sur une profondeur d'env. 1 cm, afin de la rendre accessible.
Elles coupent en *rotation antihoraire*. On peut les monter sur une poignée pour tarauds.
La plus grande prudence est indiquée en cas d'utilisation motorisée de fraises creuses (rester rigoureusement dans l'axe!), afin d'éviter de casser la fraise.

Le goujon centreur
à *pas de vis antihoraire* sert de guide pour des vis cassées en profondeur.

Les goujons d'extraction (3 dimensions)
Leur pas de vis intérieur, antihoraire et conique, permet de saisir et d'extraire les fragments de vis exposés. Les goujons d'extraction peuvent également être montés sur la poignée pour tarauds. Tourner en rotation antihoraire (à gauche) avec appui axial concomitant.

Pince pour saisir les vis cassées
Les vis cassées, dégagées à la gouge (voir ci-dessus), peuvent souvent être saisies et extraites par cette pince.

Plaque en aluminium éloxé
avec schéma du mode d'emploi. Elle complète l'assortiment.

6.2 Utilisation des instruments

Idée de base: une tête de vis dont *l'empreinte hexagonale est endommagée* est détruite par forage à l'aide d'une mèche particulièrement dure.
Le filetage restant de la *vis cassée* est saisi et extrait au moyen d'un goujon d'extraction à filetage antihoraire.
Au cours de l'extraction de vis endommagées, resp. cassées, il faut distinguer les trois cas suivants:
1) dégât de l'empreinte hexagonale
2) rupture de la tête de vis
3) rupture du filetage d'une vis à tige

6.2.1 Dégât de l'empreinte hexagonale

Quand le tournevis n'a plus prise dans l'empreinte hexagonale de la tête de vis (tournevis qui «foire»), on peut détruire la tête par forage à l'aide d'une mèche en acier rapide spécial (ϕ 5,0 mm).

S'il s'agit d'une vis fixant une plaque, la manœuvre exige que la plaque soit encore maintenue à l'os soit par une autre vis, soit par sa lame (plaque coudée).

Ceci limite les dégâts dans tous les cas où la mèche, la tête de vis, la plaque se bloquent (phénomène d'hélice!).
Remarque: une mèche à os n'est pas assez résistante pour cet usage et sera endommagée. N'utiliser que des mèches spéciales en acier rapide!

Le reste de la vis est éliminé comme si la tête de vis était cassée (description dans le prochain paragraphe).

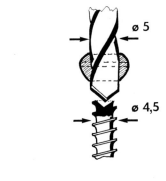
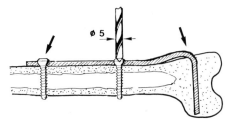

6.2.2 Tête de vis cassée

– une vis cassée près de la surface de l'os peut être dégagée au *ciseau-gouge*. Souvent, on peut ensuite la saisir et la dévisser à la *pince pour vis cassées*.
  Dégager au ciseau-gouge une vis cassée en profondeur, engendrerait des dégâts osseux trop importants (1).

– au ciseau-gouge délimiter un sillon autour de la vis, puis respectant rigoureusement le centrage et la direction, on dégage l'extrémité de la vis cassée à l'aide de la *fraise creuse coupant en rotation antihoraire*.
  Un fraisage imprudent, au moteur, peut détruire la fraise creuse par contact avec la vis! (2 + 3).

– le *goujon d'extraction,* monté sur la poignée, est introduit dans le puits osseux. Par rotation antihoraire (à gauche) et pression axiale simultanée, la vis cassée est saisie par le goujon d'extraction (4) et dévissée.

Instruments pour extraction de vis sans tête (cassée)
– ciseau-gouge
– marteau
– pince pour saisir les vis cassées

Pour les vis à corticale 4,5 et les vis à spongieuse 6,5 mm on utilisera parfois:
– les fraises creuses 4,5 mm, sans goujon centreur
– la poignée pour tarauds
– le goujon d'extraction 4,5 mm

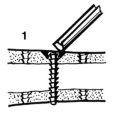
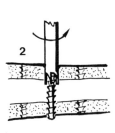
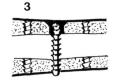
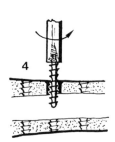

Pour les vis à corticale 3,5 mm:
- fraise creuse 3,5 mm, sans goujon centreur
- poignée
- goujon d'extraction 3,5 mm

6.2.3 Ruptures de vis à spongieuse ou de vis à malléole

Le point de rupture est généralement situé profondément dans l'os. Les vis se cassent à la limite de leur tige et de leur filetage. Les dégager au ciseau-gouge engendrerait trop de dégâts osseux.

Technique
- à l'aide de la *fraise à chambrer* adéquate, préparer un trou cylindrique d'une profondeur de 2–3 mm, destiné à centrer la fraise creuse (1).
- la *fraise creuse* munie de son *goujon centreur* avance par fraisage antihoraire. Le petit moteur à air comprimé peut être utilisé pour cette étape. Le goujon centreur guide la fraise creuse dans le canal de la vis, jusqu'au contact de la vis cassée (2).
- on poursuit alors prudemment le fraisage, après avoir retiré le goujon centreur (3).
- le *goujon extracteur* pourvu d'un pas de vis intérieur, saisit et extrait la vis cassée, lorsqu'on lui applique une rotation antihoraire avec pression axiale (3 + 4).

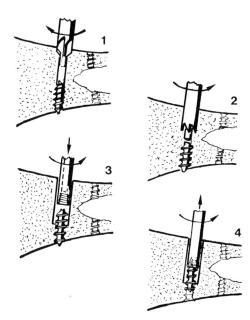

Instruments utilisés:

Pour vis à spongieuse 6,5 mm
- grande fraise à chambrer
- fraise creuse 6,5 mm avec goujon centreur (ϕ 4,5 mm)
- petit moteur à air comprimé (en rotation antihoraire!)
- goujon d'extraction 6,5 mm avec poignée

Pour vis à malléole et vis à spongieuse 4,0 mm
- fraise à chambrer à malléole, resp. petite fraise à chambrer
- fraise creuse 4,5 mm avec goujon centreur (ϕ 3,0 mm)
- petit moteur à air comprimé
- goujon d'extraction 4,5 mm avec poignée

7 L'instrumentation pour l'enclouage centromédullaire

Une grande boîte verte contient à la fois tous les instruments nécessaires pour ouvrir et aléser la cavité médullaire et tous les instruments pour enfoncer et extraire les clous AO.

Les guides d'alésage et tiges conductrices font partie de l'assortiment standard, mais en raison de leur longueur, ils ne trouvent pas leur place dans la boîte.

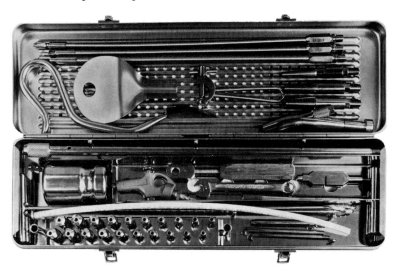

Il faut disposer en plus de:
- 1 moteur approprié (nombre de tours réglable régulièrement jusqu'à 350 tours/min.)
- 1 pince auto-serrante
- 1 marteau (env. 800 g)
- 1 lot de clous

L'assortiment de clous doit être complet pour disposer d'un clou adapté au malade (à son os!).

Pour chaque cas il suffit en général de ne stériliser qu'un choix de 2–3 clous des longueurs prévues et de diamètres différents (soit au total env. 6–9 clous).

Les instruments complémentaires sont décrits à la page 140.

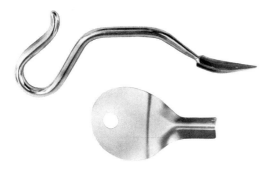

7.1 Les instruments pour l'enclouage centromédullaire

7.1.1 Les instruments pour ouvrir et aléser la cavité médullaire

Le poinçon
pour ouvrir la cavité médullaire.

Le bouclier de protection
protège les parties molles (tendon rotulien) pendant l'alésage et prévient des dégâts provoqués par les têtes d'alésage et les arbres flexibles.

Le guide d'alésage ⌀ 3 mm
Longueur standard: 820 mm
(longueur spéciale: 960 mm, instrument supplémentaire)

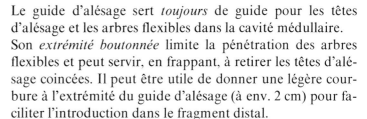

Le guide d'alésage sert *toujours* de guide pour les têtes d'alésage et les arbres flexibles dans la cavité médullaire.
Son *extrémité boutonnée* limite la pénétration des arbres flexibles et peut servir, en frappant, à retirer les têtes d'alésage coincées. Il peut être utile de donner une légère courbure à l'extrémité du guide d'alésage (à env. 2 cm) pour faciliter l'introduction dans le fragment distal.
Les deux *méplats* de son extrémité proximale correspondent à la poignée qui permet de tenir le guide d'alésage.

Contrôler: les guides d'alésage doivent être exempts de toute lésion.
L'extrémité boutonnée et l'endroit de la courbure doivent être intacts.
L'extrémité, elle-même, et l'endroit des deux méplats ne doivent présenter aucun dégât qui pourrait entraver l'avancement des têtes d'alésage ou des arbres flexibles.
Le guide d'alésage doit toujours avoir la même longueur que la tige conductrice utilisée.

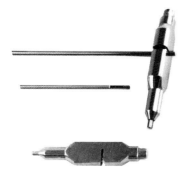

La poignée
Elle est utilisée pour maintenir le guide d'alésage et la tige conductrice. En pressant sur le bouton placé à son extrémité on ouvre la prise pour les tiges.

Le tournevis hexagonal situé à l'autre extrémité est employé pour serrer la vis de l'engrenage angulaire.

Les arbres flexibles

Il existe 3 arbres flexibles standard:
– à tête d'alésage fixe de 9 mm, à coupe frontale
– ⌀ 8 mm; pour monter les têtes d'alésage ⌀ 9,5 jusqu'au ⌀ 12,5 mm
– ⌀ 10 mm: pour les têtes d'alésage ⌀ 13 à 19 mm

Ils sont tous prévus pour une profondeur d'alésage utile de 360 mm.

Il existe des arbres flexibles de longueur spéciale, comme instruments supplémentaires (profondeur d'alésage 440 mm). Ils doivent être utilisés avec un guide d'alésage de longueur spéciale.

> Les arbres flexibles doivent *toujours être utilisés* avec le guide d'alésage!

Les arbres flexibles sont constitués par trois spirales emboîtées l'une dans l'autre, avec des pièces terminales soudées. En tirant sur l'arbre flexible, on peut endommager les spirales ou les points de soudure. *Ne jamais inverser le sens de rotation,* pour éviter de dérouler les spirales.
Rechercher des dégâts aux endroits soudés et aux extrémités en queue d'hirondelle.

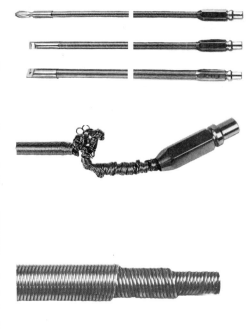

Les têtes d'alésage

Elles ne peuvent être utilisées que montées sur des arbres flexibles. Il faut les pousser latéralement sur l'extrémité en queue d'hirondelle. Les maintenir par deux doigts jusqu'à ce que l'ensemble soit enfilé sur le guide d'alésage, qui lui, maintient la tête d'alésage en place.
Il y a 20 têtes d'alésage, dont les diamètres sont échelonnés de 9,5 à 19 mm (de ½ mm en ½ mm).

Ne jamais sauter un calibre!
(il faut les passer en augmentant le calibre de 0,5 mm)
Utiliser l'arbre flexible de 8 mm pour les têtes d'alésage jusqu'au calibre 12,5 mm, puis l'arbre flexible de 10 mm pour la tête ⌀ 13 mm et les suivantes. Contrôler fréquemment leur tranchant. Vérifier que la queue d'hirondelle ne soit pas endommagée.

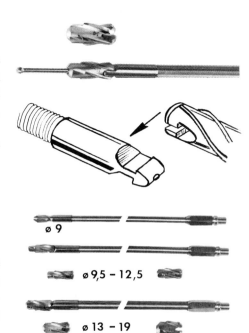

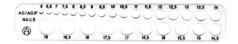

La jauge de calibre

Elle est utilisée pour déterminer le calibre des clous et éventuellement aussi celui des têtes d'alésage, lorsque l'inscription du diamètre n'est plus lisible (stérilisable).

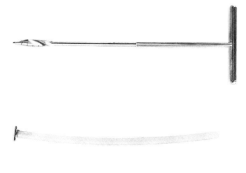

Les alésoirs à main

Ils sont employés pour ouvrir la cavité médullaire dans les pseudarthroses hypertrophiques ou dans les pseudarthroses serrées.

Utiliser les calibres ϕ 6, 7, 8 et 9 mm, dans l'ordre croissant.

Le tube médullaire

Il est en matière plastique stérilisable. Il maintient la réduction lorsque l'on change le guide d'alésage pour introduire la tige conductrice. Il peut aussi être utilisé pour rincer la cavité médullaire (voir p. 147).

Durcit à la longue: contrôler sa flexibilité.

7.1.2 Instruments pour l'enclouage et l'extraction des clous

La tige conductrice ϕ 4 mm

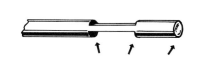

Elle doit *toujours* être utilisée pour enfoncer les clous, et il faut la maintenir à l'aide de la poignée. Longueur standard: 820 mm.

(Longueur spéciale: 960 mm, instrument supplémentaire)

Utiliser toujours une tige conductrice et un guide d'alésage de *même longueur*, ce qui permet de déterminer plus facilement la longueur du clou nécessaire.

Les tiges conductrices doivent également ne pas être endommagées.

Les embouts à filet conique

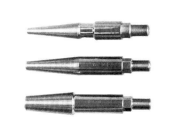

Ils sont utilisés pour enfoncer et extraire les clous. Ils existent en 3 dimensions:

Petit:	uniquement pour les clous pour tibia des ϕ 9–11 mm
Moyen:	pour les clous des ϕ 11–15 mm
Grand:	pour les clous des ϕ 15–19 mm

Le plus petit de ces embouts *n'est pas perforé* en son centre et ne peut pas être employé pour l'enclouage du *fémur*. Les calibres indiqués des clous et des embouts filetés doivent toujours correspondre!

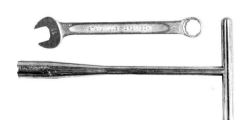

Pour visser et serrer à fond les embouts à filet conique dans les clous, il faut toujours employer la *clé à tube* ou la *clé à fourche*.

Dès 1979, les embouts à filet conique sont munis de rainures longitudinales destinées à recueillir les restes de tissus lors de l'extraction du clou (voir p. 138 et 154).

Le chasse-clou angulé
il n'est employé que pour enfoncer les clous pour tibia. *Ne jamais l'utiliser pour les extraire!*

Utilisation:
Il faut que l'extrémité du pas de vis de la douille filetée soit encore tout juste visible. On peut alors enfoncer *complètement* l'embout conique avec son hexagone. En vissant la douille filetée, on fixe l'embout conique dans le chasse-clou angulé. Il ne suffit pas de l'enfoncer, car le chasse-clou angulé éclaterait lorsqu'on enfonce le clou.

Si l'on ne dispose pas d'un *guide creux,* il est possible d'utiliser le chasse-clou angulé comme moyen de secours pour enfoncer les clous pour fémur à l'aide du marteau (voir p. 152).

La tête à frapper
elle est utilisée pour enfoncer les clous au marteau. Elle sert à protéger le filetage du chasse-clou angulé et des embouts coniques.

Attention: pas de coups de marteau directement sur un filetage!
Tous les filetages entre clou, embout conique fileté, chasse-clou angulé et tête à frapper *doivent toujours être serrés à fond,* et non pas simplement serrés par un à deux tours (l'opérateur doit contrôler).

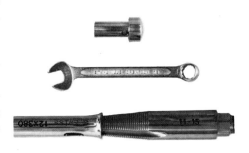

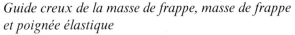

La poignée conductrice pour clous
elle contrôle la rotation lorsqu'on enfonce les clous.
Elle doit être vissée sur l'extrémité proximale des clous de manière à ce que les deux cames prennent prise dans les fentes. Le petit cône dans la vis de serrage est monté sur un ressort, il s'enfonce donc lorsque l'on serre: vérifier sa mobilité et l'huiler de temps à autre.

Guide creux de la masse de frappe, masse de frappe et poignée élastique
Le *guide creux* guide la *masse de frappe* lorsqu'on enfonce ou que l'on retire les clous. La perforation centrale du guide creux est indispensable pour livrer passage à la tige conductrice lorsque l'on enfonce les clous pour fémur. En effet, la tige conductrice passe à travers le trou de l'embout conique jusque dans le guide creux.

Les anciennes instrumentations AO pour enclouage comprennent parfois encore des guides de la masse de frappe en deux pièces, non perforés en leur centre. *Ils ne peuvent pas être utilisés pour enfoncer des clous pour fémur!*

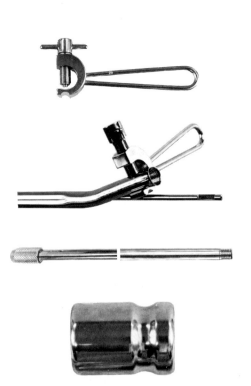

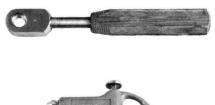

La poignée élastique
elle est prévue pour être vissée à l'extrémité du guide creux, pour protéger la main du chirurgien des coups de la masse de frappe.

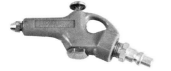
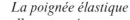

Souffleur et tube pour souffleur
ils sont utilisés pour le nettoyage des arbres flexibles. Pour cela, ils ne doivent pas être stériles et ils *ne sont donc pas stérilisables* puisqu'ils sont en partie en matière plastique.

Montage
Dévisser la tête du souffleur. Enfiler le tube pour souffleur à travers la tête que l'on visse ensuite à nouveau sur le souffleur.
Pour nettoyer les arbres flexibles (sous l'eau), brancher le souffleur soit à l'air comprimé, soit au robinet d'eau (en utilisant un tuyau à raccord rapide) (voir aussi p. 220).

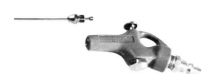

7.1.3 Instruments complémentaires nécessaires

Pour l'enclouage centromédullaire, il faut disposer de quelques instruments qui ne sont pas contenus dans la boîte standard.
Pour actionner les arbres flexibles et aléser la cavité médullaire, il faut *un moteur*.
On utilisera soit

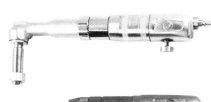

le monteur pour l'alésage centromédullaire
il s'agit d'un moteur spécial angulé, à prise rapide pour les arbres flexibles

soit

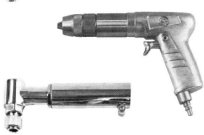

le moteur universel et l'engrenage angulaire

D'autres moteurs, prévus pour les arbres de l'instrumentation originale de Küntscher, peuvent également être utilisés pour actionner les arbres flexibles AO, grâce à un *mandrin de raccordement*.

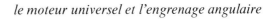
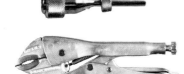

La pince auto-serrante
elle devrait toujours être tenue en réserve pour pouvoir au besoin dégager des têtes d'alésage coincées.

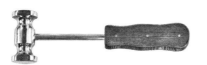

Un marteau, env. 800 g
il est utilisé pour enfoncer les clous.

7.1.4 Instruments complémentaires particuliers

Le ciseau-gouge
Ce ciseau-gouge spécial, coudé, peut être utilisé à la place du poinçon pour ouvrir la cavité médullaire.

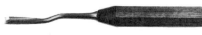

Le petit poinçon
Forme et utilisation analogues au grand poinçon.

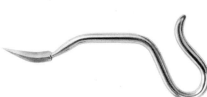

Le guide d'alésage long
Longueur: 960 mm. Il est utilisé avec les arbres flexibles de longueurs spéciales dans des os particulièrement longs.

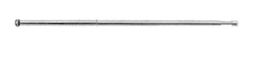

Les arbres flexibles de longueurs spéciales
nécessaires pour des malades de très grande taille, surtout pour le fémur (profondeur d'alésage 440 mm).

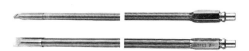

La tête d'alésage à coupe frontale, ϕ 12,5 mm
utilisée avec les arbres flexibles de longueur spéciale de 10 mm. Elle est utile pour amorcer l'alésage de la cavité médullaire dans des os très longs (fémur), jusqu'à une profondeur de 440 mm.

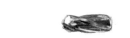

La tige conductrice, longue
Longueur: 960 mm. Utilisée pour enfoncer les clous de longueurs spéciales.

La poignée pour les arbres flexibles
nécessaire pour les longs crochets d'extraction utilisés pour retirer les clous cassés. En cas de panne du moteur, elle peut aussi servir à faire tourner les arbres flexibles pour un enclouage d'alignement. *Ne jamais la faire tourner en sens inverse!*

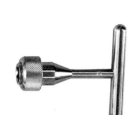

Le porte-crochet fileté et les crochets d'extraction filetés
Ne jamais les employer pour des clous AO!
Ce crochet d'extraction fileté est utilisé pour retirer des clous d'autres marques qui ne présentent qu'une fente et qui ne peuvent pas être saisis par l'embout conique fileté. Assembler par vissage le guide creux (avec la masse de frappe et la poignée flexible), le porte-crochet fileté et le crochet d'extraction fileté.

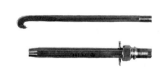

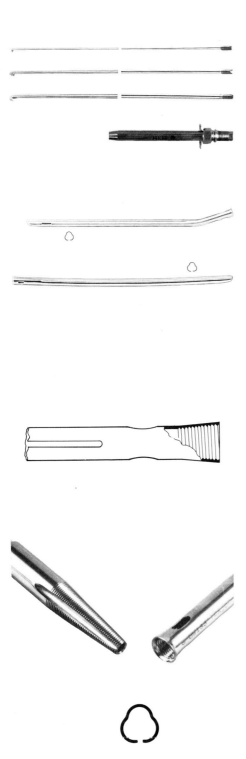

Les longs crochets d'extraction

ils sont employés pour retirer des clous cassés. On les enfile dans la lumière du clou, puis on les accroche à l'extrémité du clou. Instrument complémentaire: *porte-crochet fileté* et poignée à verrouillage rapide pour arbres flexibles (voir p. 156).

7.2 Les clous centromédullaires AO

Les idées de Küntscher ont servi de base à la conception des clous centromédullaires AO. Sur les clous pour tibia, la courbure proximale et les broches façonnées de Herzog ont été reprises.

Dès le début, l'AO s'est efforcée d'éliminer les deux points faibles des anciens clous:

Des clous à paroi épaisse n'ont qu'une flexibilité réduite. En les enfonçant, on les déforme déjà parfois définitivement. Des cals vicieux ou des fissures et perforations de l'os peuvent en résulter.

Les difficultés de l'extraction des clous à l'aide de crochets sont connues depuis longtemps.

Les clous centromédullaires AO

sont fabriqués à partir d'un *tube à paroi mince.* La résistance particulièrement élevée du matériau employé permet d'adopter (pour la même résistance) une épaisseur plus mince de la paroi, et il en résulte une plus grande flexibilité du clou. Elle se rapproche de la flexibilité naturelle de l'os, ce qui est souhaitable, et grâce à elle, un clou de tibia ne sera pas déformé au-delà de sa limite d'élasticité lorsqu'on l'enfonce, et il ne se courbera pas.

Le tube à l'extrémité proximale du clou est porteur d'un filetage conique sur lequel se monte l'embout à filet conique. L'enclouage et surtout l'extraction des clous sont ainsi considérablement simplifiés. La solidarisation rigide par le filetage, entre l'instrumentation d'enclouage et d'extraction et le clou, améliore considérablement la transmission des forces (coups de marteau). Elle se fait mieux dans l'axe, contrairement aux crochets généralement utilisés.

Les clous sont *fendus* sur ⅚ de leur longueur. La partie fendue présente un profil *en forme de feuille de trèfle.* Ce profil a un effet de ressort et peut se coincer dans la diaphyse de l'os alésé.

Les deux *ouvertures à l'extrémité proximale du clou* servent à fixer la *poignée conductrice* pour clous. Ils ne doivent *jamais* être utilisés pour accrocher un crochet d'extraction, comme c'est le cas sur des clous d'autres provenances.

Dans des situations exceptionnelles, il est possible de faire passer à travers ces ouvertures une vis à corticale 4,5 mm pour améliorer la stabilité en rotation.

L'extrémité distale de tous les clous AO a la forme d'une pointe de sabot, et le calibre va en diminuant, ce qui améliore le contrôle par la tige conductrice de 4 mm et prévient une lésion de la couronne du fragment distal (fente) par le clou.

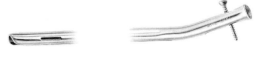

Sur les clous pour tibia
la courbure de Herzog, immédiatement au-dessous de l'extrémité proximale, a été reprise ainsi que les deux ouvertures pour les broches façonnées, près de l'extrémité distale.

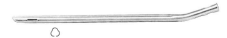

Les broches façonnées
augmentent la stabilité d'un fragment distal court.
Enfoncées à travers le clou, elles émergent au niveau des deux fenêtres et sont ancrées dans la corticale à coups de marteau.

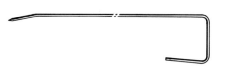

Le clou pour fémur
est légèrement incurvé (pour correspondre à l'antécurvation physiologique).
La fente longitudinale du clou est située sur la convexité sur les nouveaux clous AO pour fémur.

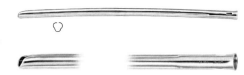

Les anciens clous AO pour fémur ont encore une fente longitudinale située sur la concavité.

Attention:
En enfonçant le clou pour fémur, il faut veiller à ce que la courbure du clou corresponde à la courbure de l'os.

Remarque importante à propos du diamètre des clous
Le processus de fabrication de la coupe en forme de feuille de trèfle et le fait de fendre les tubes des clous agrandit un peu le calibre effectif par rapport au calibre du tube originel (cercle dans lequel le profil en feuille de trèfle est inscrit). Sur les anciens clous, c'est le calibre du tube qui est indiqué comme calibre nominal.
Pour répondre à la standardisation internationale des implants, l'inscription (calibre) des clous a été adaptée aux exigences futures.

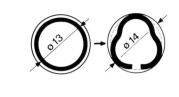

> *Les nouveaux clous* (fabriqués depuis 1977) portent en plus de l'inscription du calibre et de la longueur celle du *numéro de catalogue*

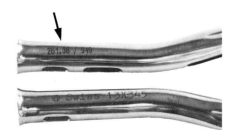

Exemple
Calibre × longueur   14 × 345
No. catalogue et no. contrôle   261.46/949

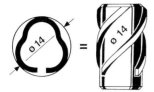

Choix du clou

Sur les nouveaux clous le calibre inscrit correspond au calibre effectif. Choisir le calibre du clou identique (en mm complets) à celui de la dernière tête d'alésage utilisée

En cas de doute, contrôler à l'aide de la *jauge de calibre,* mais ne jamais employer un pied à coulisse.

Remarque:
Lorsque l'emballage original porte une *étiquette collée, rouge luminescent,* cela signifie qu'il s'agit d'un *clou nouveau.*

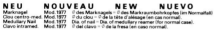

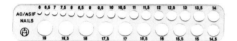

Des clous dans des emballages sans étiquettes doivent toujours être contrôlés à l'aide de la jauge de calibre. Les clous de longueurs extrêmes (court et long) ou de calibres extrêmes (petit et gros) doivent être contrôlés tout spécialement, car ils sont généralement en stock depuis longtemps.

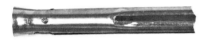

Les vieux clous (fabriqués avant 1977) sont reconnaissables à ce qu'ils *ne portent aucun numéro de catalogue.*

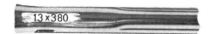

Le diamètre inscrit correspond au *diamètre du tube* à partir duquel le clou a été fabriqué.
Le *diamètre efficace du clou est env. 1 mm plus grand,* raison pour laquelle dans les anciennes publications nous préconisons un alésage plus grand. A côté de l'inscription du calibre, on trouve aussi l'inscription de la longueur. De l'autre côté on peut lire le numéro désignant le lot de matériel.

Choix du clou

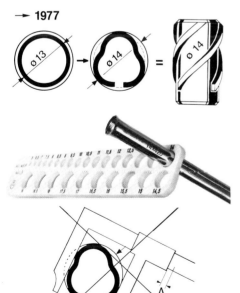

Les anciens clous AO ont un calibre efficace env. 1 mm plus grand que celui qui est inscrit. Le diamètre efficace indiqué par la jauge de calibre doit être identique à celui de la dernière tête d'alésage utilisée.

En règle générale
il faut, par sécurité, contrôler le calibre de tous les clous à *l'aide de la jauge de calibre,* et s'assurer que le diamètre efficace correspond bien au diamètre de la dernière tête d'alésage utilisée.
Ne jamais mesurer à l'aide d'un pied à coulisse, parce que ces mesures sont fausses.

7.3 L'enclouage centromédullaire

Principe: Tuteur interne *sans* fonction de porteur.
Parmi les méthodes AO, l'enclouage centroméullaire a fait ses preuves pour l'ostéosynthèse des *fractures transversales et obliques courtes au tiers moyen du tibia et du fémur.* Pour ces cas, il constitue la méthode de choix.
Les fractures du tiers proximal et distal constituent des indications exceptionnelles.
L'alésage de la cavité médullaire, mis au point par Küntscher, a fait ses preuves et a connu une grande diffusion.
Normalement, l'alésage est poursuivi jusqu'à ce que la tête d'alésage (en nombre entier de mm) attaque la corticale du fragment le plus court sur 4–5 cm. C'est aussi ce qui détermine le calibre correct du clou. Mais la *longueur* du clou est également importante pour la rigidité. Il doit s'ancrer solidement dans la spongieuse distale.
Par *impaction* (coup contre le pied/genou) pratiquée à la fin de l'enclouage, on élimine un éventuel diastasis. La *mise en charge précoce* développe une pression interfragmentaire favorable à la consolidation.
La préférence entre l'enclouage à foyer ouvert ou fermé dépend essentiellement de l'opérateur et de l'équipement de la salle d'opération.
L'avantage de l'enclouage *à foyer ouvert* est de pouvoir être réalisé sur une table d'opération conventionelle. Sous contrôle de la vue, la fracture mise en évidence peut être réduite (rotation) et fixée temporairement par une courte plaque demi-tube et deux daviers.
Pour l'enclouage *à foyer fermé,* il faut disposer d'une table orthopédique et d'un écran de brillance. Nous recommandons d'ouvrir le foyer de fracture à la fin de l'opération pour vider l'hématome et enlever la farine d'os.
L'enclouage rétrograde du fémur est proscrit par l'AO en raison de l'ouverture de l'articulation de la hanche et des dégâts qui peuvent en résulter.

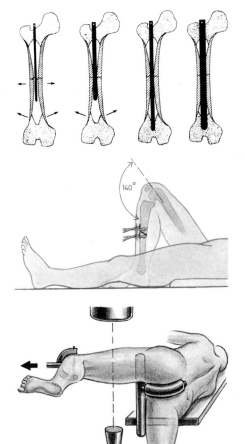

7.3.1 Technique de l'enclouage centromédullaire du tibia

7.3.1.1 Ouverture de la cavité médullaire

– incision horizontale de la peau, puis incision longitudinale du tendon rotulien.
  Abord de la cavité médullaire au bord proximal de la tubérosité antérieure du tibia.

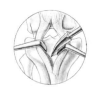

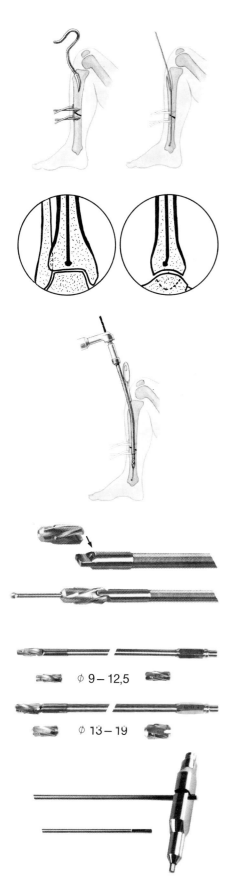

– enfoncer le poinçon dans la corticale en le tournant, puis le basculer immédiatement jusqu'à ce qu'il soit parallèle à l'axe de la diaphyse et qu'il ouvre la cavité médullaire sans perforer la corticale postérieure. La main gauche palpe la crête antérieure du tibia.

S'il s'agit d'une pseudarthrose dont la cavité médullaire est obturée, il faut l'ouvrir en utilisant les alésoirs à main.

– introduire le *guide d'alésage* (ϕ 3 mm) et l'enfoncer aussi centralement que possible, jusqu'à ce que son extrémité boutonnée soit profondément fichée dans la spongieuse du fragment distal. Une coudure près de l'extrémité du guide d'alésage permet d'enfiler plus facilement le fragment distal, lors de l'enclouage à foyer fermé sous contrôle radioscopique.

– vérifier la position centrale et la longueur correcte du guide d'alésage en utilisant l'écran de brillance ou en faisant des radiographies centrées sur l'articulation. Ancrage définitif éventuellement à coups de marteau *légers*. Attention: Ne pas endommager le guide d'alésage.

7.3.1.2 L'alésage de la cavité médullaire

– glisser sur le guide d'alésage l'*arbre flexible à tête d'alésage fixe* ϕ *9 mm*.
– pour protéger le tendon rotulien et les parties molles, interposer le *bouclier de protection pour les tissus*. Lorsque la tête d'alésage entre dans la cavité médullaire, l'arbre flexible doit encore être à l'arrêt. Ne faire tourner que lorsque la tête d'alésage est engagée.
– après le premier alésage, changer l'arbre flexible: monter l'*arbre flexible* ϕ *8 mm*, pour les têtes d'alésage ϕ 9,5–12,5 mm.
Poursuivre l'alésage par étapes, toujours de ½ mm en ½ mm (à cause de l'échauffement et du risque de blocage).
– monter l'*arbre flexible* ϕ *10 mm* pour les têtes d'alésage ϕ 13 mm et plus:
– continuer à aléser jusqu'à ce que les têtes d'alésage aient un bon contact avec la corticale du fragment le plus court sur une distance de 3–5 cm.

Attention: Il faut toujours stabiliser le *guide d'alésage* à l'aide de la *poignée*, afin qu'il ne soit pas entraîné dans le mouvement de rotation, ce qui le ferait pénétrer dans l'articulation distale, et pour qu'il ne soit pas retiré lorsqu'on change les têtes d'alésage.

Entre la tête d'alésage retirée et l'os, il faut maintenir le guide d'alésage à l'aide d'une pince étroite.

7.3.1.3 Choix correct du clou pour tibia

Avant l'opération, mesurer sur la jambe saine la distance entre l'interligne articulaire du genou et celui de la cheville. Soustraire 2 cm à cette distance mesurée.
Faire stériliser des clous de cette longueur ainsi que des clous plus longs et plus courts de 15 mm, et cela pour chacun des 2–3 calibres déterminés en se basant sur la radiographie.
Le *calibre correct* est déterminé par l'alésage.

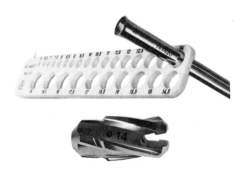

> Normalement, le clou doit être choisi de la même dimension que la dernière tête d'alésage utilisée (contrôler à l'aide de la jauge de calibre).

La longueur réelle du clou nécessaire peut être déterminée de la façon suivante:

a) à l'aide d'un deuxième guide d'alésage ou tige conductrice de même longueur: la longueur du guide d'alésage qui dépasse l'os est juxtaposée à côté d'un deuxième guide d'alésage «de mesure». La longueur résiduelle du deuxième guide peut être mesurée à l'aide d'un ruban métrique et correspond à la longueur brute du clou;

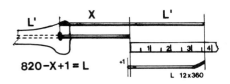

b) ou par calcul: la longueur du guide d'alésage qui dépasse l'os est d'abord mesurée à l'aide d'un ruban métrique. Par soustraction de cette longueur mesurée de la longueur totale connue du guide d'alésage, on obtient la longueur brute du clou.

Dans les deux cas, il faut rajouter à la longueur brute 1 cm pour la courbure de Herzog du clou pour tibia, puis arrondir à la longueur nominale suivante.

7.3.1.4 Préparation du clou pour l'enclouage

– visser solidement l'*embout à filet conique* dans le clou choisi (clé à tube). Utiliser l'embout qui correspond! (Inscription correspondante).

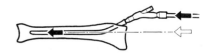

– monter le *chasse-clou angulé* sur l'embout à filet conique de manière à ce que la courbure du clou soit neutralisée. Le clou, l'embout à filet conique et le chasse-clou angulé doivent être situés *dans le même plan*. Serrer *solidement* le chasse-clou angulé au moyen de la *clé à tube*. En effet, s'il n'est que déposé librement, l'extrémité antérieure du chasse-clou se fendra comme une pelure de banane.

– visser *le guide creux* de la masse de frappe et *la masse de frappe,* puis *la poignée flexible* pour le guide de la masse de frappe. Maintenant, le guide creux doit être parallèle au clou.

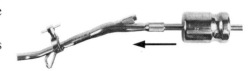

Monter la *poignée conductrice* pour clous dans les trous antérieur et postérieur du clou.

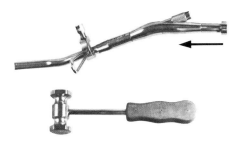

Variante:
Pour enfoncer le clou à l'aide d'un marteau, on peut visser la *tête à frapper* sur le chasse-clou angulé.

7.3.1.5 Changement de tige et mise en place du clou

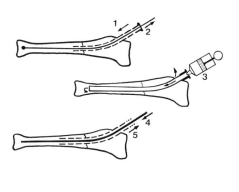

- glisser le *tube médullaire* sur le guide d'alésage de 3 mm, puis retirer celui-ci (1, 2).
- à travers le tube on peut rincer la cavité médullaire à la solution de Ringer qui s'écoulera au niveau du foyer ouvert de la fracture, en emportant la farine d'os de l'alésage (3).
- enfoncer la *tige conductrice 4 mm* dans le tube médullaire et retirer celui-ci (4, 5).
  Glisser le clou sur la tige conductrice 4 mm. Celle-ci va ressortir par la fenêtre située dans la courbure de Herzog.
  (*Attention* au scialytique!)

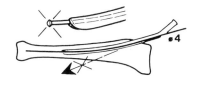

Il ne faut jamais enfoncer le clou sur le guide d'alésage
(risque de blocage en raison du petit diamètre et de l'extrémité boutonnée qui s'engage dans la fente du clou!)
Seule la tige conductrice est suffisamment résistante pour conduire le clou dans la cavité médullaire sans que la corticale postérieure soit menacée.

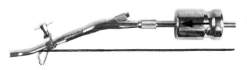

- *enfoncer le clou*
  Des coups peu appuyés doivent faire avancer le clou d'env. ½–1 cm chaque fois.
  Attention: Il ne faut pas enfoncer avec violence un clou qui n'avance pas régulièrement. Il faut le retirer. Après avoir à nouveau échangé les tiges dans le tube médullaire, aléser d'un ½ mm en plus. Changer à nouveau les tiges et enfoncer le clou encore une fois.

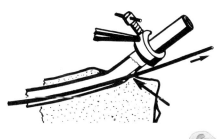

- retirer la *tige conductrice* dès que le clou à trouvé une bonne prise dans le fragment distal (ceci pour que la tige conductrice ne soit pas coincée par le clou et soit éventuellement chassée dans l'articulation).
  Enlever la *poignée conductrice* et finir d'enfoncer le clou.
- *enfouir le clou* en échangeant le chasse-clou angulé contre la tête à frapper vissée directement sur l'embout à filet conique. A coups de marteau légers, enfoncer le clou d'env. ½ cm.
  Maintenant, son extrémité devrait être située à env. 1 cm de l'articulation de la cheville (radiographie).

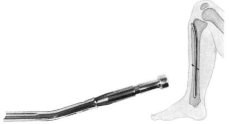

7.3.1.6 Vis à corticale et broches façonnées

Dans des *indications exceptionnelles,* c'est-à-dire sur des fractures très basses ou très hautes, la stabilité en rotation et en bascule n'est pas assurée. Si, exceptionellement, une telle fracture a été enclouée, on peut utiliser une des méthodes suivantes pour améliorer la rigidité:

A l'extrémité proximale
en plaçant une *vis à corticale.* A la mèche de 3,2 mm, percer un trou fileté qui passe à travers les deux fenêtres du clou. Il n'est généralement pas nécessaire de tarauder.

A l'extrémité distale
on peut utiliser des *broches façonnées.* Elles ont une extrémité incurvée, placée dans le même plan que leur «poignée». Celle-ci est utilisée pour contrôler leur rotation pendant qu'on les enfonce.

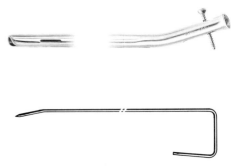

Technique
– enclouage du tibia selon la description ci-dessus.
– enfoncer 1–2 broches façonnées dans le clou de manière à ce que leur pointe glisse dans la rainure postérolatérale formée par le profil en feuille de trèfle. Les broches trouvent alors automatiquement l'ouverture de sortie située près de la pointe du clou.
– enfoncer d'abord les deux broches jusqu'à leur point de sortie dans le clou avant de les ancrer. Si cela n'est pas respecté, la première broche bouche la fenêtre de sortie de la deuxième broche.
Dans les clous de petit calibre (ϕ 9 et 10 mm) il n'y a place que pour une broche, dans les clous de plus gros calibre pour 2 broches.
– faire sortir les extrémités, puis les ancrer en frappant au moyen du marteau jusqu'à ce qu'elles soient plantées dans la corticale.
– couper l'extrémité des broches 5 mm au-dessus de l'extrémité du clou en utilisant une pince à couper les broches. Ainsi, lors de l'ablation du clou, les broches façonnées pourront être saisies et enlevées en premier.

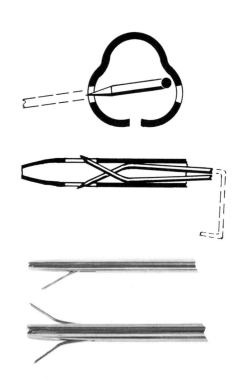

7.3.1.7 Détails importants

Les points suivants doivent être respectés à tout prix pour éviter des situations difficiles et même des complications:

1. La *corticale postérieure* ne doit pas être lésée par le poinçon (ce qui rendrait difficile la mise en place du guide d'alésage et affaiblirait l'os).

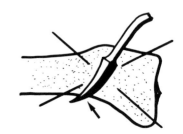

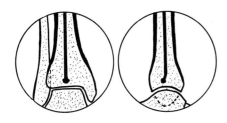

2. *Le guide d'alésage doit avoir une position aussi centrale que possible* dans la cavité médullaire et dans la métaphyse distale.

Dans l'enclouage à ciel ouvert pratiqué avec un guide d'alésage droit, ceci est généralement le cas. Dans l'enclouage à foyer fermé (guide d'alésage coudé), un contrôle est indiqué.

Si le guide d'alésage est placé excentriquement, la corticale ne sera attaquée que d'un côté et elle sera affaiblie. Lors de l'enclouage, il y a risque d'éclatement.

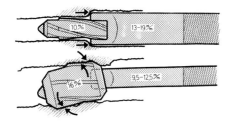

3. Il est indispensable d'utiliser toujours *les arbres flexibles qui correspondent* aux têtes d'alésage!

Un arbre flexible trop gros ne peut pas suivre une tête d'alésage petite. L'alésage est impossible.
Un petit arbre flexible est trop sollicité par une grosse tête d'alésage.

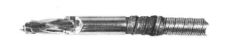

4. *Comment dégager une tête d'alésage coincée?*
  Ne jamais tirer sur l'arbre flexible ni tourner l'arbre en sens inverse avec la poignée: cela détruit l'arbre flexible! Souvent il suffit de donner un coup sec sur la poignée pour dégager la tête d'alésage par l'intermédiaire de l'*extrémité boutonnée du guide d'alésage*.

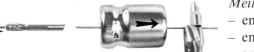

Meilleur procédé:
– enlever la poignée;
– enlever le moteur;
– enfiler la masse de frappe sur le guide d'alésage;
– remettre la poignée;
– serrer la pince auto-serrante sur le guide d'alésage, juste au-dessous de la poignée;
– frapper avec la masse de frappe contre la pince auto-serrante (et non contre la poignée) pour dégager la tête d'alésage coincée.

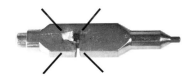

Attention: éviter si possible de faire repasser le guide d'alésage à travers le foyer de fracture. Après cette manœuvre, un nouveau contrôle de sa position correcte est indispensable!

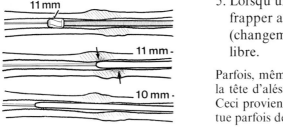

5. Lorsqu'un clou s'enfonce mal, il ne faut pas continuer à frapper avec violence. Retirer le clou et aléser davantage (changement de tige) ou choisir un clou de plus petit calibre.

Parfois, même si le diamètre du clou correspond au diamètre de la tête d'alésage, il arrive que le clou s'enfonce mal et se coince. Ceci provient du fait que lors de l'alésage la tête d'alésage effectue parfois des très faibles courbes en S dans la cavité médullaire.

6. *Un clou trop court* n'assure qu'une rigidité insuffisante. Un *clou trop long* endommage l'articulation distale, ou alors il ne peut être enfoncé suffisamment et provoque une irritation du tendon rotulien ou des parties molles.

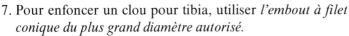

Remède:
Echanger ce clou contre un clou de longueur correcte: enfiler la tige conductrice dès qu'apparaît la fenêtre dans la courbure de Herzog.

7. Pour enfoncer un clou pour tibia, utiliser *l'embout à filet conique du plus grand diamètre autorisé.*
En effet, un embout conique de petit calibre s'engage profondément dans le clou et il peut éventuellement empêcher la sortie de la tige conductrice par la fenêtre située dans la courbure de Herzog. Une tige conductrice ainsi coincée va être chassée dans l'articulation distale.

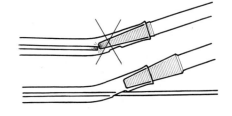

8. *Les inscriptions des calibres* des embouts et des clous doivent *correspondre.*

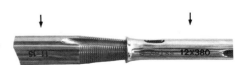

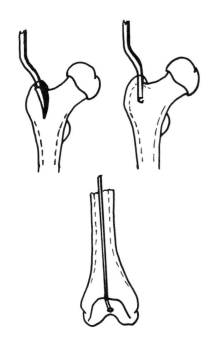

7.3.2 Technique de l'enclouage du fémur

7.3.2.1 Ouverture de la cavité médullaire

La cavité médullaire doit être ouverte en partant de la pointe du grand trochanter.
Mais la capsule articulaire ne doit pas être ouverte.

– perforer l'os en tournant le *poinçon,* puis l'enfoncer dans la cavité médullaire

  Variante: Si la corticale est très résistante, il est possible d'ouvrir la cavité médullaire en utilisant le ciseau-gouge spécial à deux courbures ou les alésoirs à main.

– enfiler le guide d'alésage ⌀ 3 mm aussi centralement que possible, puis l'enfoncer jusqu'à ce que son extrémité boutonnée se plante dans l'os spongieux du fémur distal.

  Dans l'enclouage à foyer fermé, il est plus facile d'enfiler le guide d'alésage dans le fragment distal si sa pointe est incurvée

– contrôler la position centrale et la longueur correcte du guide d'alésage au moyen de l'écran de brillance ou par des radiographies de face et de profil centrées sur l'articulation. Ancrer définitivement le guide d'alésage dans la spongieuse, éventuellement par quelques coups de marteau *légers.*

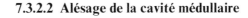
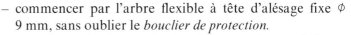
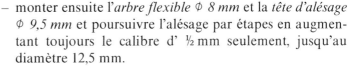
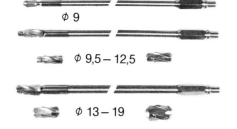

7.3.2.2 Alésage de la cavité médullaire

– commencer par l'arbre flexible à tête d'alésage fixe ⌀ 9 mm, sans oublier le *bouclier de protection.*
– monter ensuite l'*arbre flexible ⌀ 8 mm* et la *tête d'alésage ⌀ 9,5 mm* et poursuivre l'alésage par étapes en augmentant toujours le calibre d' ½ mm seulement, jusqu'au diamètre 12,5 mm.
– continuer en montant l'*arbre flexible ⌀ 10 mm* et la *tête d'alésage ⌀ 13 mm.* L'alésage sera poursuivi par ½ mm, jusqu'à ce qu'on perçoive un bon contact avec la corticale du fragment le plus court, sur quelques cm.
– *maintenir* constamment le guide d'alésage au moyen de la *poignée,* afin qu'il ne soit ni entraîné en rotation, ni retiré.

7.3.2.3 Choix du clou pour fémur

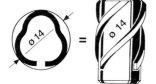

Avant l'opération, mesurer sur le membre sain la distance entre la pointe du grand trochanter et l'interligne articulaire du genou, puis soustraire 2–3 cm.
Stériliser des clous de cette longueur, ainsi que d'autres plus courts et plus longs de 20 mm, chaque fois dans 2–3 calibres déterminés en se basant sur la radiographie.

Le *calibre correct* est déterminé par l'alésage.

> En principe, le calibre efficace du clou correspond au calibre de la tête d'alésage utilisée en dernier lieu (mm en chiffre rond)

Utiliser la jauge de calibre pour contrôler, jamais un pied à coulisse.

La longueur nécessaire du clou sera précisée en utilisant un deuxième guide d'alésage ou une tige conductrice de même longueur et en mesurant à l'aide d'un ruban métrique (au niveau du fémur, la longueur du clou est égale à la longueur mesurée ou à la longueur calculée, *sans* supplément).

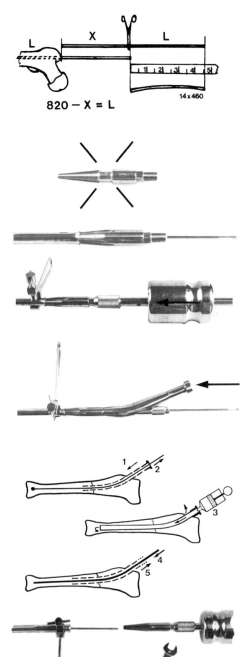

7.3.2.4 Préparation du clou pour l'enfoncer

– visser solidement l'*embout à filet conique* (vérifier son diamètre) dans l'extrémité proximale du clou au moyen de la clé à tube. Ne jamais utiliser l'embout conique le plus petit.
– monter la *poignée conductrice* sur le clou. Tenir compte de l'antécurvation du clou et de celle de l'os.
Visser le *guide creux* sur l'embout conique, monter la masse de frappe et la poignée flexible.

Variante: Si l'on ne dispose pas d'un guide creux, il faut recourir à la méthode suivante (anciens instruments AO: guide en deux pièces):
Visser le chasse-clou angulé et la tête à frapper pour enfoncer le clou au marteau. Dans ce cas, la tige conductrice ressort par le chasse-clou angulé.

7.3.2.5 Mise en place du clou

– enfiler le *tube médullaire* sur le guide d'alésage, puis retirer celui-ci
– éventuellement rincer
– enfiler la *tige conductrice de 4 mm* et retirer le tube médullaire
– glisser le clou sur la tige conductrice de 4 mm.
La tige conductrice doit passer librement à travers l'embout et le guide creux, sans quoi elle sera chassée dans le genou.
Si la tige conductrice ne trouve pas l'orifice dans l'embout, il faut dévisser l'embout sur le clou. Remonter ensuite l'un après l'autre, l'embout à filet conique, le guide creux, en les introduisant l'un après l'autre sur la tige conductrice. Serrer à fond avec la clé à fourche.

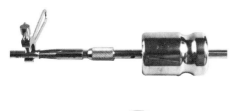

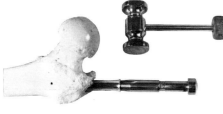

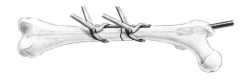

– *enfoncer le clou.* Le clou doit avancer facilement (sinon, après changement de tige, aléser davantage, nouveau changement de tige, puis enfoncer à nouveau le clou).
– lorsque le clou a bien pénétré dans le fragment distal, *enlever la tige conductrice* et la poignée conductrice.
– *pour enfouir le clou:*
  enlever la tige conductrice et visser la tête à frapper sur l'embout à filet conique. Enfoncer ensuite le clou au marteau, jusqu'à ce que son extrémité soit à env. 5 mm de la surface de l'os.
– impacter la fracture pour supprimer un éventuel diastasis. Radiographie postopératoire pour vérifier la longueur du clou, la position de sa pointe et le foyer de fracture.

Remarque

La plaque demi-tube utilisée pour la réduction à ciel ouvert ne sera pas laissée. Elle est utilisée pour la réduction et la fixation provisoire. Si la stabilité en rotation est insuffisante, on peut (exceptionellement) visser une *plaque* supplémentaire *étroite*, dont les vis n'auront prise que dans une seule corticale (voir ‹Manuel AO›, p. 23).

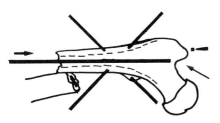

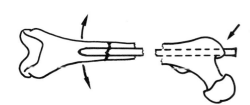

7.3.2.6 Détails importants

Les points suivants doivent être respectés à tout prix pour éviter des situations difficiles et même des complications:

1. La capsule articulaire ne doit pas être ouverte. C'est pourtant presque toujours le cas lorsque l'on détermine l'endroit de pénétration en procédant par voie rétrograde. C'est pourquoi nous *récusons strictement* cette technique.
2. La *tête d'alésage coincée,*
   le *clou qui avance mal,*
   le *clou trop long ou trop court*
   ont fait l'objet d'explications pour l'enclouage du tibia: les mêmes mesures sont applicables. Voir p. 149.
3. *L'éclatement de la diaphyse du fémur* peut avoir les causes suivantes:
   le point d'entrée sur le grand trochanter est trop latéral
   la corticale externe a été fortement affaiblie par l'alésage et peut éclater lors de l'enclouage.
   Rattrapage: un fémur fendu sera encloué par un clou de plus petit calibre et il faudra réparer par 1–2 cerclages.

4. *Technique pour les fémurs longs* à spongieuse très dure:
   Alésage normal jusqu'au-delà de la zone la plus étroite, en utilisant d'abord l'arbre flexible à tête fixe de 9 mm, puis l'arbre de 8 mm avec les têtes d'alésage ⌀ 9,5–12 mm.
   La tête d'alésage à coupe frontale ⌀ 12,5 mm, montée sur l'arbre flexible de 10 mm, long, permet ensuite d'aléser la partie distale du fémur jusqu'à une profondeur de 440 mm.
   Poursuivre l'alésage avec l'arbre de 10 mm et les têtes d'alésage ⌀ 13 mm et davantage, jusqu'à ce que le diamètre d'alésage correct soit atteint (instruments supplémentaires!).
5. Utilisation du distracteur pour faciliter la réduction, voir p. 186.

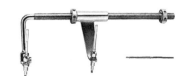

7.4 Extraction des clous

L'ablation d'un clou représentait autrefois une intervention souvent plus difficile que l'enclouage lui-même. Cette opération a été simplifiée considérablement par l'embout à filet conique patenté. La grande surface de contact du filetage répartit régulièrement les forces de sorte que les coups de marteau sont transmis entièrement, sans déperdition. C'est ce qui explique que des difficultés techniques ou des lésions de l'extrémité proximale du clou ne surviennent pour ainsi dire jamais lors de l'extraction des clous AO.
Il ne faut donc jamais tenter d'extraire un clou AO en utilisant un crochet. Le *crochet compris dans l'instrumentation n'a donc été prévu que pour des clous de fabrication étrangère,* c'est-à-dire lorsque l'extraction par l'embout à filet conique n'est pas possible.

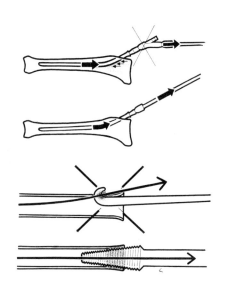

7.4.1 Extraction des clous des tibias et des fémurs

Technique
– abord sur l'extrémité proximale du clou comme pour l'enclouage.
– mise en évidence de l'extrémité du clou et extraction des tissus qui ont envahi le filetage conique à l'intérieur du clou. Utiliser une curette et le crochet pointu.
– éventuellement retirer des implants complémentaires (broches façonnées, vis).
– avec une clé à tube, visser solidement l'embout à filet conique sur le clou.

S'informer sur le calibre du clou en relisant le protocole opératoire de l'enclouage (ou éventuellement par une radiographie).

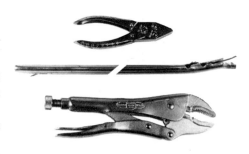

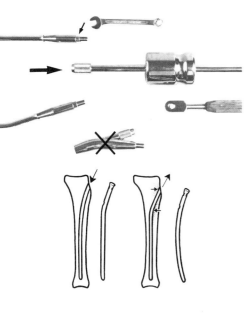

– visser le guide creux, la masse de frappe et la poignée flexible. Ne *jamais* utiliser le *chasse-clou angulé* pour l'extraction! *Pas de crochets* pour les clous AO.
– après quelques coups, *serrer à fond* l'embout conique au moyen de la clé à fourche.

Ce geste compense un lâchage du filet soit à cause de restes de tissus interposés, soit à cause d'une déformation du clou. On évite ainsi que le filet puisse éventuellement être arraché.

– extraire le clou complètement.

Après son extraction, un clou de tibia est presque toujours incurvé. Ceci provient du fait qu'après la consolidation de la fracture la courbure de Herzog est comblée par de l'os sur lequel le clou sera laminé par l'extraction. En effet, sa limite d'élasticité est dépassée et il prend une forme qui ressemble souvent à une banane.

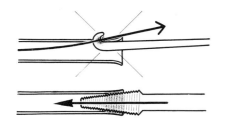

7.4.2 Détails importants

Comment prévenir ou remédier aux situations difficiles lors de l'extraction des clous?

1. Si le clou est fortement emmuré par l'os, il ne bougera même pas avec l'embout à filet conique. Il ne faut *en aucun cas* essayer de le mobiliser avec le crochet. Cela ne réussira jamais, mais fendra toujours le clou!

   On essayera de *faire sauter les bouchons osseux* en engageant une nouvelle fois l'embout à filet conique et en le serrant fortement avec la clé à fourche (commencer par bien nettoyer le filet intérieur du clou!), puis on *enfoncera le clou un peu plus*. Ceci, bien entendu, sans endommager l'articulation distale!

   Si ce procédé ne fait pas bouger le clou, il faut essayer avec un *long crochet* qui sort *à l'extrémité du clou* et saisir le clou à son bord distal (voir p. 156).

   Si cela même ne réussit pas et pour autant qu'il soit indispensable de retirer le clou, il ne reste plus qu'à *fendre le tibia* par un trait de scie oscillante longitudinal.

2. Lorsque le clou peut être extrait sur quelques cm mais qu'il se coince ensuite, on placera une forte pince autoserrante *sur le clou au niveau de l'embout*. Souvent, cette amélioration de la transmission des forces suffit. Le même procédé peut aussi être utilisé lorsque l'extrémité proximale du clou est endommagée ou que le clou a été fendu (pelure de banane!). Mais si le clou ne bouge plus, il ne reste plus qu'à fendre l'os longitudinalement.

7.5 Extraction de clous cassés

Si un clou vient à casser, c'est généralement par fatigue et exceptionnellement par surcharge. Pour extraire des fragments du clou, il faut disposer de:

Instruments spéciaux
- crochets de longueur spéciale (3 grandeurs)
- porte-crochet fileté
- poignée à mandrin pour verrouillage rapide.

Instruments provenant de l'instrumentation d'enclouage
- guide creux de la masse de frappe avec masse de frappe et poignée flexible
- éventuellement marteau (500 g) – 800 g.

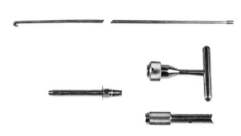

Technique
Préparation du crochet:
- visser le *crochet correspondant sur le porte-crochet,* puis monter le porte-crochet sur la *poignée.* L'arrêt du porte-crochet doit s'engager dans la fente du crochet pour prévenir une rotation qui le dévisserait
- engager ensuite le crochet dans la lumière du clou (ouverture du crochet dirigée vers la fente du clou) et éventuellement faire sortir le crochet à l'extrémité du clou par quelques coups légers au marteau
- tourner le crochet (avec la poignée) de 180° pour amener l'ouverture du crochet devant l'extrémité du clou, où elle prendra prise en retirant le crochet. Une très légère incurvation du crochet peut faciliter l'accrochage par un effet de ressort
- enlever la poignée, puis visser le *guide creux* avec la *masse de frappe* et la *poignée flexible.* L'extraction peut alors commencer
- dans certains cas nous recommandons d'aléser la cavité médullaire dans sa partie proximale, qui correspond au segment du fragment de clou retiré. Aléser de 1–2 mm (guide d'alésage; ½ mm par étape!)
- pour le tibia il s'est avéré préférable de retirer le fragment proximal du clou en même temps que le fragment distal.

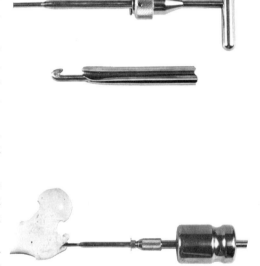

8 L'instrumentation pour cerclage

L'instrumentation pour cerclage, contenue dans une boîte blanche à couvercle rouge, contient les instruments et implants nécessaires pour placer des cerclages métalliques et des broches. Cette instrumentation est surtout utilisée pour faire des haubans, des cerclages – en particulier des cerclages repliés – et des embrochages.

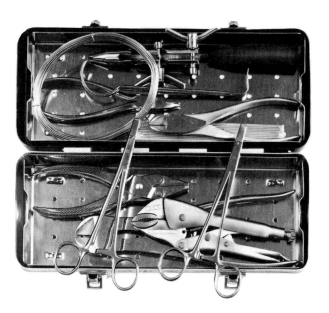

8.1 Les instruments et implants

8.1.1 Les instruments standard

Le passe-fil
Il doit être poussé aussi près de l'os que possible. Enfiler ensuite un fil de cerclage dans la pointe de l'instrument, puis retirer l'instrument et le fil métallique.
Après avoir dégagé l'instrument du fil, ce dernier est placé au bon endroit.
Le petit trou dans la tige de l'instrument sert à plier le fil avant de l'introduire dans l'instrument. Un instrument identique, mais plus grand, est livrable sur commande.

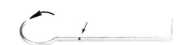

Le tendeur de fil
Il est utilisé pour tendre les fils de cerclage et les fils à effet de hauban (voir aussi p. 160).
Le trou ovale et les deux clés permettent de *tendre en même temps deux fils de cerclage* (jusqu'à Φ 1,5 mm). Pour enfiler les fils dans les clés, il faut les enlever du tendeur. Le premier des deux fils sera accroché à la *clé supérieure* (ce qui évite de les coincer).

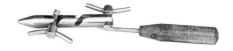

Pinces à saisir les fils de cerclage
Ces pinces à cran d'arrêt fournissent une prise parfaite sur les fils. Le fil de cerclage doit être enfilé dans le petit trou à la pointe de la pince.

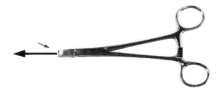

La pince à courber les fils*
Elle sert à donner une courbure à angle aigu aux broches de Kirschner, jusqu'à un diamètre d'env. 2 mm. Elle est utilisée depuis longtemps par les techniciens-dentistes. La pointe fine, dentée, peut aussi servir à enfouir l'extrémité des fils des cerclages.

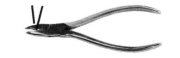

La pince plate parallèle*
est utilisée pour torsader des fils de cerclage, lorsqu'on renonce à un cerclage replié.

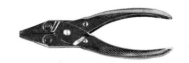

Les pinces coupantes*
Petit modèle: pour couper les fils de cerclage et les broches de Kirschner de petit calibre.
Grande modèle: grâce à sa démultiplication, elle peut couper des broches de Kirschner jusqu'à un diamètre d'env. 2,5 mm. Elle est également utilisée pour couper à la demande des petites plaques pour doigts.

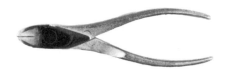

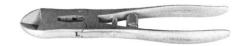

---

* Nous ne pouvons pas garantir que ces pinces que nous acquérons dans le commerce soient inoxydables (en particulier leurs articulations).

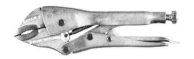

La pince auto-serrante*
C'est un instrument polyvalent! Sa démultiplication et son serrage développent d'importantes forces de préhension. Nous les recommandons particulièrement comme complément de l'instrumentation d'enclouage!

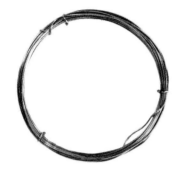

8.1.2 Les implants

Un choix de broches de Kirschner, de fils métalliques à oeillet, ainsi que deux rouleaux de fil complètent l'instrumentation.
L'alliage dont sont fabriqués ces implants est le même que celui des vis et des plaques.

8.1.3 Instruments complémentaires particuliers

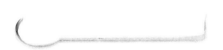

Grand passe-fil
utilisation identique à celle du petit passe-fil.

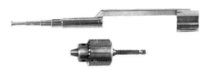

Mandrin à clé et guide téléscopique pour broches
s'adaptent sur le petit moteur et servent à placer des broches de Kirschner.

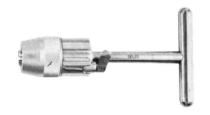

Mandrin universel à poignée
pour enfoncer les broches de Kirschner épaisses et les clous de Steinmann.

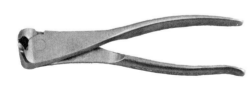

La pince coupante (à coupe frontale)*
pour raccourcir et adapter des petites plaques pour doigts, des plaques en trèfle, etc.

L'instrument pour courber les broches
est généralement remplacé par la pince à courber les broches.

---

* Nous ne pouvons pas garantir que ces pinces que nous acquérons dans le commerce soient inoxydables (en particulier leurs articulations).

8.2 Le cerclage

Le cerclage peut être utilisé comme fixation temporaire des fragments. L'AO le *récuse* comme élément de *fixation* unique et *définitif*.

Technique
- après avoir fait le tour de l'os au moyen du *passe-fil* (aussi près que possible de la surface de l'os), on enfile l'extrémité d'un *fil de cerclage à oeillet* dans le passe-fil. Retirer le passe-fil qui entraîne le fil de cerclage en lui faisant décrire le cercle. Faire passer l'extrémité du fil dans l'oeillet (a)
- on peut alors enfiler *le fil dans le serre-fil* et le faire passer dans une *clé* (a). Tourner la clé en direction de la fente du serre-fil, ce qui enroule le fil et met le cerclage sous forte tension (b)
- dès que la tension nécessaire est atteinte, on termine le cerclage replié en formant un angle aigu avec le serre-fil (c)
Après avoir desserré le serre-fil, on peut couper le fil à env. 1 cm au moyen d'une pince coupante ou éventuellement le casser par des mouvements de va-et-vient
- avec la pince à courber les broches, on parachève encore l'angulation du cerclage replié, puis on fait passer l'extrémité du fil sous le cerclage (e).

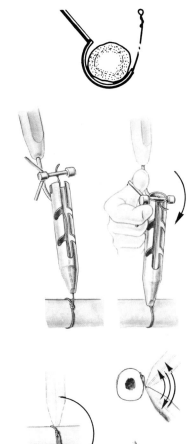

Variante
Si l'on a fait le tour de l'os avec un *fil métallique replié en forme d'un U*, il faut faire passer les deux extrémités à travers le U, puis tendre les deux chefs en utilisant les deux clés du serre-fil. Ils seront également coudés en même temps.

Des essais de traction ont démontré que le *cerclage replié* est beaucoup plus résistant que le cerclage torsadé. Des ruptures du fil lors du serrage sont plus rares.

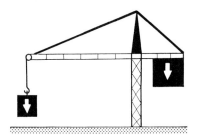

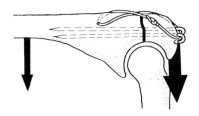

8.3 Le hauban par fil métallique

Principe: le cerclage prend en charge des contraintes de tension, l'os assume les contraintes de pression.

Un fil métallique de 1,2 mm placé en hauban est avant tout indiqué aux localisations où existent des proéminences osseuses, porteuses d'insertions musculaires ou ligamentaires.

S'il y a lieu de neutraliser une importante force de rotation, ou si une adaptation parfaite des fragments est nécessaire, on fixera la réduction par *deux broches de Kirschner parallèles* (tuteur interne) avant de placer le cerclage. Le cerclage à effet de hauban sera alors passé autour de l'extrémité des broches.

Le hauban par cerclage est une bonne méthode d'ostéosynthèse pour les fractures transversales de la rotule, pour l'olécrâne, le grand trochanter après fracture ou ostéotomie, et pour les arrachements de la pointe de la malléole interne.

8.3.1 Haubanage de la rotule

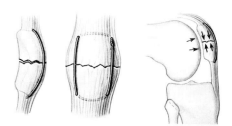

La fracture transversale de la rotule est un bon exemple pour expliquer le hauban par cerclage. Le cerclage placé en avant, à la surface de la rotule, et mis sous tension, exerce d'abord un effet de levier qui entraîne une hypercorrection. Dès que le genou est fléchi, la pression engendrée met en contact, puis sous compression, les surfaces fracturaires. *Toute la fracture* ne peut être mise sous compression axiale par un hauban que lorsqu'il existe un appui osseux aussi éloigné que possible de l'implant.

Technique

Position genou fléchi à 110–120°. Incision longitudinale ou transversale au milieu de la rotule.

- *à la mèche de 2 mm,* on fore deux canaux parallèles dans le fragment proximal, à 5–6 mm de la surface antérieure de la rotule. Distance entre les deux canaux: 20–25 mm. Enfoncer une *broche de Kirschner Φ 1,6 mm* dans le canal foré en premier. Il servira de repère pour que le deuxième canal puisse être parfaitement parallèle
- enfoncer une deuxième broche de Kirschner Φ 1,6 mm dans le deuxième canal, puis les remplacer par *deux mèches Φ 2 mm* enfoncées depuis le bord proximal de la rotule en direction distale
- réduction exacte et contention p. ex. par un davier pour la rotule. Prolonger les deux canaux *dans le fragment distal avec les deux mèches de 2 mm*
- remplacer les mèches par des *broches de Kirschner Φ 1,6 mm.* Les recourber en crochet (180°) à leur extrémité proximale et les couper obliquement
- placer un fil métallique *de 1,2 mm à oeillet* autour des broches de Kirschner, puis enfiler l'extrémité de ce fil à travers l'oeillet
- serrer fortement ce cerclage en hauban avec le *serre-fil.* Recourber l'extrémité du cerclage, couper et l'enfouir dans les parties molles. Nouveau contrôle de la réduction
- retourner les broches de Kirschner de 180°. Les tirer en direction distale, puis les enfoncer au marteau dans le bord proximal de la rotule

N'incurver que légèrement l'extrémité *distale* des broches, pour que par la suite leur extraction par leur extrémité proximale se fasse sans difficulté. Les couper 3 à 5 mm de leur point de sortie de l'os.

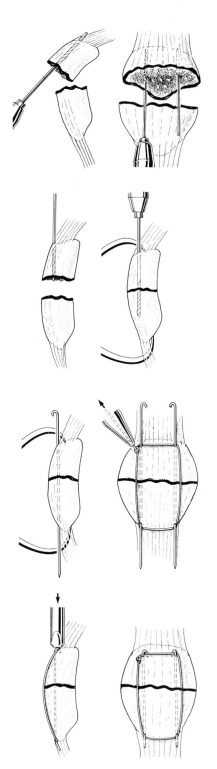

8.3.2 Cerclage en hauban de l'olécrâne

Technique
- réduction de la fracture et contention par *deux broches parallèles*, qui vont se planter dans la corticale distale. Lorsque les deux broches ne sont pas parallèles, elles *entravent* la compression et ne stabilisent pas la rotation
- forer un trou de 2 mm transversalement à travers le cubitus, à env. 3 cm plus distalement que la fracture
- faire un cerclage en 8.

Variante A

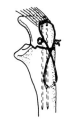

- sur un fil de cerclage d'env. 50 cm de longueur et de diamètre 1,2 mm, on fait une petite boucle à la limite du premier tiers
- on enfile alors le chef le plus long dans le trou préparé dans l'os, puis on le fait passer autour des deux broches de Kirschner. Enfin, on torsade les deux chefs sous forte traction
- mise en tension du cerclage en 8 en torsadant à la pince *les deux branches* soit en même temps, soit alternativement. (Faute: les deux torsades sont sur la même branche)
- couper le fil en excès et recourber les deux extrémités sous la boucle du cerclage.

Variante B

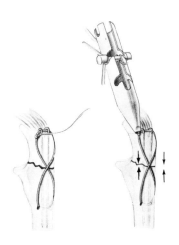

- enfiler un fil de cerclage à oeillet ⌀ 1,2 mm à travers le trou que l'on a percé. Le faire ensuite passer en forme de 8 autour des broches. Enfiler son extrémité dans l'oeillet et tendre avec le serre-fil
  Vérifier que les deux branches du cerclage en forme de 8 soient tendues
- recourber le fil à angle aigu (former un cerclage replié), couper les longueurs en excès. Recourber les extrémités sous le cerclage
- recourber les broches de 180° pour assurer le cerclage, puis les enfouir (au marteau) dans l'os, après avoir raccourci leurs extrémités (ceci est valable pour A et B).

Pour les autres indications, la technique est analogue.

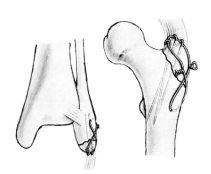

9 Le fixateur externe*

Les dispositifs de fixateur externe réalisent soit le principe de la *compression interfragmentaire* (arthrodèses, ostéotomies de correction, etc.),
soit le *principe du tuteur à fonction porteur* (pseudarthrose avec perte de substance, fractures ouvertes des deuxième et troisième degrés). Dans la mesure du possible, une compression interfragmentaire est obtenue par une vis de traction complémentaire.

L'instrumentation AO comprend les différents types de fixateur externe:
- le fixateur externe, système tubulaire, p. 165
- le fixateur externe fileté, p. 174
- l'appareil d'allongement de Wagner, p. 179
- le petit fixateur externe pour la main et l'avant-bras (voir catalogue)
- le crânio-fixateur (halo) pour ostéosynthèses stables en chirurgie maxillo-faciale (Texhammar, Schmoker, 1984, Springer-Verlag)

9.1 Le fixateur externe (système tubulaire)

Le fixateur externe a été modifié en 1984**. Plus simple, plus rigide et universel. Ce but a pu être atteint en utilisant seulement 4 éléments standard modifiés.

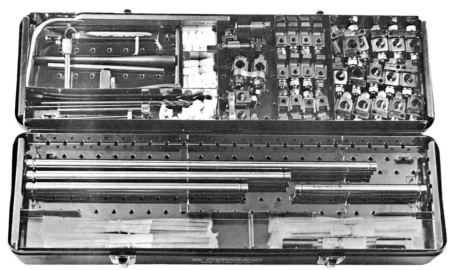

Une grande boîte orange contient l'assortiment standard de fixateur externe (1985).

Indispensable:
- petit moteur à air comprimeé

---

* chapitre 9: nouvelle version pour la traduction française (1985)
** Fixateur-externe Osteosynthese Hierholzer, Allgöwer, Rüedi – 1985 – Springer Verlag

9.1.1 Instruments et implants

Les quatre éléments standard

Les tubes ⌀ 11 mm

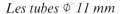

constituent les éléments porteurs longitudinaux: longueurs 100–450 mm, longueurs spéciales sur commande.

La mâchoire orientable simple

pour solidariser un clou de Steinmann ou une vis de Schanz avec le tube.
Nouveau chemin de serrage ⌀ 4,5–6,0 mm, marque: 6,0.
Les anciennes plaques de serrage (jusqu'à ⌀ 5 mm) peuvent être remplacées.

Vis de Schanz ⌀ 4,5 mm à filetage court

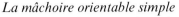

pour les montages unilatéraux et la fixation tridimensionelle. Longueurs standard: 100, 125, 150, 175, 200 mm.

Les clous de Steinmann ⌀ 4,5 et 5,0 mm

sont utilisés pour les fixations en cadre et les renforcements tridimensionels.
Standard: ⌀ 5 mm (désigné par un cercle noir). Longueurs standard: 150, 175, 200, 250 mm.

Les éléments accessoires

La mâchoire ouverte
Elle peut être montée après coup sur le tube, par le côté (mâchoire oubliée, rigidité supplémentaire, renforcement tridimensionel).

L'articulation universelle
prévue pour réunir deux tubes selon l'angle choisi (pour corriger les axes ou pour des fixations compliquées).

Les bouchons terminaux
Pendant le montage ils empêchent que les mâchoires sortent du tube.

Les capuchons de protection
à enfoncer sur les pointes des clous de Steinmann. Grandeurs: ⌀ 4,0 et 5,0 mm.

Les instruments

Mèches extra-longues ⌀ 3,5 mm

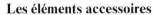

pour forer le trou fileté pour les vis de Schanz (et pour les clous de Steinmann ⌀ 4,5 mm).

Mèches extra-longues ⌀ 4,5 mm
pour forer le trou dans la première corticale pour les vis de Schanz et les clous de Steinmann ⌀ 5 mm.

Le trocart ⌀ 3,5 (poinçon), long ou court
utilisés avec les guide-mèches correspondants (⌀ 3,5 mm) ou dans le viseur, pour traverser les parties molles.

Le guide-mèche 3,5 (ϕ 5,0/3,5), long et court
guident la mèche 3,5 mm lorsque le trocart a été retiré. En général, ils sont utilisés avec le nouveau guide-mèche ϕ 5,0 mm.

Le guide-mèche 5 mm (ϕ 6,0/5,0), long et court
Leur longueur est adaptée à celle du guide-mèche 3,5 mm. Utilisés dès le début et laissés en place, ils permettent de viser, forer et de mettre les clous ou les vis à travers leur lumière de 5 mm. L'ancien guide-mèche ϕ 6,0/4,5 mm est devenu inutile.

Le viseur simple*
Sur le fixateur en cadre, il sert à forer avec précision le trajet du 3ème et du 4ème clou de Steinmann.
On l'accroche par son crochet et on passe son guide-mèche dans les deux mâchoires à réunir. Si on dispose de mâchoires de 6 mm, il faut employer le guide-mèche 5 mm (sans oublier d'utiliser le trocart correspondant pour aborder l'os). Serrer à la main toutes les connections pour réduire le jeu au minimum. Attention: lorsqu'on attaque des surfaces osseuses inclinées, la mèche cherche à déraper!

Le mandrin universel à poignée
utilisé pour enfoncer les clous de Steinmann et les vis de Schanz dans les trous préparés.

Les compresseurs (ouverts), une paire
on les emploie pour obtenir une compression ou une distraction, éventuellement pour précontraindre les clous. Il peuvent être fixés sur les tubes, soit depuis le côté, soit en les enfilant à l'extremité. Ils déplacent les mâchoires sur les tubes lorsqu'on serre les vis de tension à l'aide d'une clé à fourche (ou d'une clé à tube). On les enlève après usage.

Clé à tube ou clé à fourche 11 mm
sont utilisées pour serrer les boulons des mâchoires et des compresseurs.

Instruments complémentaires particuliers
voir catalogue

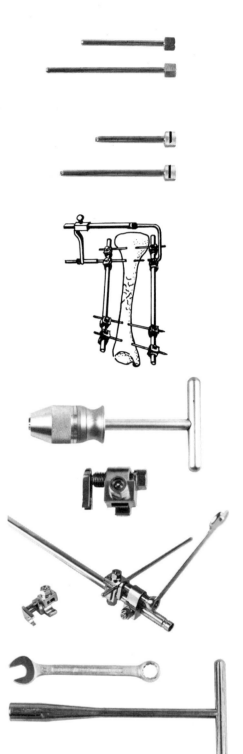

Modifications 1985 du fixateur externe

Les acquisitions nouvelles ont entraîné des modifications de l'instrumentation et de la technique d'application.

---

* viseur universel p. 186

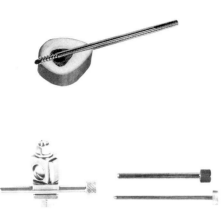

1. *La nouvelle vis de Schanz* ⌀ *4,5 mm*, à filetage court (18 mm) ne prend prise que dans la deuxième corticale. Elle traverse la première corticale comme une tige.

Ainsi, sa rigidité est plus grande, elle surpasse même celle de la vis de 5 mm à filetage long. Elle rend possible l'utilisation des instruments standard des dimensions 3,5 et 4,5 mm.

Pour toutes les situations, un seul type de vis en plusieurs longueurs.

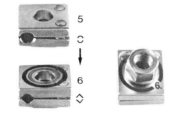

2. *Les guide-mèches* dont le diamètre intérieur est *de 5 mm* (extérieur 6 mm) sont adaptés aux guide-mèches 3,5 mm existants. Le forage et la mise en place des clous (ou des vis) peuvent être exécutés à travers le guide-mèche en place.

3. *Les mâchoires orientables* sont actuellement fabriquées de manière à ce qu'elles acceptent le guide-mèche de 5,0 mm. Les anciennes mâchoires de 5,0 mm peuvent être remplacées.

Mise en place d'une vis de Schanz 4,5 mm:

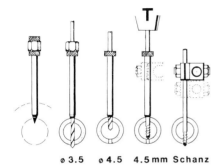

– trocart 3,5 mm, guide-mèches 3,5 mm et 5,0 mm. Les enfoncer soit directement soit à travers la mâchoire jusqu'au contact de l'os, à travers une incision ponctiforme
– retirer le trocart et percer *les deux* corticales à la mèche de 3,5 mm
– retirer le guide-mèche 3,5 mm et aléser *la première* corticale à la mèche de 4,5 mm
– à travers le guide-mèche de 5,0 mm, resté en place, enfoncer et visser la vis de Schanz 4,5 mm
– retirer le guide-mèche 5,0 mm et fixer la mâchoire orientable sur la vis de Schanz.

Mis en place d'un clou de Steinmann 5 mm:

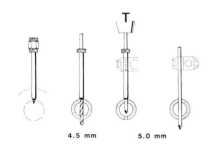

– pousser jusqu'au contact de l'os, à travers une incision ponctiforme, l'ensemble formé par le trocart, les guide-mèches 3,5 mm et 5,0 mm
– percer les deux corticales à la mèche de 4,5 mm à travers le guide-mèche 5,0 mm
– à travers le guide-mèche 5,0 mm, enfoncer le clou de Steinmann monté sur le mandrin à poignée
– fixer les mâchoires sur le clou de Steinmann.

Pour le troisième et quatrième clou d'un montage en cadre, il faut utiliser *le viseur:*

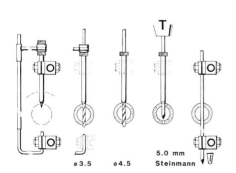

– faire passer dans la mâchoire orientable le trocart, le viseur et le guide-mèche de 5,0 mm et les amener au contact de l'os
– percer les deux corticales à la mèche de 3,5 mm
– retirer le viseur et aléser les deux corticales à 4,5 mm à travers le guide-mèche 5,0 mm resté en place
– placer les clous de Steinmann avec le mandrin à poignée, retirer le guide-mèche, fixer les mâchoires.

9.1.2 Les trois indications principales de l'ostéosynthèse par fixateur externe

1. Les fractures associées à d'importants dégâts des parties molles
2. Les fractures inféctées et les pseudarthroses
3. Les ostéotomies de correction (métaphysaires) et les arthrodèses.

Dans chacune de ces indications, l'importance de la rigidité varie.

Indication no. 1: la première tâche du fixateur externe est d'apporter une solution au traitement des parties molles. Lorsque ce problème est résolu, il est souvent nécessaire de passer à d'autres temps opératoires (greffe d'os autologue, autre type de fixation). Pour diminuer le risque d'infection de ces interventions secondaires, il faut que les clous de Steinmann et les vis de Schanz ne soient pas placés près de la fracture.

Indication no. 2: après l'excision des tissus nécrotiques qui entretiennent l'infection, le rôle du fixateur n'est pas seulement temporaire. Souvent il doit assurer la fixation définitive jusqu'à la consolidation osseuse accélérée par une greffe d'os autologue. C'est pour cette raison que dans cette situation il faut choisir les montages qui procurent une rigidité maximum.

Indication no. 3: après les arthrodèses et les ostéotomies en zone métaphysaire, le fixateur externe exerçant une compression interfragmentaire produit une rigidité parfaite. Il en résulte en général une consolidation dans un délai de 8 à 12 semaines.

Les caractéristiques de l'ostéosynthèse par fixateur externe peuvent être résumées comme suit:

Caractéristiques chirurgicales:

– stabilisation ménageant une zone compromise
– stabilisation même en cas de perte de substance osseuse
– possibilité de greffe osseuse primaire ou secondaire
– possibilité de passer à une autre technique d'ostéosynthèse

Caractéristiques cliniques:

– traitement de la plaie plus facile
– diverses positions du membre possibles
– en général stabilité permettant la mobilisation
– séjour hospitalier plus court

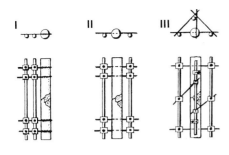

9.1.3 Utilisations du fixateur externe (système tubulaire)

Le montage mécanique peut être réalisé de trois façons différentes:

- montage unilatéral
- montage en cadre (éventuellement distordu), par exemple pour les fractures ouvertes des deuxième et troisième degrés
- montage tridimensionel pour augmenter la rigidité (sur cadre ou en V)

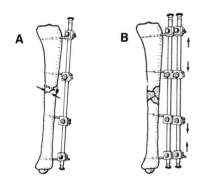

9.1.3.1 Le montage unilatéral

A. Le fixateur unilatéral à un seul tube
Indication: fractures ouvertes des deuxième et troisième degrés à deux fragments principaux, avec ou sans troisième fragment.
Principe: des vis de traction fournissent la compression interfragmentaire; le fixateur externe ne sert qu'à «neutraliser» le foyer de fracture.

B. Montage unilatéral à deux tubes
Indication: fractures ouvertes des deuxième et troisième degrés comportant une zone comminutive ou une perte de substance.
Principe: pour augmenter la rigidité, deux tubes sont placés côte à côte, tout près l'un de l'autre, aussi proches de l'os que possible. Ce montage n'exige pas beaucoup plus de place.

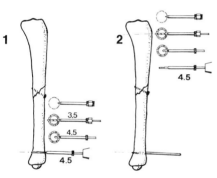

Les temps opératoires sont les suivants:
A. Ostéosynthèse par vis de traction (souvent possible à travers la plaie traumatique)

A. + B.

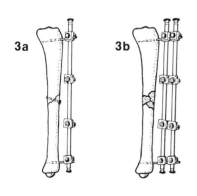

1. Mise en place de la vis de Schanz *distale* (percer les deux corticales à 3,5 mm et aléser la première corticale (trou de glissement) à 4,5 mm).

2. Mise en place de la vis de Schanz *proximale* selon la même technique.

3. Mise en place du *tube* (bouchon terminal) sur lequel on aura monté 4 (6 pour le fémur) mâchoires orientables. Pour le montage à double tube, placer les *deux tubes* en même temps.

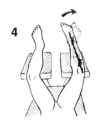

4. Si l'on n'a pas mis de vis de traction, on procède à ce moment à la *réduction exacte* de la fracture, en veillant tout particulièrement à ce que la rotation soit correcte (comparaison avec le côté sain). Des corrections ultérieures ne seront possibles qu'en replaçant des vis en position corrigée).

Remarques:

A. L'*ostéosynthèse par vis de traction* entraîne souvent la guérison per primam de l'os, de sorte qu'un autre temps opératoire n'est pas nécessaire. C'est pourquoi les troisième et quatrième vis de Schanz peuvent être placées aussi près que possible du foyer de fracture.

B. En *cas de perte de substance,* la position des troisième et quatrième vis dépend du plan de traitement. Si l'on prévoit une ostéosynthèse locale secondaire, ces vis ne doivent pas être placées trop près du foyer de fracture. Mais il faut aussi respecter une distance minimum de 5 cm entre les deux vis de Schanz. Si l'on admet que cette fixation est définitive, on peut se permettre de placer la deuxième vis distale assez proche du foyer de fracture. Ceci augmente passablement la rigidité du montage.

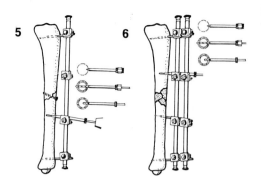

5/6. La préparation des trous pour les *troisième et quatrième vis* est réalisée à travers les mâchoires orientables, en utilisant la «triade» déjà décrite, composée du trocart 3,5 mm et des guide-mèches 3,5 et 5,0 mm (p. 167).

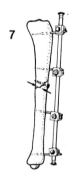 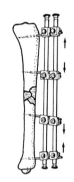

7. Les vis de Schanz doivent être mises sous *précontrainte intrafragmentaire* en incurvant leurs tiges l'une contre l'autre.

Suivant les conditions des parties molles, le montage unilatéral sera placé soit purement dans le plan sagittal, soit en entrant sur la face interne du tibia. *Un double montage unilatéral en V* augmente la rigidité.

9.1.3.2 Montage unilatéral sur la face interne du tibia (45–90 degrés)

Cette variante peut présenter des avantages pour certaines fractures/lésions des parties molles (tibia varum). En cas de perte de substance: deux tubes proches l'un de l'autre et proches de l'os fixés du même côté ou de chaque côté des vis de Schanz.

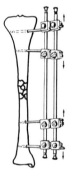 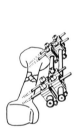

9.1.3.3 Montage unilatéral en V

Deux fixateurs unilatéraux (dans le plan frontal et oblique interne) sont solidarisés par deux clous de Steinmann obliques. Dans le fragment le plus court, il n'y a souvent qu'une seule vis par fixateur, dans le fragment plus long généralement trois à quatre vis.

9.1.3.4 Fixateur externe sur le fémur

Placer toujours au moins 6 vis et 2 tubes.

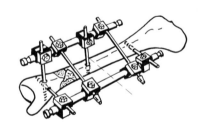

9.1.3.5 Le fixateur externe en cadre

Dans les cas comportant une perte de substance et dont l'instabilité est prononcée, surtout dans les infections graves, nous recommandons l'utilisation du fixateur en cadre ou même du montage tridimensionel.

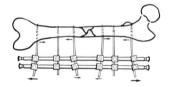

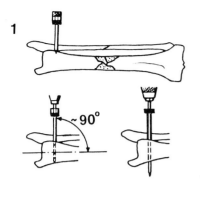
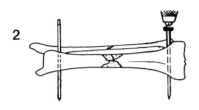
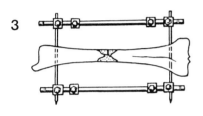
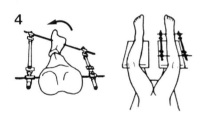
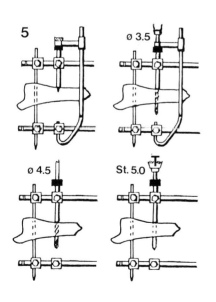

Dans ces cas, il faut rechercher la rigidité maximum en plaçant les clous de Steinmann externes le plus à distance possible du foyer, alors qu'au contraire les clous internes seront aussi proches du foyer que possible.

Technique du montage en cadre

Premier clou de Steinmann (1)

– en avant de la malléole externe, à 3 cm en-dessus de l'articulation de la cheville, perpendiculairement à l'axe du tibia, enfoncer jusqu'au contact de l'os l'ensemble formé par les *guide-mèches 5,0 et 3,5 mm et le trocart*. Retirer ensuite le trocart et le guide-mèche 3,5 mm et percer l'os à la *mèche de 4,5 mm*.
En os spongieux, un trou de 3,5 mm peut suffire.
– au moyen du mandrin à poignée, enfoncer un clou de Steinmann ϕ 5 mm, en général de 180 mm de longueur.

Deuxième clou de Steinmann (2)

– placer le clou de Steinmann proximal à 3 cm en-dessous du genou, selon la même technique.
Remarque: il est important de tenir compte de la rotation déjà pour placer le deuxième clou.

Fixation provisoire (3)

– préparer deux tubes, porteur de 4 mâchoires orientables.
– *monter les deux tubes*, enfiler les mâchoires extrêmes sur les clous de Steinmann et les serrer provisoirement.

Réduction définitive (4)

A ce stade effectuer les corrections nécessaires. Contrôler tout spécialement la rotation et la corriger au besoin (en fléchissant à angle droit le genou et la cheville). On peut tolérer une légère torsion du cadre. S'il faut faire des corrections importantes, il convient de corriger le clou proximal. Corriger aussi les défauts d'axe dans le plan frontal. Serrer à nouveau le cadre.

Troisième clou de Steinmann (5)

– accrocher *le viseur* dans la mâchoire interne.
– enfiler le guide-mèche 5 mm, le viseur et le trocart jusqu'au contact de l'os, puis retirer le trocart.
– *serrer la mâchoire à la main*. Corriger les défauts d'axe dans le plan sagittal.
– percer le trajet du clou à la mèche de 3,5 mm, puis enlever le viseur.
– *aléser le canal* à la mèche de 4,5 mm, enfilé à travers le guide-mèche 5 mm resté en place.
– placer le clou de Steinmann à la main, puis retirer le guide-mèche 5 mm.
– serrer les mâchoires avec la clé à fourche.

Le quatrième clou de Steinmann
Il sera placé selon la même technique: (aborder l'os/viseur et mèche 3,5 mm/mèche 4,5 mm/clou de Steinmann/serrage).

De petites déviations du trou sont provoquées par la prise de jeu d'un viseur nonfixé ou par le dérapage de la mèche sur une surface osseuse oblique.

Précontrainte des clous:
Il faut encore mettre les clous sous précontrainte intrafragmentaire et fixer le cadre en serrant toutes les vis.
La précontrainte des clous peut être réalisée à la main, au moyen de daviers ou avec les compresseurs ouverts.

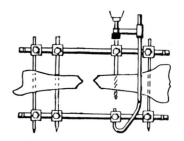

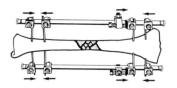

> Si l'on utilise exceptionellement des clous de Steinmann de 4,5 mm, il suffit de percer à 3,5 mm.

9.1.3.6 Le cadre simple avec compression interfragmentaire

Lorsque la fracture le permet, c'est une vis de traction qui réalise la compression interfragmentaire. Elle doit être mise en premier. La mise en place du fixateur externe en cadre est exécutée exactement selon la description sous 9.1.3.5. Si la *zone de fracture se prête à la compression,* on termine le montage par la précontrainte des clous de Steinmann.
Si la zone de *fracture est instable* (vis de traction inefficace, troisième fragment...) on placera les clous sous précontrainte intrafragmentaire.

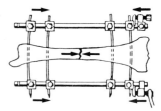

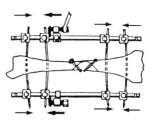

9.1.3.7 La fixation tridimensionelle

C'est en présence d'un *fragment principal court* (place limitée) qu'il y a avantage à utiliser une fixation tridimensionelle. Dans ce montage, un clou de Steinmann et une vis de Schanz par fragment peuvent suffire, mais ils devraient être aussi éloignés l'un de l'autre que possible. Il importe avant tout de solidariser obliquement les deux tubes par deux clous de Steinmann 5 mm complémentaires.
Il est souvent judicieux de placer deux clous dans le fragment le plus long.

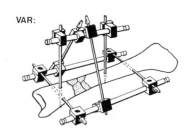

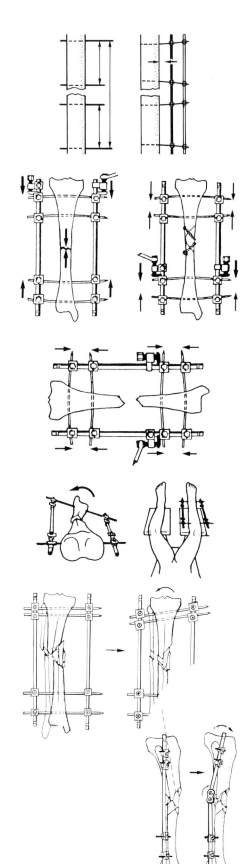

9.1.4 Rappel des détails importants

La rigidité augmente lorsque:

- les distances entre les vis et les clous sont aussi grandes que possible intrafragmentaires, aussi petites que possible interfragmentaires
- les tubes sont placés aussi près de l'os que possible
- le montage unilatéral comporte deux tubes (dans les pertes de substance)
- le fixateur externe est placé dans plusieurs plans lorsque le fragment principal est court (tridimensionel, en V). Voir p. 170 et 172.

Précontrainte des clous et des vis

Sans précontrainte, les implants sont soumis à des contraintes alternées qui induisent des micromouvements et de la résorption osseuse (lâchage de l'implant). C'est pourquoi il faut toujours soumettre les clous et les vis à une *précontrainte, en les incurvant.*

- lorsque la zone de fracture supporte la compression: précontrainte *inter*fragmentaire de tous les clous.
- en cas de perte de substance et sur les montages unilatéraux: précontrainte *intra*fragmentaire.

La précontrainte évite aussi le glissement des clous et permet de se passer de *clou à zone centrale filetée.*

Les *tensions de la peau* engendrées par l'incurvation des clous doivent être supprimées par de courtes incisions.

Les corrections de la rotation

Elles sont encore possibles lorsque les deux premiers clous (vis) ont été placés. Pour les corrections ultérieures, il faut enlever les clous/vis et les replacer dans la position corrigée.

Un fixateur à mâchoires orientables ne doit pas obligatoirement être situé dans un plan parfait (situation idéale). Il peut être légèrement tordu (ce qui est exclu avec les anciennes mâchoires doubles).

Corrections des axes

Elles sont possibles sans difficulté pour autant qu'un seul clou/vis soit placé dans chaque fragment principal.

Dans le *plan du fixateur* les mâchoires orientables les rendent encore possibles, même avec 4 à 6 clous/vis.

Pour des corrections dans le plan *perpendiculaire au plan du cadre,* il est possible d'échanger les deux tubes longs par quatre tubes courts réunis par deux articulations universelles (charnières).

Dernière possibilité: démonter le fixateur jusqu'à ne laisser qu'un seul clou (corrigé) par fragment puis recommencer le montage.

9.2 Les fixateurs externes filetés

Les fixateurs externes filetés avec mâchoires simples ont été mis au point par M. E. Müller (en 1952), mais ils ne permettent d'obtenir une rigidité que lorsqu'ils sont combinés à la compression interfragmentaire et uniquement sur de courtes distances.

L'utilisation de fixateurs externes à longue tige filetée pour des fractures comminutives du tibia n'a pas donné entière satisfaction et entraîna la mise au point du fixateur externe tubulaire à fonction porteur (voir p. 165).

Les *mâchoires doubles* développées en 1979, améliorent l'application dans les ostéotomies de correction, les arthrodèses et les pseudarthroses, principalement au niveau du genou et de la cheville.

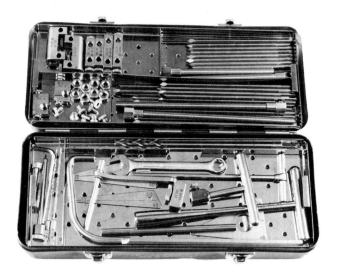
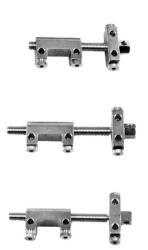

Une boîte orange à couvercle blanc (1983) contient les *fixateurs externes à mâchoires doubles,* ainsi que le *viseur simple* pour fixateur externe.

Instruments complémentaires nécessaires
– petit moteur à air comprimé
– mandrin universel à poignée
– tournevis à extrémité hexagonale (3,5 mm)
– capuchons de protection pour les clous de Steinmann

9.2.1 Les fixateurs externes

9.2.1.1 Les fixateurs externes à mâchoire double

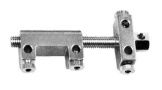

Fixateurs externes comportant deux mâchoires doubles, l'une transversale, l'autre longitudinale

Ils sont utilisés pour les arthrodèses de la cheville et pour les ostéotomies proximales du tibia (parfois aussi pour l'arthrodèse du genou).

La tige filetée (longueur nominale 100 mm) porte une mâchoire longitudinale, filetée (pour la diaphyse tibiale), et une mâchoire transversale, coulissant librement et qui prend appui sur le boulon terminal de la tige filetée (18 mm pour l'épiphyse tibiale proximale ou l'astragale, 18 ou 24 mm pour les condyles fémoraux).

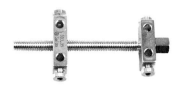

Fixateurs à deux mâchoires transversales

(p.ex. pour l'arthrodèse du genou). La tige filetée (longueur nominale 80 mm) porte près de son boulon une mâchoire transversale, coulissant librement (18 ou 24 mm), destinée aux condyles fémoraux. L'autre extrémité présente une mâchoire transversale, filetée (18 mm pour l'épiphyse tibiale).

Pour placer le *fixateur externe*, il est *indispensable* d'utiliser le *viseur* (description voir p. 77 et 187).

Les pièces peuvent aussi être obtenues séparément.

Les mâchoires transversales

existent en quatre versions:
– *avec trou de glissement (Φ 9 mm)*
   Distance entre les clous de Steinmann 18 et 24 mm.
– *avec trou fileté (8 mm)*
   Distance entre les clous de Steinmann 18 et 24 mm.

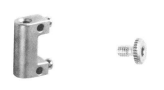

Les mâchoires longitudinales

Leur base est traversée par un trou fileté de 8 mm. La distance entre les trous pour les clous de Steinmann mesure 30 mm.

Les mâchoires sont munies de vis à empreinte hexagonale (hexagone 3,5 mm) à la place des vis à ailette.

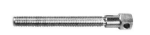

Les tiges filetées

Ce sont les mêmes que celles des anciens fixateurs utilisés jusqu'à présent. Sur ces tiges, les *écrous* ne sont pas nécessaires.

9.2.1.2 Les fixateurs externes à mâchoires simples

Ils existent en différentes longueurs et sont munis de différentes mâchoires. Pour les détails, voir le catalogue SYNTHES.

Les tiges filetées
Elles comportent une partie filetée (ϕ 8 mm), un col (sans filetage, ϕ 9 mm) et un boulon hexagonal qui leur sert de tête (hexagone 11 mm).
Longueur utile = distance maximale entre les deux clous de Steinmann les plus éloignés est de 10 mm plus courte que la longueur nominale indiquée dans le catalogue.

Les mâchoires
La première mâchoire (1) est voisine de la tête de la tige et elle peut tourner librement. Sur les anciens fixateurs, sa position est fixée par un écrou axial.
La dernière mâchoire (2) est filetée de sorte qu'en tournant la tige elle se déplace pour comprimer ou effectuer une distraction.
Les mâchoires intermédiaires (3) ont en général des trous de glissement et peuvent donc coulisser sur la tige filetée. Au moyen des deux *écrous placés de part et d'autre* elles peuvent être déplacées (compression, distraction), puis fixées dans leur position (4).

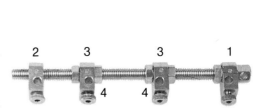

Les tiges filetées, les mâchoires simples et les écrous peuvent être acquis séparément.

Des longues tiges filetées peuvent aussi être utilisées en combinaison avec des ostéosynthèses par fixateur externe (système tubulaire) pour obtenir une distraction (dans les opérations d'allongement) ou une compression (lorsqu'il n'y a pas assez de place pour utiliser les compresseurs externes).

9.2.2 Instruments et implants

Les clous de Steinmann ϕ *4,5 et 5,0 mm*
Ils sont mis en place en les faisant tourner dans l'os au moyen du *mandrin universel*. Au préalable, il faut forer avec la mèche du calibre immédiatement plus petit (ϕ 3,5 resp. 4,5 mm). Ne *jamais* placer les clous au moteur! Dégât thermique!

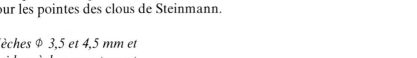

Les capuchons de protection
pour les pointes des clous de Steinmann.

Mèches ϕ *3,5 et 4,5 mm et*
Guide-mèches avec trocart
décrits à la page 166 et 167.

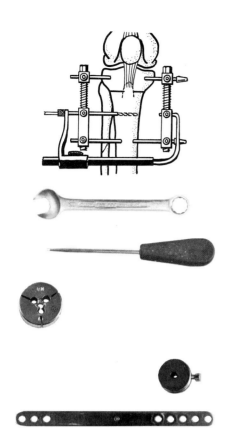

Le viseur pour fixateurs externes

Il est également utile pour la mise en place du fixateur fileté. Mode d'emploi analogue à celui décrit à la page 171, resp. 187.

La clé à fourche (hexagone 11 mm)

Elle est utilisée pour serrer les écrous et pour faire tourner les tiges filetées dans le sens de la compression ou de la distraction. Dans certains cas, on peut aussi utiliser la *clé à tube* ou la *clé à cardan*. Nous recommandons de travailler avec deux clés en même temps.

Le tournevis à extrémité hexagonale (3,5 mm)

est nécessaire pour serrer les vis de fixation des mâchoires.

Le taraud circulaire

Il est utilisé pour nettoyer les tiges filetées, p. ex. pour enlever des restes de plâtre, ainsi que pour retarauder éventuellement lorsque le filetage a été endommagé.

L'écarteur pour la cordelette d'extension et la roulette de suspension

Ils sont prévus pour les cordelettes d'extension et complètent l'assortiment.

9.2.3 Mise en place du fixateur fileté à doubles mâchoires pour une ostéotomie proximale du tibia

Technique

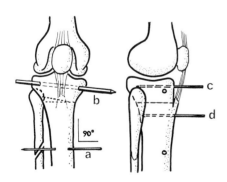

– ostéotomie oblique du péroné à un travers de main au-dessous de l'articulation du genou. Percer dans le tibia un trou de 2 mm, env. 5 cm plus distalement que la future ligne d'ostéotomie (aussi en avant que possible et perpendiculairement dans le plan frontal). Enfiler dans ce trou une broche de Kirschner de 2 mm (a). Placer aussi antérieurement que possible un clou de Steinmann ϕ 4,5 mm (b), 1–2 cm plus distalement que l'interligne du genou. Sa position par rapport à la broche de Kirschner correspond à l'angle de correction calculé avant l'opération
– au ciseau frappé, faire une ostéotomie de la partie proximale de la tubérosité antérieure du tibia que l'on soulèvera. A env. 2,5 cm plus distalement que l'interligne du genou, faire une ostéotomie transversale du tibia sous la protection d'écarteurs-leviers. S'arrêter aux ⅔ de l'ostéotomie. Placer dans le plan frontal deux broches de Kirschner parallèles (c, d) qui serviront de repères

- terminer l'ostéotomie du tibia. Exciser un coin osseux à base externe pour une valgisation, à base interne pour une varisation
- déplacer la jambe jusqu'à obtention de toutes les corrections souhaitées. Après cela, le clou de Steinmann et la broche de Kirschner (a) sont parallèles. Retirer la broche, forer son canal à 3,5 mm et enfoncer un clou de Steinmann 4,5 mm (e) depuis le côté externe
- mise en place des fixateurs externes à mâchoire double et exercer une faible compression. Lorsque la correction correspond au plan préopératoire, placer le viseur (f), percer les deux trous de 3,5 mm, puis placer les clous de Steinmann 4,5 mm (g et h). Finalement, placer tout le système sous compression en agissant sur les tiges filetées
- vue de profil du montage final.

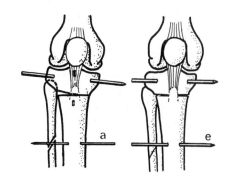

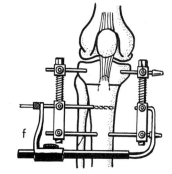

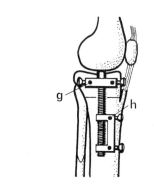

9.2.4 Autres applications du fixateur externe fileté à mâchoires doubles

Arthrodèse du genou

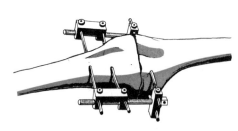

Arthrodèse de la cheville

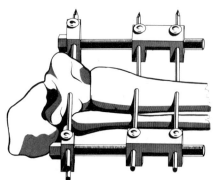

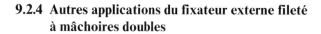

Exemples d'applications du fixateur fileté à mâchoire simple, voir «Manuel AO», 1ère édition, p. 255, 257, 259, 273, 279.

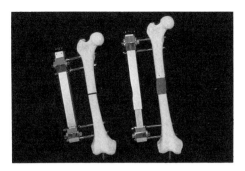

9.3 L'appareil d'allongement

Les appareils d'allongement font aussi partie du groupe des fixateurs externes. A l'origine, ils ont été conçus comme tuteurs externes après ostéotomie d'allongement, mais ils sont aussi souvent utilisés dans d'autres indications de la fixation externe.

L'ostéotomie diaphysaire d'allongement avec distraction progressive

Cette opération exige beaucoup d'expérience. Elle est indiquée chez les adolescents qui présentent des raccourcissements congénitaux d'un membre et surtout des inégalités de longueur acquises. On commence par fixer l'appareil d'allongement dans la métaphyse proximale et dans la métaphyse distale, par voie percutanée. Immédiatement après, on pratique l'ostéotomie transversale au milieu de la diaphyse. Enfin, grâce à l'appareil, on procède à la distraction lente et continue.

L'appareil d'allongement et son ancrage dans l'os sont si rigides que toute autre fixation externe est superflue. Le membre peut être mobilisé librement et déjà 2–3 jours après l'opération le malade est capable de marcher avec des cannes-béquilles. L'allongement est effectué par le malade lui-même, en tournant une vis. La distraction obtenue mesure env. 1 cm par semaine. Lorsque l'allongement total est obtenu, il faut fixer l'os par une plaque d'ostéosynthèse spéciale, puis enlever l'appareil d'allongement. A ce stade, on ajoutera au besoin une greffe abondante d'os spongieux.

Wagner a décrit des allongements de près de 20 cm par membre (p. ex. fémur 16 cm, tibia 8 cm, humérus 19 cm).

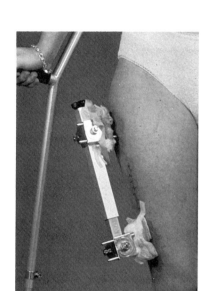

9.3.1 Instruments et implants

L'appareil d'allongement
existe en deux dimensions. Le *grand modèle* est prévu pour le membre inférieur, *le petit* pour le membre supérieur. L'appareil est constitué par deux tubes carrés qui coulissent sans jeu l'un dans l'autre. Une *tige filetée* commandée par une roulette permet de les déplacer axialement l'un par rapport à l'autre pour exercer une distraction. Des crans d'arrêt facilitent l'allongement: un cran correspond à ⅓ mm sur le petit modèle et à 0,375 mm sur le grand.
Les deux têtes de fixation enserrent chacune deux vis de Schanz qui fixent l'appareil à l'os. Les deux têtes peuvent être basculées dans le plan sagittal, et, en tournant leur partie supérieure, des corrections d'angle sont possibles dans le plan frontal (sur le petit appareil également depuis le modèle 1978). Pour serrer les écrous de fixation, il faut une clé hexagonale 14+11 mm et une clé à fourche de 11 mm.

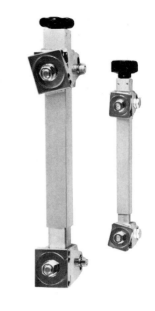

L'appareil doit être démonté *pour le nettoyage.* Sur les modèles postérieurs à 1979 (des appareils plus anciens peuvent être transformés), il faut procéder comme suit:
– dévisser la vis au centre de la roulette au moyen d'un tournevis à extrémité hexagonale (hexagone 3,5 mm) et enlever la roulette
– en tirant, désemboîter les deux tubes carrés et dévisser complètement la tige filetée.

Cette dernière manœuvre peut être effectuée sans difficulté en utilisant un petit moteur (avec tournevis amovible) pour autant que l'on ait préalablement remonté la roulette sur la tige filetée nue et qu'on l'ait solidement serrée.

– enlever la tête de fixation sur le grand tube et démonter les deux têtes.
Stérilisation à l'autoclave (jusqu'à 140° C).

Attention: Les tubes en alliage léger des nouveaux appareils sont traités par oxydation anodique à l'intérieur et à l'extérieur, ce qui les recouvre d'une couche de glissement dure. Leur résistance à la corrosion s'en trouve également améliorée. Malgré tout, ces appareils ne supportent pas les détergents *alcalins, contenant de l'iode ou du mercure* (teinture de Merfène, urine des enfants, etc.)!

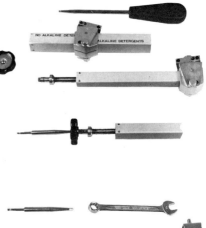

Les vis de Schanz
Elles existent en deux diamètres et en plusieurs longueurs:

ϕ 6 mm pour le grand appareil
ϕ 4 mm pour le petit modèle

Elles servent à fixer l'appareil à l'os. On les visse dans l'os au moyen du mandrin universel après avoir foré les trous correspondants.

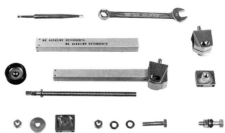

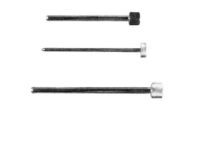

Les guide-mèches et les trocarts
existent également en deux dimensions:

φ 6,0/4,5 mm pour le grand modèle
φ 4,0/3,2 mm pour le petit modèle

On les enfonce à travers la peau jusqu'au contact de l'os, puis, après avoir enlevé le trocart, on perce le trou pour la vis de Schanz à l'aide de la mèche adéquate.

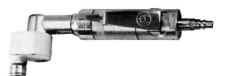

Mèches de longueur spéciale φ 4,5 resp. 3,2 mm
sont utilisées pour percer les trous des vis de Schanz.

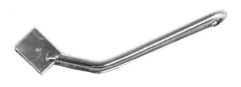

Le mandrin universel à poignée
pour visser les vis de Schanz.

La clé à anneau 14 mm + 11 mm et la clé à fourche 11 mm
pour serrer les têtes de fixation.

La scie oscillante
assure la précision des ostéotomies.

Viseurs (guide-mèches)
grand et petit modèles. Ils peuvent être glissés sur la première (ou deuxième) vis de Schanz et ils garantissent que le deuxième trou pour la vis de Schanz prochaine est bien parallèle.
L'alignement dans l'axe n'est pas assuré, c'est pourquoi on recourt souvent à la méthode suivante:

– après mise en place de la première vis de Schanz, on monte l'appareil d'allongement pour percer les trois autres trous à travers les mâchoires de l'appareil (guide-mèche, trocart, puis mèche).

Pour l'*ostéosynthèse secondaire par plaque,* on utilisera l'instrumentation de base et les vis standard. Il faut y ajouter les plaques spéciales d'allongement (étroites ou larges) en fonction de l'os et de l'allongement.

Les plaques d'allongement
Elles existent en versions étroite et large, en différentes longueurs. Elles seront vissées sur l'os après la distraction et leur partie non percée ponte la zone d'allongement.
Plaques larges pour le fémur et l'humérus, plaques étroites pour le tibia et l'avant-bras.

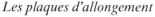
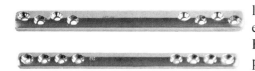

9.3.2 Allongement du fémur

Technique

- préparer les trous pour chaque vis de Schanz à travers des incisions ponctiformes au niveau des métaphyses proximale et distale du fémur en utilisant le guide-mèche, le trocart, puis la mèche (3,5 mm). Les deux vis de Schanz sont parallèles entre elles et parallèles à l'axe du genou.
  Monter provisoirement l'appareil d'allongement sur les deux vis de Schanz. Introduire le guide-mèche et son trocart à travers le deuxième trou des têtes de fixation jusqu'au contact de l'os (incision ponctiforme). Cette manœuvre garantit le parallélisme de la deuxième vis de chaque fragment. Visser la vis de Schanz
- couper la diaphyse fémorale en son milieu, habituellement transversalement, entre les vis de Schanz. Si la situation est favorable, on peut aussi couper l'os à travers l'ancien foyer de fracture
- au besoin, il est possible d'effectuer des petites corrections des axes dans le plan sagittal et dans le plan frontal. La rotation ne peut pas être corrigée
- la fixation externe doit être stabilisée par une tension opposée des parties molles. Elle est atteinte par une distraction initiale de 1–1,5 cm.

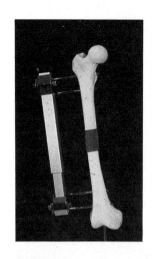

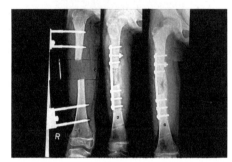

Lorsque l'allongement désiré est obtenu, on pratique une ostéosynthèse par une plaque d'allongement, vissée à la partie postéro-externe du fémur. Cette plaque sera incurvée pour correspondre à l'antécurvation du fémur. Si la formation de cal n'est pas suffisante, on déposera de l'os spongieux autologue entre l'extrémité des deux fragments. L'appareil d'allongement et les vis de Schanz ne seront enlevés qu'après suture de la plaie.

La technique est identique pour l'allongement des autres os.

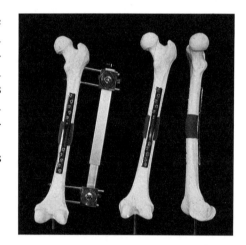

9.3.3 Autres exemples d'application

Allongement du bras

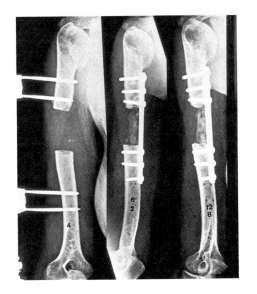
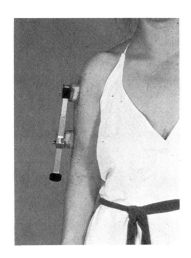

Allongement de la jambe

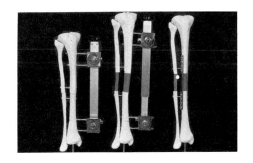
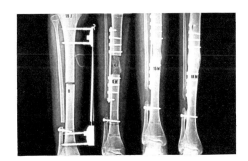

10 Instruments AO courants

L'AO a réduit *l'équipement de base* d'instruments courants pour l'ostéosynthése à *deux* assortiments standard.
Cette sélection est suffisante pour la plupart des ostéosynthèses des grands os. La description des différents instruments et de leur application est superflue.

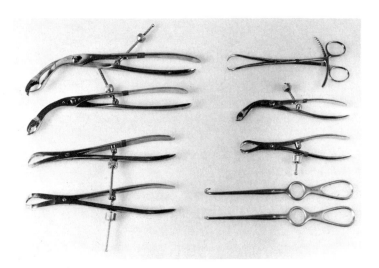

10.1 Les daviers

La boîte contient des daviers et daviers-réducteurs, illustrés ci-dessous.

Les instruments courants les plus importants sont compris dans l'assortiment standard et (dans les dimensions correspondantes) dans les *instrumentations pour petits fragments*.

10.2 Instruments courants

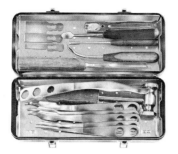

La deuxième boîte contient les écarteurs-leviers et les rugines les plus utilisés, un marteau, le manche pour ciseaux et plusieurs lames de ciseaux, ainsi qu'un ciseau-gouge (en outre 2 crochets à os dès 1980).
Ci-dessous: illustration du contenu.

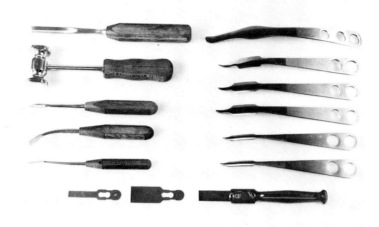

10.3 L'instrumentation pour cerclage

Elle a déjà été décrite de la page 157 à la page 163.

En plus de ces instruments standard, l'AO a mis au point une série d'instruments spéciaux. Voir catalogue SYNTHES.

11 Instrumentations spéciales

Appartiennent à ce groupe:
- le viseur et pied à coulisse pour le genou, le col du fémur et le fixateur externe
- le distracteur (voir p. 188)
- l'assortiment d'instruments avec chasse-greffons et ciseaux interchangeables (voir p. 190)
- les instruments pour extraire des vis cassées (décrits p. 130)
- en préparation: instruments pour spondylodèses (voir Bulletin SYNTHES No. 34).

11.1 Viseurs

11.1.1 Viseur simple pour fixateur externe

Le *modèle simple* n'est prévu que pour les fixateurs externes et il est décrit p. 167 et 179.
Il est composé de:
une tige simple, un curseur avec guide-mèche, un trocart et une mèche ⌀ 3,5 mm.

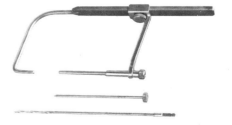

11.1.2 Viseur-pied à coulisse pour le genou, le col du fémur et le fixateur externe

En changeant les pièces qui le composent, ce *viseur universel* peut remplir les fonctions suivantes:

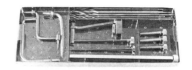

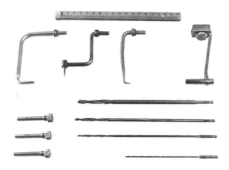

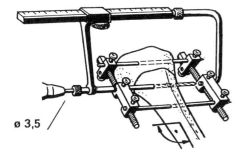

11.1.2.1 Viseur pour fixateur externe

– tige graduée et curseur
– petit crochet
– guide-mèche (110 mm) et mèche ⌀ 3,5 mm
– trocart ⌀ 3,5 mm

Mode d'emploi, voir p. 170 et 178.

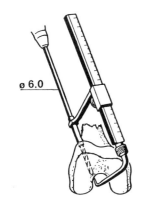

11.1.2.2 Viseur, p. ex. pour une plastie des ligaments croisés

– tige graduée et curseur
– crochet pour le genou, petit ou grand
– mèche 6 mm
– évent. passe-fil droit

Variantes:
– mèche ⌀ 3,2 mm et guide-mèche correspondant, ou
– mèche ⌀ 2,0 mm et guide-mèche correspondant, à un ou à deux trous parallèles

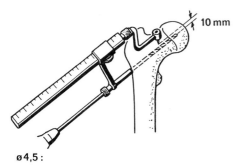

11.1.2.3 Viseur pour le fémur proximal

Pour forer avant la mise en place d'une vis de traction dans le col du fémur, on emploiera:

– tige graduée et curseur
– crochet contre-coudé et impacteur
– guide-mèche et mèche ⌀ 3,2 mm (évent. 4,5 mm, jusqu'au trait de fracture)

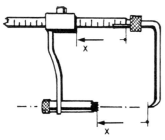

11.1.2.4 Utilisation comme pied à coulisse

Voir autres indications décrites ci-dessus.
Sur l'échelle de la tige graduée, on peut lire la distance entre l'extrémité du guide-mèche et la pointe du crochet. Si l'on utilise le crochet contre-coudé, il faut ajouter 40 mm au chiffre lu sur la tige graduée (à cause du prolongement du crochet), donc $Y = x + 40$ mm.

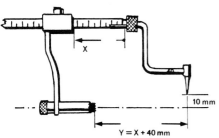

11.2 Le distracteur

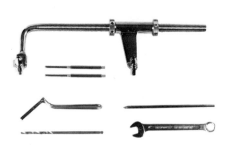

Pour le fémur, le distracteur a fait ses preuves dans les indications suivantes:

- correction d'un raccourcissement post-traumatique
- réduction non traumatisante d'une fracture comminutive
- réduction d'une fracture simple d'un blessé musclé.

Instruments nécessaires
- distracteur avec 2–3 goujons
- mèche ⌀ 4,5 mm et douille protectrice
- petit moteur à air comprimé
- mandrin universel à poignée
- clé à fourche 11 mm
- broche pour distracteur, clou de Steinmann (5 mm) ou 3ème goujon

Le fonctionnement du distracteur
Le distracteur sera monté sur deux *goujons* placés chacun dans l'un des fragments principaux. Les écrous placés sur la tige filetée permettent soit d'allonger, soit de raccourcir au niveau du foyer de fracture. A cet effet, il faut faire tourner les écrous au moyen de la broche pour distracteur, de l'extrémité d'un clou de Steinmann, ou en employant un 3ème goujon. *L'articulation* dont est munie la mâchoire antérieure du distracteur tolère des corrections de la rotation jusqu'à env. 30°. Cette articulation et les mâchoires qui maintiennent les goujons doivent être serrées au moyen d'une clé à fourche de 11 mm.

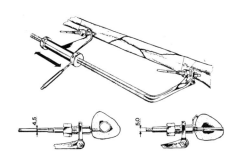

11.2.1 Utilisation pour une fracture transversale du fémur

- incision cutanée longue de 10–20 cm. Récliner le vaste externe vers l'avant et exposer la fracture. Faire un trou aussi perpendiculairement que possible, à la mèche de 4,5 à travers les deux corticales du fragment proximal, à 4–5 cm de la fracture
- visser solidement un goujon monté sur le mandrin universel
- enfiler le guide d'alésage depuis la pointe du grand trochanter en le faisant passer dans la cavité médullaire à côté du goujon. Si cela n'est pas possible, parce que la cavité médullaire est trop étroite, il faut retirer le goujon, le retourner et visser son extrémité filetée dans une seule corticale
- tourner ensuite le fragment distal de manière à ce que la ligne âpre soit alignée sur les deux fragments
- percer un trou de 4,5 mm à travers la corticale du fragment distal (également à 4–5 cm de la fracture). Ce trou sera parallèle au premier goujon. Visser le 2ème goujon

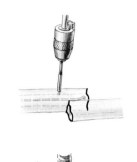

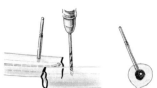

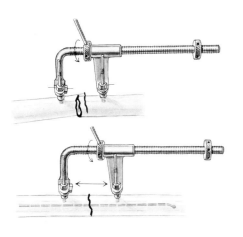

– glisser les deux mâchoires du distracteur sur les deux goujons parallèles, jusqu'au contact de l'os. Serrer les écrous. Laisser la charnière desserrée
– visser l'écrou de distraction sur la tige filetée (après avoir éloigné l'écrou de compression). Dès que la rotation est corrigée, bloquer la charnière
– la fracture peut alors être réduite facilement. Pousser le guide d'alésage dans le fragment distal, à travers la fracture. Enlever le distracteur et les goujons. Aléser la cavité médullaire selon la technique habituelle.

11.2.2 Utilisation pour les fractures comminutives de la diaphyse fémorale

Grâce à cette méthode, il est possible de réduire sans détacher les fragments intermédiaires des parties molles, de sorte que la dévitalisation reste limitée.

Les détails de cette technique difficile sont décrits dans le Manuel AO à la page 122. Nous renonçons donc à reprendre ici cette description.

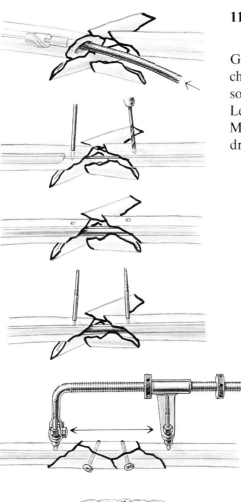
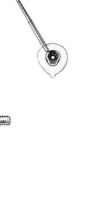

11.3 L'assortiment d'instruments comprenant les chasse-greffons et les ciseaux interchangeables

La boîte bleue à couvercle blanc contient une instrumentation de ciseaux et de chasse-greffons interchangeables. Ils se montent sur un manche muni d'une prise à verrouillage rapide.

L'assortiment simple contient les instruments utilisés le plus fréquemment:

– manche avec prise à verrouillage rapide
– 6 chasse-greffons interchangeables
– 2 ciseaux-gouges et 1 ciseau plat

A la demande, il peut être complété par:
– 8 ciseaux-gouges, plats et ciseaux de Lexer
– 2 râpes

L'assortiment complet comprend tous les ciseaux-gouges et tous les ciseaux plats utilisés dans la plupart des opérations osseuses. Nous renonçons à les illustrer en détail (voir catalogue SYNTHES).

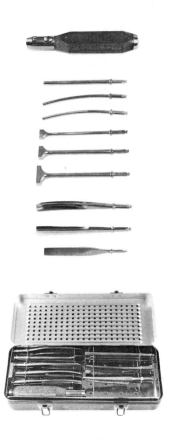

11.3.1 La greffe d'os spongieux

Elle occupe une place importante dans la pratique de l'ostéosynthèse.

Lorsque l'os spongieux est tassé après une fracture épiphysaire ou métaphysaire, il y a lieu de le remplacer par des greffes autologues cortico-spongieuses. Fréquemment, le sort d'une ostéosynthèse par plaque se joue en bonne partie au niveau de la corticale opposée. C'est pourquoi une perte de substance osseuse au niveau de la corticale opposé à la plaque (manque d'appui) doit obligatoirement être comblée par une greffe d'os spongieux. De même, lorsque la corticale opposée a été largement dénudée, tel qu'au cours de certaines ostéosynthèses par plaques de la diaphyse du fémur, la greffe d'os spongieux est indiquée.

11.3.2 Où et comment prélever l'os spongieux?

Greffons cortico-spongieux
On les prélèvera de préférence sur le bassin.

– sur l'*aile iliaque:* incision à 2 cm en dedans ou en dehors de la crête iliaque. Prélever à la face interne des longs greffons spongieux parallèles au moyen d'un ciseau-gouge. En général, ils seront découpés en greffons plus petits d'env. 15×5 mm. Interposer des préparations à base de gélatine entre le muscle iliaque et l'os, pour assurer l'hémostase

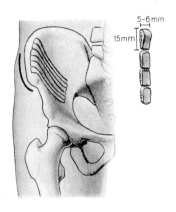

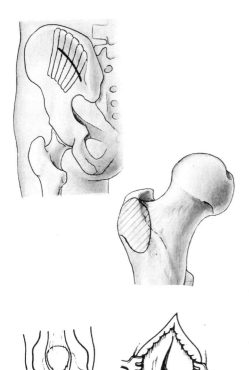

– le malade doit être placé en décubitus ventral pour que l'on puisse prélever des greffons à la *partie postérieure de l'aile iliaque*. L'incision sera située légèrement en dehors de l'épine iliaque postéro-supérieure. Après avoir incisé le fascia et ruginé la musculature, on prélèvera les greffons au ciseau-gouge.

Suivant l'abord réalisé, utiliser soit un ciseau-gouge droit, soit un ciseau-gouge courbe, large de 1 cm (ciseau de 5 mm pour les petits greffons, rarement le ciseau de 15 mm).

L'os spongieux pur

Il existe en quantité appréciable dans le massif du grand trochanter et sous le plateau tibial. Dans de rares cas, il est aussi possible de prélever de la spongieuse au niveau d'une métaphyse.

– dans le massif du *grand trochanter* on découpera une fenêtre externe au ciseau, puis on prélèvera l'os spongieux pur à la curette
– dans le *plateau tibial*. Incision longitudinale à env. 3 cm de l'interligne. Incision longitudinale du périoste que l'on rugine. Au ciseau, découper une fenêtre ovale dans la corticale, puis prélever l'os spongieux au moyen d'une grande curette tranchante.

Chez des jeunes malades surtout, ces localisations fournissent de l'os spongieux de bonne qualité et abondant.
nissent de l'os spongieux de bonne qualité et abondant.

11.3.3 Comment implanter l'os spongieux?

Lorsqu'il s'agit de combler des tassements métaphysaires ou des pertes de substances diaphysaires, on déposera l'os spongieux en le tassant *à l'aide des chasse-greffons*. Suivant les conditions, il est aussi possible de préparer à l'avance des blocs d'os spongieux comprimés de plus grandes dimensions. Plus l'os spongieux greffé est compact et pur, plus sa transformation en os rigide sera rapide. Lorsqu'il est nécessaire de déposer des greffons au niveau de la corticale opposée, on peut utiliser soit de l'os spongieux pur (p. ex. provenant du grand trochanter), soit des petits greffons cortico-spongieux (provenant de la face interne de l'aile iliaque).

En cas d'infection il ne faut utiliser que des greffons d'os spongieux pur.

B L'air comprimé et les moteurs à air comprimé

1 L'air comprimé comme source d'énergie

Pour ses moteurs, l'AO a choisi *l'air comprimé* comme source d'énergie pour les motifs suivants:

1. Il est facile de se procurer de l'air comprimé.
2. L'air comprimé permet une construction des moteurs favorable à la stérilisation.
3. Grâce à leurs petites masses en rotation, les moteurs à air comprimé peuvent, au besoin, être arrêtés immédiatement. Il est aussi facile de réaliser la régulation de la vitesse.
4. Les moteurs actionnés par l'air ont un poids relativement restreint.

Depuis 20 ans, cette source d'énergie a fait ses preuves dans les salles d'opération du monde entier.

1.1 La teneur de l'air en germes

Nombreux sont ceux qui ont des réticences en raison de la teneur en germes de l'air. Mais tant l'air qui sort des cylindres que l'air issu d'une installation centrale irréprochable sont presque exempts de germes. Un microfiltre mécanique peut éventuellement encore retenir les derniers germes.

1.2 Tourbillons d'air (turbulences)

Un petit inconvénient des moteurs à air comprimé était autrefois constitué par le puissant flux d'air évacué vers l'arrière. Il provoquait des turbulences prononcées (avec nuages de poussière) au voisinage du champ opératoire.
Mais la mise au point et la mise en service du système de tuyaux à double flux (voir p. 199) a résolu les deux problèmes.

2 Alimentation

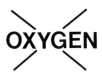

Les moteurs à air comprimé AO ne doivent être actionnés que par de l'air comprimé.
NE JAMAIS UTILISER DE L'OXYGENE.
DANGER D'INCENDIE ET D'EXPLOSION!
L'azote (nitrogène) peut être utilisé comme moyen de secours.
L'air comprimé provient soit directement de cylindres, soit d'une centrale par l'intermédiaire de conduites d'amenée.

2.1 L'air comprimé en cylindres dans la salle d'opération

Avantage: L'alimentation en air comprimé à partir de cylindres est facile à réaliser dans des salles d'opération anciennes, sans aucune installation coûteuse.
L'inconvénient est constitué par les allées et venues que nécessitent les changements de cylindres.
Les cylindres d'air comprimé existent en *différentes grandeurs.* Leur pression de remplissage se situe entre 150–200 atm. (bars). La taille la plus courante contient env. 6 m³ (6000 l) d'air. La quantité qui reste à disposition peut être estimée au moyen du manomètre qui indique la pression dans le cylindre (à 200 atm. le cylindre est plein, à 100 atm. il n'est qu'à moitié plein).

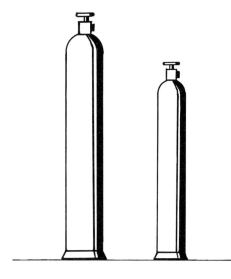

Le *contenu* (manomètre A) doit être contrôlé avant chaque mise en service, pour qu'il reste une réserve d'air suffisante pour toute l'opération. Il faut disposer d'env. 3 m³ pour un vissage ou une ostéosynthèse par plaque, de 5–6 m³ pour un enclouage centromédullaire. En cas de doute, tenir prêt un deuxième cylindre plein, si possible avec le réducteur de pression monté et prêt à fonctionner.
La *pression de fonctionnement* des moteurs est réglée par le réducteur de pression. Normalement elle doit comporter 6 atm. (bars) sur le manomètre (B), voir p. 194.
Habituellement l'air des cylindres est si pur que le fonctionnement des machines n'est pas compromis (par de l'air pollué). Un microfiltre mécanique (voir p. 196), monté après le réducteur de pression, peut encore retenir d'éventuels microbes.

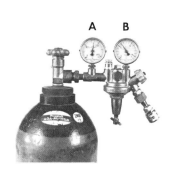

2.2 Centrale d'air comprimé

Dans les hôpitaux d'une certaine importance il existe – généralement à la cave – soit un *compresseur,* soit une *batterie de cylindres* pour assurer une alimentation centrale en air comprimé.

L'air parvient au bloc opératoire par des conduites, puis (réduit à la pression de fonctionnement) aboutit à des prises murales dont les raccords permettent de brancher le moteur.

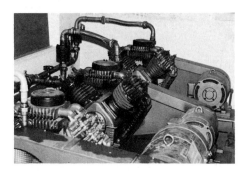

Surveillance en salle d'opération
L'air provenant de la centrale peut être mélangé à de l'eau de condensation, des impuretés et de la rouille, ce qui pourrait provoquer des perturbations du fonctionnement des moteurs à air comprimé. La pureté de l'air peut être contrôlée de manière simple:
– à l'aide d'une tige (p. ex. l'extrémité non pointue d'un clou de Steinmann ϕ 5 mm) il faut enfoncer la soupape dans la prise et recueillir l'air qui s'échappe sur un chiffon. Si l'on constate de la rouille, de l'eau ou de l'huile, il faut à tout prix monter un *filtre grossier.*

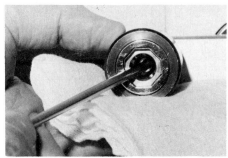

La pression du réseau d'alimentation (qui doit être de 10–12 atm.) peut généralement être contrôlée sur un manomètre branché sur le réseau (baisse de la pression ou pression nulle).

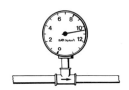

La pression de fonctionnement (6 atm.) sera réglée sur le réducteur de pression pendant que le moteur tourne, ceci pour compenser aussi bien que possible une perte de pression dans les conduites.
Exceptionnellement on peut se contenter d'une pression de 4 atm. pour un vissage, alors qu'au contraire 6 atm. sont absolument indispensables pour un alésage de la cavité médullaire. Lorsque la pression de fonctionnement est trop élevée, la consommation d'air augmente rapidement.

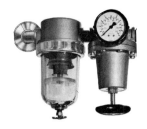

Attention: Les prises pour garrots pneumatiques, etc., exigent une pression plus faible. Le branchement doit donc être effectué après passage à travers un régulateur de basse pression.

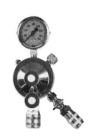

L'air comprimé provenant d'une centrale parfaite est généralement presque exempt de germes
Des examens très poussés effectués sur une centrale d'air comprimé bien entretenue, à l'Hôpital Cantonal de Liestal (Prof. Willenegger), l'ont bien démontré.

Mais l'air peut aussi être *fortement souillé.*
Nous connaissons un cas où la prise d'air du compresseur était située directement à côté de la bouche d'évacuation de la ventilation générale. Tous les germes rassemblés dans tout l'hôpital étaient renvoyés sous pression dans le bloc opératoire!

Un air comprimé complètement exempt de germes peut être obtenu au moyen d'un microfiltre mécanique (voir p. 196). Si *les problèmes de fonctionnement* des moteurs à air comprimé *se répètent,* il faut faire vérifier toute l'installation par le *service technique* de l'hôpital.

Certaines conditions de base doivent être remplies pour que l'installation soit suffisamment performante et que son fonctionnement soit fiable.

Un décanteur d'huile et d'eau à côté du compresseur est indispensable. De même, les conduites doivent être inclinées en direction du compresseur. Les réservoirs des décanteurs d'eau de condensation doivent être surveillés et vidés périodiquement.

La pression du réseau est habituellement fixée à env. 10–12 atm. La pression de remise en marche du compresseur ne doit pas être située au-dessous de 8 atm. Une pression plus basse engendre généralement des difficultés. Il est aussi indispensable que le réservoir d'air, placé à côté du compresseur, soit suffisamment grand.

Pour limiter le plus possible la perte de pression, les *conduites d'amenée* doivent avoir *les plus grandes dimensions possibles* jusqu'au voisinage de la salle d'opération. Lorsque la longueur des conduites ne dépasse pas 10 m, elles auront au moins un calibre d'un demi-pouce (conduite de gaz). Pour des conduites de 10–20 m, le calibre sera d'au moins ¾–1 pouce. Les embranchements terminaux qui amènent l'air aux prises dans la salle d'opération seront réalisés par des conduites de gaz d'un demi-pouce. Fréquemment aussi ce sont des tubes en cuivre d'au moins 10 mm, mieux encore 12 mm de diamètre intérieur.

La quantité d'air
Il faut prévoir 250–350 litres d'air par minute et par moteur.
Le moteur électrique du compresseur doit avoir une puissance qui dépend de la longueur des conduites, mais qui s'élève à 1,8–2,5 CV pour chaque moteur qui fonctionne en même temps. Ainsi, si de la chirurgie osseuse est exécutée en même temps dans 1–3 salles, la puissance du compresseur doit être au moins 5–7,5 CV.

2.3 Les filtres dans la salle d'opération

Les filtres recommandés par SYNTHES ne proviennent pas de notre propre fabrication. C'est pourquoi les types existant dans les différents pays et leur entretien peuvent varier quelque peu. Mais les principes de fonctionnement restent toujours les mêmes.

2.3.1 Filtre grossier (décanteur d'huile et d'eau)

Si l'air provient *directement des cylindres*, un filtre grossier n'est pas nécessaire, parce que cet air est suffisamment pur.
Dans les conduites provenant de *centrales* (compresseur ou batterie de cylindres dans la cave) il se forme toujours de l'eau de condensation et souvent aussi de la rouille.
C'est pourquoi nous recommandons vivement le montage d'un filtre grossier avant le réducteur de pression qui précède les prises pour les tuyaux dans la salle d'opération. Ce filtre protège les moteurs en retenant les impuretés avant qu'elles ne pénètrent dans les réducteurs de pression ou dans les moteurs qu'elles pourraient bloquer.

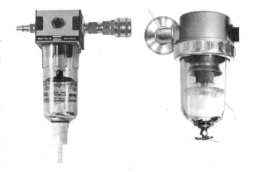

Entretien du filtre grossier

Les impuretés rassemblées dans le réservoir transparent doivent être vidées régulièrement (lorsqu'elles atteignent plus de 1 cm). Du liquide peut être évacué en pressant sur la soupage de vidange (ou en dévissant la vis de vidange). Pour nettoyer le réservoir en verre (enlever la rouille) il faut l'enlever (pas de vis ou verrouillage à baïonnette, suivant la provenance).

Attention: Avant d'enlever le réservoir en verre, il faut couper l'arrivée d'air et faire chuter la pression!

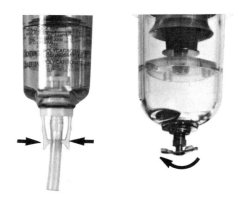

2.3.2 Microfiltre mécanique (filtre fin)

Ce filtre retient même les particules les plus petites, éventuellement porteuses de germes, et garantit durablement un taux de stérilité de l'air de 99,99%. Puisque les tuyaux et les moteurs sont aussi stériles lorsqu'on les utilise, l'air qui s'échappe est également stérile.
Ce filtre doit être monté *après* le réducteur de pression (dans la zone où la pression est de 6 atm.).

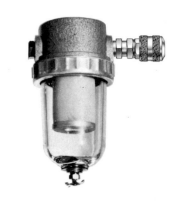

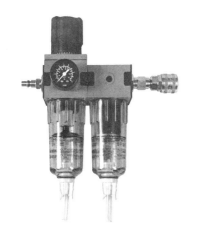

Lorsqu'il existe une *centrale d'air* (compresseur ou batterie de cylindres), *il faut* monter avant le microfiltre mécanique un filtre grossier et un réducteur de pression.
A gauche: Réducteur de pression et filtre grossier dans le même boîtier.
A droite: Microfiltre mécanique.

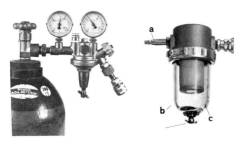

Lorsque *l'air provient de cylindres,* un réducteur de pression monté avant le microfiltre mécanique suffit (un filtre grossier est superflu). La connexion est généralement réalisée par un simple tuyau.

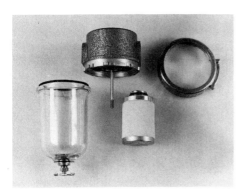

Entretien du microfiltre mécanique

Si le montage de ce filtre est correct (après le réducteur de pression, pièce filtrante non exposée aux lésions), sa fonction est garantie pendant plusieurs mois. Il n'y a lieu de changer la *cartouche filtrante* que lorsque l'on constate une baisse importante du nombre de tours des moteurs (les pores du filtre sont alors partiellement bouchés): couper l'arrivée d'air, faire chuter la pression, enlever le récipient en verre et changer le filtre!

2.4 Les réducteurs de pression

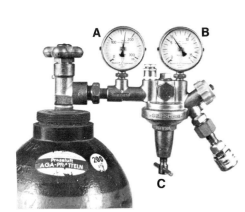

Il existe de nombreux réducteurs de pression, en différentes exécutions qui ne sont pas identiques à celle qui figure sur l'illustration ci-contre. Parfois ils sont directement combinés à un filtre grossier.
Un réducteur de pression est toujours nécessaire pour abaisser la pression élevée de l'air dans les cylindres (200 atm.) ou d'un système de conduites provenant d'une centrale (10–12 atm.) à la pression de fonctionnement nécessaire pour les moteurs (6 atm.).
Le réducteur de pression pour les cylindres d'air est surmonté de *2 manomètres.* Le premier (A) indique la pression dans le cylindre (= réserve d'air). La vis du régulateur (C) règle la pression de fonctionnement donnée par l'autre manomètre (B).

Lorsqu'il existe une *centrale d'air,* un *réducteur de pression* muni d'un seul manomètre (ici accompagné des filtres) suffit à régler la pression de fonctionnement.

La pression de fonctionnement (6 atm.) doit toujours être réglée *lorsque le moteur tourne,* pour qu'une éventuelle chute de pression (par résistance) dans la conduite soit compensée.

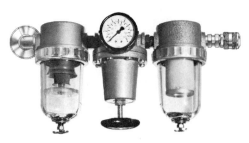

Le régulateur de faible pression

Il est utilisé pour diminuer davantage la pression de fonctionnement à une faible pression, nécessaire à divers appareils fonctionnant à basse pression (p. ex. les manchettes gonflables des garrots pneumatiques) (a).

Ce régulateur sera placé après le réducteur de pression normal (et év. le microfiltre mécanique). La prise d'air pour un moteur (b) est située *avant* ce régulateur.

Sur le manomètre de ce régulateur on règle (C) la faible pression nécessaire aux appareils à basse pression.

Par exemple: Pression des garrots pneumatiques: au membre supérieur 170–210 mm de mercure, au membre inférieur 450–500 mm de mercure pour 1½ heure.

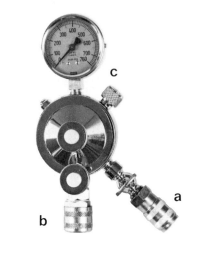

Nous préparons actuellement une *combinaison universelle de filtres.* Elle sera constituée par un filtre grossier, un réducteur de pression, un filtre mécanique stérilisant, un régulateur de faible pression et comprendra des raccords pour les tuyaux simples et les tuyaux à double flux ainsi que pour les appareils à faible pression.

2.5 Amenée d'air aux moteurs

Entre le réducteur de pression et les moteurs l'air comprimé est transporté par des tuyaux.

2.5.1 Le système de tuyaux simples

Les tuyaux simples ont fait leur preuve pendant plus de 20 ans.

Avantages
– installation simple dans la salle d'opération
– faible poids

Inconvénients
– ils ne servent qu'à amener l'air qui doit donc s'échapper des moteurs au voisinage immédiat du champ opératoire.

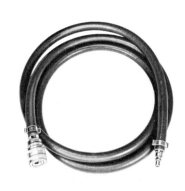

Le *tuyau simple, habituel* (2–3 ou 5 m de longueur) est généralement utilisé, suivant les conditions locales, pour amener l'air jusqu'au voisinage de la table d'opération (ou la table d'instruments). Fréquemment, il n'est pas stérilisé. Sur celui-ci se branche un *tuyau en spirales* (stérile) ou un tuyau court, simple. Ils amènent l'air au moteur.

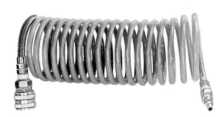

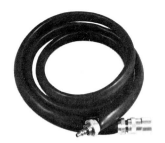

2.5.2 Le système de tuyau double

Les controverses au sujet de l'échappement d'air turbulent au voisinage du champ opératoire conduisirent à tenter de canaliser cet échappement. Les tuyaux d'évacuation séparés ne s'avérèrent pas pratiques. Des tuyaux courts produisirent encore plus de tourbillons de poussière au voisinage du sol. Le *tuyau double* s'avéra être la seule solution: le tuyau placé au centre amène l'air comprimé au moteur, le tuyau extérieur qui l'entoure évacue l'air utilisé. Il ne se forme aucun tourbillon au voisinage du champ opératoire.

Les diverses installations d'amenée et d'évacuation.
Dans une salle ancienne (installation de secours):
– un *diffuseur pour l'évacuation de l'air* laisse échapper l'air *dans la salle d'opération*, sans tourbillons.
– il vaut mieux utiliser un embout séparateur et réaliser l'évacuation de l'air au moyen d'un tube de grande dimension ou d'un tuyau fixe allant à l'air libre ou dans une pièce voisine.

Dans les *salles blanches* (Greenhouses):
– l'air doit être évacué au moins jusque dans la pièce environnante.

Dans les *constructions nouvelles* (nouvelles installations de salle d'opération):
– il convient d'évacuer l'air à l'air libre ou dans un système d'évacuation d'air performant (installation d'aspiration) (prises murales doubles).

Construction des raccords
Les raccords des tuyaux doubles ne sont qu'à peine plus gros et plus lourds que les raccords simples.
Les raccords pour tuyaux doubles (et les embouts) et les raccords simples peuvent être assemblés ensemble à volonté (comme solution de fortune). Evidemment, la fonction d'évacuation d'air n'est pas assurée. Les moteurs prévus pour des tuyaux doubles font alors plus de bruit, car ils ne sont pas munis d'un silencieux.

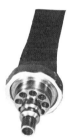
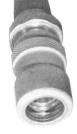

Transformation des moteurs
Il est facile de transformer des moteurs existants pour les raccorder aux tuyaux doubles. Les représentants SYNTHES sont à même de vous conseiller.

2.5.2.1 Les tuyaux doubles

Pour éviter une perte de puissance par évacuation de l'air, *la longueur totale du tuyau ne dépassera pas 8 m.* Afin d'économiser la place pour stériliser, il est judicieux de subdiviser les longs tuyaux en deux unités plus petites et éventuellement de ne stériliser qu'un seul tuyau.

2.5.2.2 Le diffuseur pour l'évacuation de l'air

Grâce à ce diffuseur, il est possible de bénéficier des avantages du système des tuyaux doubles même dans les salles d'opération anciennes. Sa grande surface laisse échapper l'air à petite vitesse, de manière à éviter les tourbillons violents.

Mise en place du diffuseur
Il est recommandé de le suspendre au voisinage de l'arrivée d'air, à une certaine distance de la table d'opération. L'air arrive par un tuyau simple depuis la prise (réducteur de pression). Entre le diffuseur et le moteur on branche un tuyau double.

La *cartouche micro-filtre*, que l'on peut remplacer, laisse échapper l'air exempt de germes. Elle n'est pas stérilisable.

Remplacement du micro-filtre
Normalement, la durée d'un micro-filtre est de plusieurs mois. Il ne faut le changer que lorsqu'il est endommagé (perforé) ou lorsque ses pores se bouchent (baisse de pression au moteur).
Pour changer le filtre il faut enlever les trois vis à empreinte hexagonale (a), puis séparer le boîtier en deux. Remplacer la cartouche filtrante et remonter le diffuseur en procédant dans l'ordre inverse. Pour que les joints aux extrémités du filtre soient efficaces, il faut comprimer axialement les deux parties du boîtier pendant qu'on remet les vis.

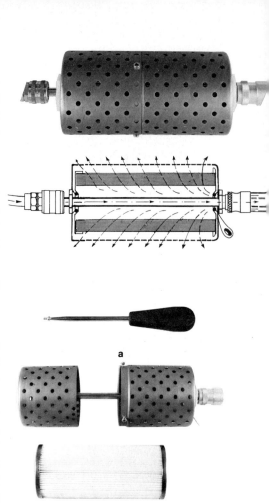

2.5.2.3 Prise pour tuyau double

Cette prise permet de séparer l'arrivée et l'évacuation d'air, puis d'amener l'air évacué hors de la salle d'opération à travers un gros tuyau (tuyau solide, p. ex. Vacuflex).

La prise pour tuyau double présente à sa face postérieure un embout simple qui s'enfonce dans une prise simple (prise murale ou tuyau). Devant, elle est munie d'un raccord pour enfoncer un tuyau double pour le moteur, alors que l'évacuation de l'air se fait latéralement à travers un tuyau épais.

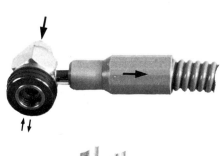

La prise murale pour tuyau double illustrée n'est qu'un exemple des différentes possibilités d'installations encastrées ou non, disponibles surtout pour les constructions nouvelles.
Les représentants SYNTHES sont à la disposition des architectes et des services techniques pour résoudre les problèmes de transformation (voir aussi bulletin no. 28).

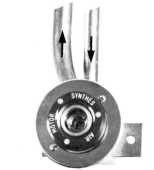

3 Les moteurs à air comprimé

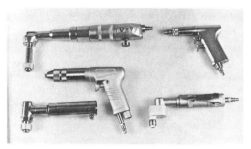

L'instrumentation AO comprend les moteurs suivants:

– le *petit moteur à air comprimé* à mandrin à verrouillage rapide et rotation dans les deux sens
C'est devenu le moteur standard, mais il ne peut pas être utilisé pour l'alésage médullaire
– *le moteur à air comprimé pour alésage médullaire* à mandrin à verrouillage rapide pour les arbres flexibles. Il est utilisé pour l'alésage médullaire pour les enclouages
– la *scie oscillante* pour les ostéotomies
– le *moteur à air comprimé universel* à mandrin à trois mâchoires. *L'engrenage angulaire* qui se monte sur ce moteur le rend également apte à aléser la cavité médullaire
– le *mini-moteur* à mandrin de type dentisterie, spécialement conçu pour la chirurgie de la main et la chirurgie maxillo-faciale.

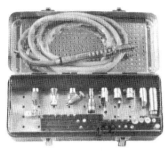

Tous ces moteurs sont actionnés par l'*air comprimé*.
Le raccordement du tuyau se faisant directement au moteur, il est plus facile de changer les moteurs (p. ex. changer le moteur qui tourne lentement contre la scie oscillante rapide).
Sur tous les moteurs, l'arrivée d'air se fait par l'embout central. Sur les moteurs à tuyau double l'évacuation de l'air se fait par les trous disposés tout autour de l'embout. Cet air est ensuite capté par le raccord du tuyau. Sur les moteurs «simples» un silencieux pour l'échappement d'air est monté à côté de l'embout d'amenée.

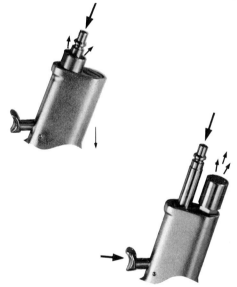

Tous les moteurs peuvent être livrés soit avec la prise pour tuyaux simples, soit avec la prise pour tuyaux doubles. Les modèles anciens peuvent être *transformés* pour s'adapter au système à tuyau double.
La régulation aisée de la *vitesse* de tous les moteurs facilite un travail de précision. Plus on presse fortement sur la détente, plus le moteur tournera rapidement. En relâchant la détente, le moteur s'arrête immédiatement.

3.1 Le petit moteur à air comprimé

Ce moteur standard sert à percer des trous jusqu'à un diamètre de 5 mm. Il est aussi utilisé pour tarauder, pour visser et dévisser des vis. *Il ne peut pas être utilisé pour l'alésage médullaire.*

Caractéristiques techniques
- existe en deux variantes: pour tuyau double et pour tuyau simple
- rotation dans les deux sens
- nombre de tours réglable progressivement jusqu'à 600 tours/min.
- mandrin à verrouillage rapide pour instruments à extrémité spéciale
- pression nécessaire: 6 atm.
- consommation d'air: env. 250 l/min.
- poids: env. 600 g.
- stérilisable à l'autoclave jusqu'à 140° C.

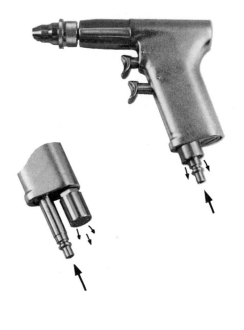

Fonctionnement
La détente inférieure (médius) règle la vitesse régulièrement. En pressant en même temps sur la détente supérieure (index), le moteur inverse immédiatement, pendant la marche, son sens de rotation (devient antihoraire).

Mandrin à verrouillage rapide et instruments
Les instruments munis d'une extrémité correspondante peuvent être branchés rapidement et simplement dans le mandrin à verrouillage rapide de ce moteur.

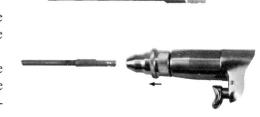

Pour monter les instruments: Pousser vers l'avant la douille du mandrin, glisser l'instrument dans le mandrin puis le tourner jusqu'à ce que le méplat encliquète. Le pousser ensuite à fond, puis relâcher la douille.
Pour *retirer* les instruments, pousser la douille vers l'avant et retirer l'instrument en même temps.

Utilisation
Forer: utilisation normale en rotation vers la droite (sens horaire). Exceptionnellement, év. pour retirer une mèche, faire tourner en sens antihoraire.

Tarauder: il ne faut tarauder au moteur qu'*exeptionnellement!* Utiliser toujours le taraud long.
Dès que le taraud a traversé la deuxième corticale, faire tourner en rotation antihoraire pour le retirer. *Ne pas presser* en taraudant! Laisser le moteur «suivre» le taraud.

Visser: lorsqu'on met les vis à l'aide du moteur, il faut veiller à ce que la vis s'engage correctement dans le filetage de l'os et qu'elle ne se coince pas. *Pour serrer les vis à fond,* il faut *toujours* employer le tournevis *à la main.*

Dévisser: desserrer d'abord les vis à la main à l'aide du tournevis habituel, puis dévisser en faisant tourner le moteur en sens antihoraire.

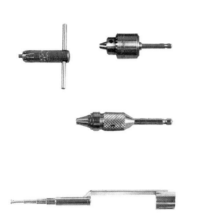

Instruments à extrémité pour mandrin à verrouillage rapide, qui s'adaptent sur le petit moteur
- mèches   ⌀ 1,1–4,5 mm
- tarauds   ⌀ 2,7–4,5 mm
- tournevis amovibles hexagonaux   2,5 + 3,5 mm
- fraise à queue (pour plaques coudées)

Les instruments ci-dessus figurent dans les boîtes standard.

- fraise creuse (pour vis cassées)
- mandrin à clé
- mandrin à verrouillage type dentisterie (pour instrumentation miniaturisée)
- *s'adapte sur le petit moteur:* guide téléscopique pour les broches

Accessoires nécessaires:
Réducteurs de pression, filtres, tuyaux, burette à huile. Selon l'installation d'air comprimé et le type de moteur, il faut éventuellement disposer d'une pièce intermédiaire pour huiler.

Remarques
- il est préférable de juger sur place l'installation nécessaire pour utiliser ce moteur
- nous recommandons vivement de n'utiliser ces moteurs qu'après avoir monté un filtre dans l'installation
- *ne jamais utiliser d'oxygène* pour actionner les moteurs à air comprimé! Danger d'incendie et d'explosion!

Des patentes et modèles déposés sont en vigueur.
P. ex. CH-Pat. no. 477870.

3.2 Le moteur à air comprimé pour alésage médullaire

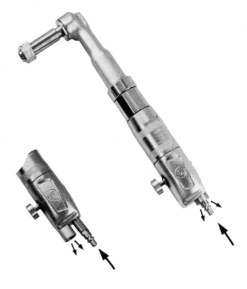

Il peut également être utilisé avec les fraises pour prothèses totales (Protek). Inutilisable pour forer des trous pour des vis.

Caractéristiques techniques
Disponible avec raccord pour tuyau double ou pour tuyau simple.
- nombre de tours/minute réglable progressivement jusqu'à 400 tours/min.
- engrenage angulaire incorporé, percé. Prise à verrouillage rapide pour les arbres flexibles
- pression nécessaire: 6 atm.
- consommation d'air: env. 350 l/min.
- poids: env. 1700 g.
- stérilisable à l'autoclave jusqu'à 140° C.

Fonctionnement
- la détente en forme de champignon règle la vitesse
- l'engrenage incorporé abaisse le nombre de tours à la valeur optimale pour l'alésage de la cavité médullaire
- la perforation qui traverse la prise de part en part laisse passer le guide d'alésage
- il suffit d'enfoncer les arbres dans la prise à verrouillage rapide. En reculant l'anneau de la prise, les arbres sont libérés. Un dispositif de sûreté empêche que les arbres flexibles ne se déclenchent eux-mêmes, p. ex. lorsque la prise effleure la plaque de protection pour les tissus.

Instruments qui s'adaptent dans la prise rapide du moteur pour alésage médullaire:
- les arbres flexibles pour l'alésage médullaire
- les fraises et râpes provenant de l'instrumentation pour prothèses de la maison Protek.

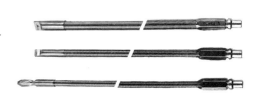

Accessoires nécessaires
Réducteurs de pression, filtres, tuyaux, burette à huile. Suivant l'installation d'amenée d'air et le type de moteur, il faut disposer d'une pièce intermédiaire pour huiler.

Remarques
- il est préférable de juger sur place l'installation nécessaire pour utiliser ce moteur
- nous recommandons vivement de n'utiliser ces moteurs qu'après avoir monté un filtre dans l'installation
- *ne jamais utiliser d'oxygène* pour actionner les moteurs à air comprimé! Danger d'incendie et d'explosion!

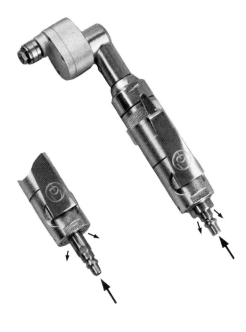

3.3 La scie oscillante

Elle est spécialement conçue pour les ostéotomies. La lame de scie, fixée par une vis, est parallèle à l'axe du moteur, comme sur un ostéotome.

Caractéristiques techniques
- disponible avec raccord pour tuyau double ou pour tuyau simple
- nombre de tours réglable progressivement, jusqu'à env. 14 000 tours/min.
- tourillon d'entraînement de la lame: 9,5 mm
- pression nécessaire: 6 atm.
- consommation d'air: env. 300 l/min.
- poids: env. 700 g.
- stérilisable à l'autoclave jusqu'à 140° C.

Fonctionnement
- le levier situé sur le côté règle progressivement le nombre de tours
- la plaque de protection qui recouvre le levier empêche une mise en marche intempestive du moteur lorsqu'on le dépose
- *à respecter:* le moteur doit déjà être en marche lorsqu'il entre en contact avec l'os. Si on appuie fortement, la scie ne peut pas couper, les dents de la scie se bloquent dans l'os et tout le corps du moteur oscille
- le *meilleur rendement de la scie* est atteint, lorsque le moteur est soumis à de faibles mouvements de va-et-vient dans le plan de la lame de la scie, et qu'ainsi la lame ressort partiellement de l'os. Il faut laisser à la scie le temps de travailler! Il n'est pas judicieux d'enfoncer la lame dans l'os (comme un ostéotome), car les coins de la lame butent.

Lorsque la scie est conduite calmement, elle réalise des coupes très précises, grâce à sa lame solidement fixée. Les coupes incurvées proviennent soit de lames usées, soit d'une pression excessive ou d'une torsion imprimée au moteur.

Accessoires nécessaires
Réducteurs de pression, filtres, tuyaux, burette à huile. Suivant l'installation d'amenée d'air et le type de moteur, il faut disposer d'une pièce intermédiaire pour huiler.

Remarques
- il est préférable de juger sur place l'installation nécessaire pour utiliser ce moteur
- nous recommandons vivement de n'utiliser ces moteurs qu'après avoir monté un filtre dans l'installation
- *ne jamais utiliser d'oxygène* pour actionner les moteurs à air comprimé! Danger d'incendie et d'explosion!

Les lames de scie
Les lames de scie n'ont qu'une épaisseur de 0,4 mm. Elles sont fabriquées en acier spécial pour ressorts dont la dureté et la résistance à l'usure garantissent un usage prolongé. Il existe plusieurs lames, interchangeables. Elles peuvent être montées dans le prolongement de l'axe du moteur ou à 45° ou encore à 90°. Plus la lame est longue, plus son débattement est grand, puisque l'angle d'oscillation ne peut pas être modifié.

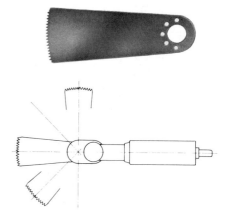

Attention: Eviter de scier sur des instruments (écarteurs à os) ou des implants. Il peut éventuellement être nécessaire de s'assurer par un contrôle radiologique que des vis cassées ou des broches ne sont pas restées dans l'os.
Lorsque les *lames de scie sont usées,* elles commencent à se coincer. *Un aiguisage n'est pas possible,* car ce matériel trempé ne permet pas de refaire une voie au moyen des dents et donc elles ne peuvent plus couper librement.

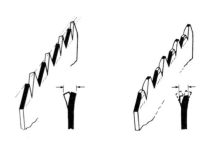

Pour changer les lames de scie, desserrer l'écrou avec la clé à anneau de 11 mm et l'enlever. La lame de scie peut alors être soulevée facilement. En remettant l'écrou, il faut prendre soin d'engager la tige d'entraînement dans le trou de la rondelle. Serrer ensuite l'écrou à l'aide de la clé à anneau, jusqu'à ce que le ressort soit complètement aplati.

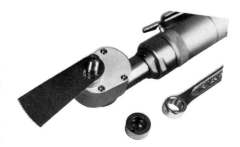

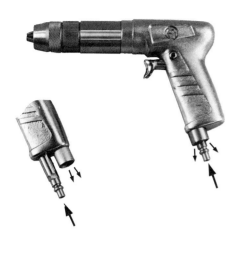

3.4 Le moteur universel à air comprimé

Le moteur universel à air comprimé peut être utilisé pour forer les trous pour les vis et pour l'alésage de la cavité centromédullaire. En y montant une pièce intermédiaire, il peut aussi entraîner les alésoirs rigides pour prothèses totales de la maison Protek.

Caractéristiques techniques
- existe en deux variantes: raccord à tuyau double ou raccord pour tuyau simple
- réglage progressif du nombre des tours jusqu'à 550 tours/min.
- le mandrin qui s'ouvre jusqu'à un diamètre de 6 mm ne nécessite aucune clé
- pression nécessaire: 6 atm.
- consommation d'air: env. 300 l/min.
- poids: env. 1200 g.
- stérilisable à l'autoclave jusqu'à 140° C.

Pour l'alésage centromédullaire, il faut monter l'engrenage angulaire sur ce moteur.

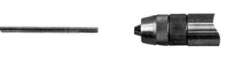

Fonctionnement
- réglage de la vitesse par la détente
- dans le mandrin à trois mâchoires, il ne faut serrer que des instruments dont l'extrémité est ronde ou présente trois facettes. En tournant la partie antérieure quadrillée vers la droite, on ouvre le mandrin; on le ferme en tournant vers la gauche. Les mèches standard à extrémité pour verrouillage rapide sont inadéquates pour ce moteur!
- ce moteur ne tourne *que dans un sens*, il ne peut donc être utilisé pour tarauder
- les broches de Kirschner peuvent être serrées directement dans le mandrin à trois mâchoires.

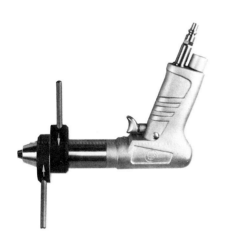

Lorsque, pendant le travail, le mandrin à trois mâchoires s'est serré trop fortement (p. ex. après utilisation de l'engrenage angulaire), il n'est plus possible de l'ouvrir à la main. Desserrer alors au moyen de deux pinces auto-serrantes ou des *clés pour mandrin* spéciales.

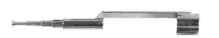

Un *guide télescopique pour broches* est livrable.

L'engrenage angulaire
est employé pour actionner les arbres flexibles d'alésage. Un engrenage réduit la vitesse du moteur au nombre de tours optimal pour aléser la cavité médullaire. L'engrenage est traversé par un trou qui laisse passer le guide d'alésage. La prise à verrouillage rapide de l'engrenage angulaire est munie d'un dispositif de déclenchement de sécurité.

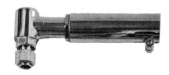

Montage de l'engrenage angulaire
- fermer le mandrin. Si l'on serre un petit bout d'une broche de Kirschner de 2 mm, longue d'env. 15 mm, il sera plus facile d'ouvrir le mandrin après l'alésage. En effet, l'alésage a souvent pour effet de serrer très fortement le mandrin
- enfiler l'engrenage angulaire sur la partie cylindrique du moteur, jusqu'à ce que le mandrin s'engage à fond dans la pièce de transmission (év. faire tourner la prise à verrouillage rapide)
- monter l'engrenage angulaire de préférence à 90° par rapport à la poignée, suivant la direction de travail vers la gauche ou vers la droite, de manière à ce qu'en travaillant avec un arbre horizontal, la poignée soit perpendiculairement vers le bas. Serrer légèrement la vis de serrage de l'engrenage angulaire en utilisant un tournevis à extrémité hexagonale (existe sur la poignée du guide d'alésage)
- démonter l'engrenage angulaire en procédant dans l'ordre inverse.

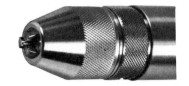

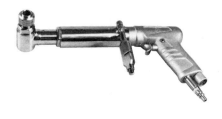

Le mandrin de raccordement à verrouillage rapide
Il facilite le changement rapide des instruments pour l'implantation des prothèses totales (instruments Protek). Il se monte directement dans le mandrin à trois mâchoires.

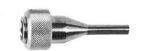

Accessoires nécessaires
Réducteurs de pression, filtres, tuyaux, burette à huile. Suivant l'installation d'amenée d'air et le type de moteur, il faut disposer d'une pièce intermédiaire pour huiler.

Remarques
- il est préférable de juger sur place l'installation nécessaire pour utiliser ce moteur
- nous recommandons vivement de n'utiliser ces moteurs qu'après avoir monté un filtre dans l'installation
- *ne jamais utiliser d'oxygène* pour actionner les moteurs à air comprimé! Danger d'incendie et d'explosion!

3.5 Le mini-moteur à air comprimé et ses accessoires

Ce moteur a été mis au point pour la chirurgie de la main et la chirurgie maxillo-faciale, mais entre-temps, il connaît la faveur des neurochirurgiens.

Ce moteur spécial tourne à un nombre de tours très élevé. On y monte des petites mèches et des fraises. Des accessoires spéciaux pour scier et tailler sont disponibles.

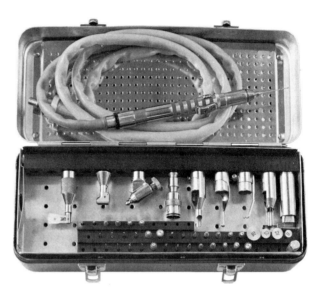

Caractéristiques techniques
- n'existe qu'avec raccord pour tuyau double
- nombre de tours réglable progressivement jusqu'à 12 000 tours/min
- mandrin de type dentisterie pour instruments correspondants
- pression nécessaire: 6 atm.
- consommation d'air: env. 150 l/min.
- poids: env. 130 g.
- stérilisable à l'autoclave jusqu'à 140° C.

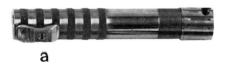

Le mini-moteur à air comprimé
ne tourne que vers la droite. Le nombre de tours peut être réglé régulièrement de 0–12 000 tours/min en déplaçant la grande détente (a) dans le sens longitudinal.

Pour augmenter la fiabilité, nous recommandons de *toujours filtrer l'air par un microfiltre mécanique*.

Le raccord du tuyau double
Il peut être tourné facilement sur le moteur (c), ce qui augmente considérablement la maniabilité de ce moteur léger. L'air est évacué à distance du champ opératoire par le tuyau externe. – *Pour brancher le tuyau,* il faut le saisir par le raccord (aux deux extrémités) et *ne pas le couder,* pour éviter qu'il ne se casse.
L'embout du tuyau double s'adapte à toutes les installations de tuyau double standard AO.

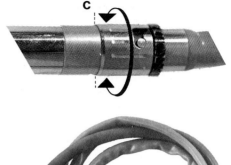

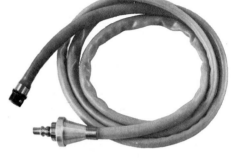

Les accessoires (fraises et douilles protectrices)
Grâce à un mandrin à verrouillage rapide, les différents *accessoires* (fraises, etc.) peuvent être montés sur ce moteur: presser la petite détente (d) vers l'avant.

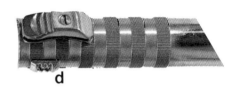

Le *porte-fraise droit* à verrouillage rapide est prévu pour les mèches et les fraises dont l'extrémité présente le système de montage standard utilisé par les dentistes.
Montage des instruments: Tirer vers l'arrière le cône étagé, enfoncer la tige de l'instrument puis la tourner jusqu'à ce que son méplat d'entraînement encliquète. Relâcher ensuite le cône.
L'assortiment standard contient des mèches dont le calibre ne dépasse pas 2,7 mm. Eventuellement, des trous plus grands seront percés en utilisant les fraises sphériques ou les fraises à disque.
Sur la partie cylindrique de ce porte-fraise il est possible de monter les diverses douilles protectrices en les enfonçant, puis en les fixant au moyen du petit tournevis.

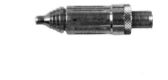

- douille protectrice pour fraises à disque jusqu'à un calibre de 15 mm
- douille protectrice pour les fraises jusqu'à un calibre de 6 mm
- guide amovible pour trépanation du crâne
- butée de profondeur pour mèches
- protection élastique pour fraise de Lindemann.

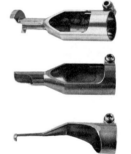

Voir dans le catalogue SYNTHES les mèches et fraises qui s'adaptent sur ce porte-fraise droit.

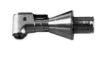

Toutes les mèches dont l'extrémité est prévue pour le verrouillage type dentisterie s'adaptent sur le *porte-fraise coudé à 90°*.

Montage des instruments: Tourner le petit levier vers la droite, enfoncer l'instrument, puis le tourner jusqu'à ce que le méplat d'entraînement encliquète. Tourner le petit levier en sens inverse pour assurer la fixation de l'instrument.

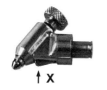

Le porte-fraise coudé à 45° est muni d'une pince de serrage pour des broches ⌀ 0,6–2,0 mm (anciens diamètres: 0,8–1,7 mm). La pression sur le petit levier (x) – il doit s'enclencher avec un «clic» – bloque l'entraînement pendant que l'on serre les broches de Kirschner.
La démultiplication montée dans cette pièce réduit le nombre de tours à un maximum de 4500 tours/min.
Nouveau modèle dès 1985.

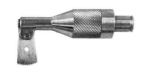

La scie oscillante est utilisée pour des travaux fins à la scie.
Mise en place des lames de scie: tenir la lame de scie parallèlement à l'axe du moteur, puis l'accrocher sur le pivot en forme de champignon. La tourner ensuite dans la position souhaitée pour travailler (elle doit s'engager dans la fente de la tige oscillante). Enfin, il faut l'encliqueter dans le boulon d'entraînement en exerçant une pression.
Pour retirer la lame de scie, il faut procéder dans l'ordre inverse. Les dents de lame de scie sont disposées en quinconce, c'est pourquoi elles ne peuvent pas être réaiguisées.

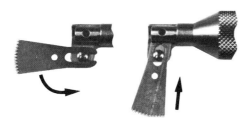

Instruments complémentaires

La scie à guichet
Montage de la lame de scie: tenir la lame de scie à l'angle droit par rapport à l'axe du moteur et l'enfoncer dans la fente. Après avoir tourné la lame autour du boulon d'entraînement, la fixer au moyen de l'anneau qui l'assure.
Démontage en sens inverse.

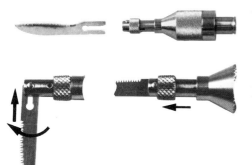

211

4 Nettoyage et graissage des moteurs

Les moteurs à air comprimé font évidemment partie des pièces les plus délicates de l'instrumentation. Mais leur entretien n'est pas compliqué au point de ne pouvoir être assuré que par le mécanicien. Lorsque ces moteurs sont nettoyés, graissés et stérilisés convenablement, ils fonctionnent irréprochablement pendant longtemps.
Nous avons déjà signalé:

> La rouille, l'eau et l'huile des compresseurs sont les plus grands ennemis de ces moteurs.
> Les températures élevées endommagent les joints.

Si le fonctionnement de ces moteurs est fréquemment perturbé, il y a lieu de vérifier d'abord l'installation d'air comprimé (filtres), puis les opérations de nettoyage et de graissage des moteurs.

4.1 Entretien des gros moteurs

4.1.1. Nettoyage

Après chaque utilisation, laver *l'extérieur* du moteur. *Ne jamais le baigner!* Laisser ensuite égoutter par l'embout d'entrée d'air l'eau qui aurait pu pénétrer (embout de raccordement du tuyau en bas).
Si par une maladresse le moteur tombe dans l'eau, il faut d'abord l'égoutter puis sécher le moteur à l'air comprimé et le huiler *immédiatement*. Les parties démontables seront enlevées pour le nettoyage (écrou de fixation des lames de scie, mandrin à clé).
Les raccords, les mandrins, etc., doivent d'abord être nettoyés, aussi à l'intérieur au moyen d'une brosse adéquate (les actionner, resp. ouvrir et fermer) après quoi on les sèche à l'air comprimé (souffleur), puis on les huile.
Si l'on ne stérilise pas les moteurs immédiatement après leur nettoyage, il faut en plus les sécher!

> *Ne jamais abandonner des moteurs mouillés*

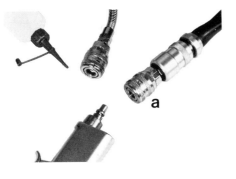

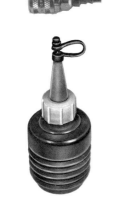

4.1.2 Huilage des machines

Immédiatement *après le nettoyage,* tourner les machines de manière à ce que leur entrée d'air soit orientée vers le haut. Utiliser la burette d'huile pour laisser tomber *quelques gouttes d'huile spéciale* dans l'embout d'amenée d'air. Brancher ensuite les moteurs à un tuyau simple et les faire tourner pendant quelques instants, pour huiler toutes les parties internes des turbines à air. Enserrer l'échappement d'air par un chiffon pour recueillir l'excédent d'huile.

Pour cette manœuvre, les moteurs à tuyaux doubles doivent également être branchés à un tuyau simple ou alors il faut utiliser la *pièce intermédiaire pour huiler* (a), conçue à cet effet.

En pratiquant ainsi, on évite d'envoyer l'huile en excès dans le tuyau double.

Employer beaucoup d'huile, elle ne fait aucun dégât.

Les *prises* (mandrins, raccords à verrouillage rapide) et les *détentes* doivent également être huilées de temps à autre par quelques gouttes d'huile.

L'huile spéciale supporte les températures de stérilisation sans durcir. Il est superflu d'utiliser de l'huile stérilisée puisque par la suite tout le moteur sera stérilisé.

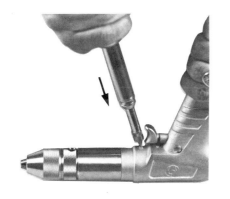

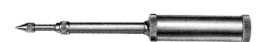

4.1.3 Graissage

Les engrenages des gros moteurs (scie, moteur universel et moteur pour alésage médullaire) sont graissés et scellés. Il n'est pas nécessaire de graisser les moteurs à l'hôpital pour autant que ces moteurs nous soient envoyés chaque année pour révision. Les moteurs utilisés plusieurs fois par jour seront graissés un peu tous les 6 mois (2–3 coups de pompe à graisser dans les graisseurs des engrenages).

N'employer que peu de graisse. Elle ne peut s'échapper, mais durcit par les stérilisations fréquentes.

Nous recommandons un contrôle annuel de tous les moteurs. Vous faciliterez le travail du service de réparation de SYNTHES en indiquant dans une lettre d'accompagnement s'il s'agit d'un contrôle ou d'une réparation (indiquer alors la défectuosité qui doit être réparée).

4.2 Entretien du mini-moteur

En principe, tout ce qui a été exposé jusqu'à maintenant est aussi valable pour ce moteur. Il est évident que des fautes et négligences conduisent à des pannes et à des blocages plus rapidement sur ce moteur que sur les gros moteurs.

Nettoyage du moteur
Le nettoyage externe sera exécuté comme celui des gros moteurs (voir p. 212).
Ne pas tremper les moteurs dans l'eau!
Des moteurs malencontreusement baignés doivent être séchés à l'air comprimé immédiatement, puis huilés *abondamment* (voir ci-dessous) et enfin séchés.

Huilage du mini-moteur
Après *chaque* nettoyage, ce moteur doit également être huilé abondamment. Laisser égoutter l'eau qui aurait pu pénétrer, puis monter la *pièce intermédiaire* (g). Déposer alors quelques gouttes d'huile spéciale dans l'entrée d'air. Brancher le moteur au moyen d'un tuyau *standard* (simple ou double) et le laisser tourner pendant 10–20 secondes. Cette manœuvre lubrifie l'intérieur de la turbine à air. L'huile en excès s'échappe par la pièce intermédiaire (h) et ne pénètre pas dans le tuyau d'air.
De temps à autre déposer 1–2 gouttes d'huile spéciale au niveau des *pièces d'entraînement du moteur* (m) et des *accessoires* (l). Les répartir ensuite à l'intérieur avec le souffleur. Même procédé pour huiler les parties mobiles des accessoires (k).

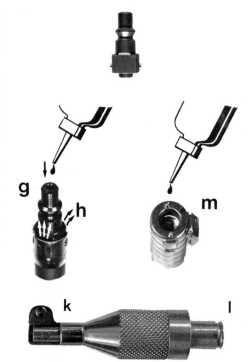

Stérilisation
Le moteur et le tuyau sont habituellement stérilisés à la vapeur sous pression jusqu'à *140° C.*
La stérilisation à l'air chaud ne doit être utilisée qu'exceptionnellement. Les accessoires et instruments peuvent être stérilisés par tous les procédés.

Préparation du moteur pour l'opération
Avant l'opération, il faut contrôler le fonctionnement du moteur à l'air comprimé. Si le moteur ne se met pas en route de lui-même, il faut monter le porte-fraise droit, puis mettre une fraise que l'on fera tourner quelques tours à la main.

5 Stérilisation

5.1 Stérilisation des moteurs à air comprimé

Les moteurs peuvent être stérilisés après nettoyage et huilage. C'est la stérilisation *à l'autoclave jusqu'à 140° C* qui est la plus adéquate, parce que c'est à cette température et à cette humidité que les joints dans les moteurs souffrent le moins.

Nous déconseillons la *stérilisation à l'air chaud* (jusqu'à 180°). Elle peut être utilisée exceptionnellement, mais elle durcit rapidement les joints qui perdent leur étanchéité!

Il faut *à tout prix* éviter des températures de *plus de 180°* (p. ex. de stérilisateurs à air chaud déréglés).

Pour la stérilisation, les moteurs seront emballés exactement comme les autres instruments (plateaux, tambours, paquets isolés, etc.).

Avant le début de l'opération, l'infirmière «stérile» *contrôlera* toujours *le fonctionnement* des moteurs en les actionnant à l'air comprimé. Si le rotor d'un moteur est collé après la stérilisation, il est facile de le libérer en tournant le mandrin.

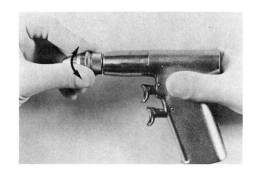

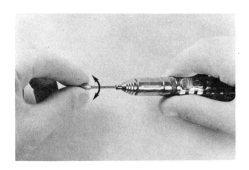

Pour cette manœuvre sur le mini-moteur il faut monter le porte-fraise droit et n'importe quelle fraise.

5.2 Entretien et stérilisation des tuyaux

Nettoyage

Laver l'extérieur des tuyaux à l'eau de savon doux (ne pas utiliser des agents agressifs). Eviter que l'eau ne pénètre en accouplant les deux extrémités du tuyau pour former un cercle.

Chasser l'eau dans les raccords à l'air comprimé (souffleur). Immédiatement ensuite, *huiler les parties mobiles* (2–3 gouttes d'huile spéciale), les faire bouger et répartir l'huile au moyen du souffleur.

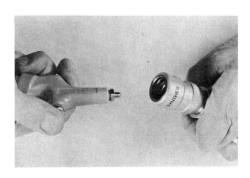

Stérilisation

Tous les types de tuyaux de l'instrumentation AO doivent être stérilisés *à l'autoclave* (jusqu'à 140° C). Pendant cette opération, il faut qu'aucun instrument ne repose sur les tuyaux, pas même leurs raccords terminaux.

Pour la stérilisation, les tuyaux ne doivent jamais être refermés en cercle, puisqu'il faut que leurs raccords deviennent également stériles!

Afin de mieux conserver la forme des *tuyaux en spirales,* il faut les attacher. Ils ne doivent en aucun cas être accouplés en un cercle clos, car lorsqu'ils sont chauds, ils deviennent mous et la surpression les ferait collaber (résultat: plis de repassage).

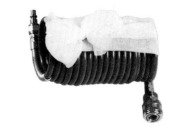

> Des tuyaux chauds ne doivent jamais être mis sous pression!

Suivant les conditions de la salle, un long tuyau d'amenée peut rester non stérile et seul un tuyau court (pour le travail) sera stérilisé (tuyau en spirales).

Proscrire la stérilisation à l'air chaud, car elle détruira rapidement les tuyaux et les joints des raccords.

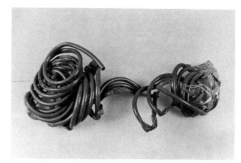

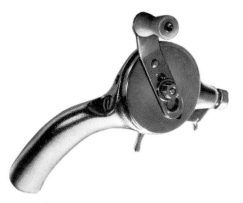

6 La chignole

Elle est conçue comme réserve, surtout comme moyen de secours (panne d'alimentation en air comprimé ou panne du moteur pendant l'opération).
En chirurgie de *guerre* et *catastrophes,* ainsi que dans les *pays en voie de développement,* son rôle est important.

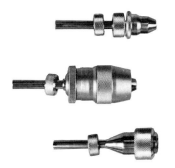

Utilisation
Elle est universelle, et à l'exception des scies, elle remplace plus ou moins complètement tous les moteurs.

– en montant les instruments standard dans son *mandrin à verrouillage rapide,* on peut forer, tarauder, visser et dévisser sans difficulté
– le *mandrin universel,* percé de part en part, est utilisé pour enfoncer des broches de Kirschner ou pour employer des instruments à extrémité ronde ou à trois facettes
– la *pièce intermédiaire à verrouillage rapide pour les arbres flexibles* est percée de part en part pour laisser passer le guide d'alésage.
  Il est possible d'aléser la cavité médullaire en zone spongieuse. Par contre, l'alésage de la cavité médullaire en zone diaphysaire n'est possible que partiellement, de sorte qu'il faut en général enfoncer un clou de calibre relativement petit.

Les *pièces intermédiaires décrites* doivent toutes être acquises séparément.

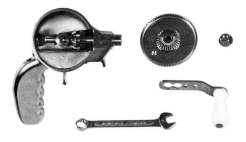

Fonctionnement
En dévissant les écrous, il est très simple de démonter la chignole en quatre parties (pour le nettoyage). Sur la machine démontée on constate que la *manivelle peut être montée en deux positions* (longueurs différentes).
Le long levier sera utilisé pour transmettre beaucoup de force, alors que le court produira une grande vitesse.

L'engrenage permet deux vitesses différentes
En tirant en arrière, contre la grosse poignée, le grand levier, on sélectionne une petite vitesse (a). En le poussant vers l'avant, on enclenche une grande démultiplication (b). Le levier placé en avant sert à bloquer la petite démultiplication (c).

Un *petit nombre de tours* est utilisé pour tarauder, visser et dévisser, ainsi que comme solution de fortune pour aléser la cavité médullaire.
La *grande vitesse* est utilisée pour forer.

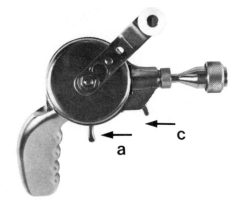

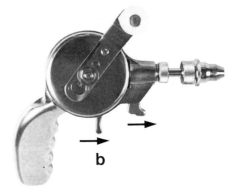

Entretien, graissage et stérilisation comme pour les instruments courants.

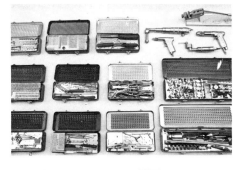

C Préparation, entretien et mise en service des instruments et implants

Les instruments et les implants AO sont fabriqués à partir d'aciers inoxydables spéciaux et de haute qualité. S'ils sont entretenus avec soin, ils ne sont pas sujets à la corrosion. Les instruments bien entretenus ont donc une durée de vie presque illimitée.

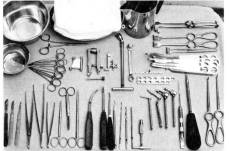

1 Principes à respecter pendant l'opération

- maintenir l'ordre sur la table d'instruments. Après chaque utilisation, chaque instrument doit être replacé à sa place précise
- n'utiliser chaque instrument que pour un but adéquat
- après chaque utilisation, essuyer immédiatement le sang sur l'instrument. Pour rincer ou nettoyer les instruments pendant l'opération, on utilise le plus souvent la solution de Ringer. Les solutions pures de chlorure de sodium sont très agressives et parfois peuvent entraîner la corrosion.

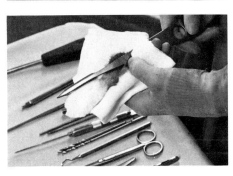

2 Préparation des instruments après une opération

La préparation sera exécutée soit immédiatement dans le bloc opératoire, soit à la stérilisation centrale. Bien conduite, elle comporte les temps suivants:

1. Désinfection
2. Nettoyage
3. Rinçage
4. Séchage
5. Graissage

Remarque
Avant leur mise en service, les instruments neufs doivent également être nettoyés, rincés, séchés et graissés.

2.1 Désinfection

Il est évident qu'après une opération septique, tous les instruments doivent être trempés dans une solution désinfectante. Mais même après les interventions aseptiques, les instruments doivent être considérés comme potentiellement contaminés par des micro-organismes pathogènes. Il faut donc les désinfecter avant de les nettoyer.

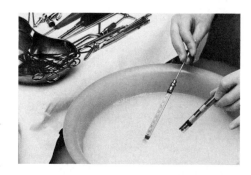

- ceci peut être réalisé après l'intervention en baignant complètement les instruments dans une solution désinfectante adéquate et éprouvée. On aura pris soin de démonter tous les instruments comportant plusieurs pièces. Respecter la concentration et la durée d'action du produit désinfectant. Certains désinfectants ont un effet de nettoyage qui rend superflu un nettoyage ultérieur
- il existe aussi des appareils de lavage spéciaux qui assurent la désinfection en système fermé, par action thermique (température minimum de l'eau: 85°). D'autres appareils combinent la désinfection et le nettoyage.

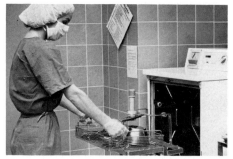

Attention: la coagulation des protéines rend le nettoyage difficile.

2.2 Nettoyage

2.2.1 Nettoyage mécanique à la main

A la main, il est possible de réaliser un nettoyage mécanique en brossant chaque instrument avec une brosse imbibée d'eau à laquelle on aura ajouté des détérgents du sang et des solvants des protéines.

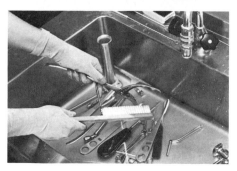

- nous recommandons les brosses en nylon et des grandes brosses rondes de dimensions variées. Les brosses en acier ou la laine d'acier ne doivent en aucun cas être utilisées pour le nettoyage. Les surfaces seraient endommagées et exposées à la rouille

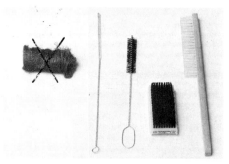

- le souffleur connecté à l'air comprimé par l'intermédiaire du tuyau en spirale facilite le nettoyage et le séchage des instruments qui comportent des parties tubulaires et des articulations

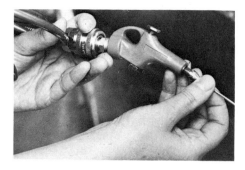

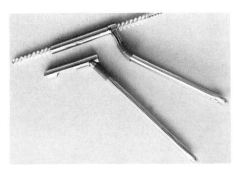

– les instruments qui comprennent des parties tubulaires (p. ex. les guide-mèches) doivent être lavés à la brosse ronde ou nettoyés en faisant traverser le jet d'eau

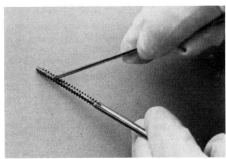

– enlever les tissus enroulés ou les copeaux d'os dans les mèches et les tarauds au moyen d'une broche, d'une lame de bistouri, ou du crochet pointu

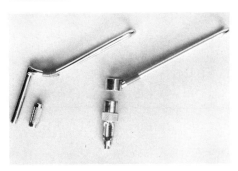

– pour le nettoyage, il faut toujours démonter les instruments constitués de plusieurs pièces, tels que les guide-mèches DCP, la jauge de longueur des vis, le porte-plaque extracteur, etc.

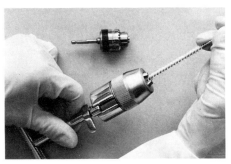

– lors du nettoyage, il faut être particulièrement minutieux pour les raccords à verrouillage rapide, les mandrins et toutes les pièces filetées. Ne laisser aucun reste de sang qui, en séchant à la stérilisation, pourrait bloquer l'instrument

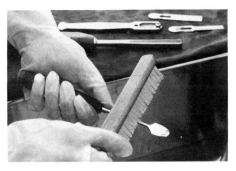

– lors du nettoyage, prendre soin de toutes les arêtes tranchantes des instruments tranchants (mèches, tarauds, ciseaux, etc.). Pour cela, les faire tremper et les nettoyer séparément

- à cause de leur construction spéciale, faite de trois spirales, les arbres flexibles sont plus difficiles à nettoyer. Pendant l'opération déjà, il faut toujours rincer l'arbre flexible à la solution de Ringer, pour que le sang ne puisse pas dessécher.
L'opération terminée, faire tremper l'arbre flexible dans une solution qui dissout le sang et les protéines. Enfiler dans la cavité le tube du souffleur branché à l'air comprimé. Fermer l'autre extrémité en appliquant le doigt. Nettoyer à l'air comprimé sous l'eau tout en incurvant l'arbre dans toutes les directions et en imprimant au tube du souffleur un mouvement de va-et-vient

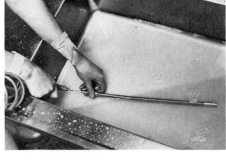

- après usage, démonter les mâchoires sur les tiges filetées des fixateurs externes et les tremper dans une solution désinfectante. Nettoyer les tiges filetées au moyen d'une brosse dure en nylon

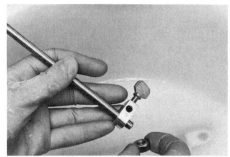

- le taraud circulaire spécial permet d'enlever les restes de plâtre. Il peut aussi être utilisé pour retarauder le filet

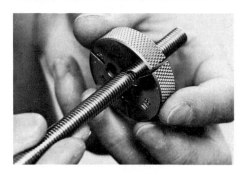

- l'appareil d'allongement doit également être démonté complètement pour la désinfection et le nettoyage (v. p. 180). En aucun cas il ne doit être trempé dans des solutions désinfectantes ou des produits de nettoyage qui contiennent des sels de métaux lourds (mercure, argent, étain). Ces solutions attaquent l'aluminium

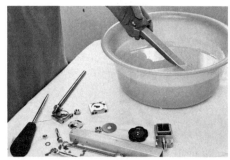

- nettoyer et désinfecter après l'opération les boîtes et les plateaux s'ils ont été salis.

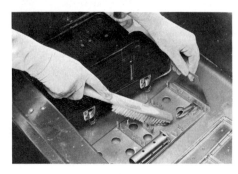

Attention
Les boîtes sont en aluminium et ne supportent donc pas le contact avec les solutions désinfectantes qui contiennent des sels de métaux lourds.

2.2.2 Nettoyage à la machine

Dans bien des hôpitaux, le nettoyage des instruments est effectué à la machine (ultra-sons, machine à laver) dans le bloc opératoire ou à la stérilisation centrale.

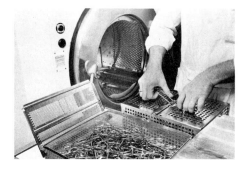

- si le nettoyage est effectué par ultra-sons, il faut veiller à ce que la solution sale ne reste pas sur la surface des instruments. Au besoin, il faut faire un rinçage
- ne pas nettoyer aux ultra-sons les objets en caoutchouc et en plastique, car ces matériaux (comme d'ailleurs les restes de tissus sur les instruments), absorbent les ultrasons
- après le nettoyage à la machine, il faut contrôler les articulations, les parties tubulaires, les pièces filetées et les mandrins pour éliminer des débris qui pourraient subsister
- quelques machines à laver combinent la désinfection et le nettoyage. Le choix des produits de désinfection et de nettoyage est important. Leur efficacité dépend du degré de dureté de l'eau et du pouvoir moussant du produit.

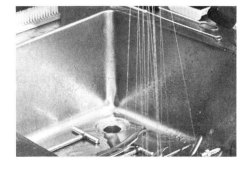

2.3 Rinçage des instruments nettoyés

De nombreux produits de désinfection et de nettoyage utilisés actuellement sont très agressifs et provoquent souvent de la corrosion par les dépôts qui subsistent à la surface des instruments. C'est pourquoi un rinçage prolongé à l'eau fait aussi partie de l'entretien optimum des instruments. Pour éviter les taches de calcaire laissées par une eau insuffisamment adoucie, il faudrait rincer avec de l'eau distillée.

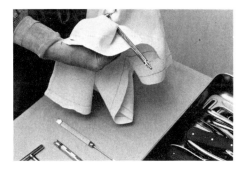

2.4 Séchage des instruments

Ne pas laisser les instruments longtemps mouillés inutilement, car cela augmente le danger de corrosion. Il est possible de renoncer au séchage uniquement lorsque les instruments seront à nouveau stérilisés immédiatement.

- sécher les instruments en les frottant avec un chiffon doux

– chauffer les instruments dans l'autoclave ou à l'air chaud

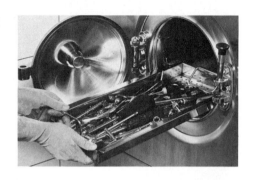

– sécher à l'air comprimé l'intérieur des mandrins, des engrenages et des raccords, ainsi que les instruments comportant des parties tubulaires. Utiliser le souffleur branché sur le tuyau d'air comprimé

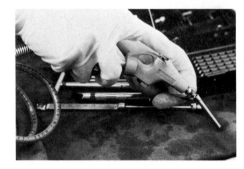

– le séchage des arbres flexibles exige également un soin particulier. A l'aide du souffleur et du tube, chasser l'air comprimé dans l'arbre flexible. En même temps, on peut aussi contrôler la propreté en examinant la qualité de l'eau d'écoulement.

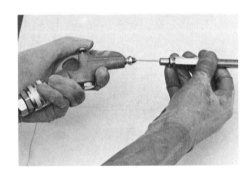

2.5 Graissage des instruments

Pour entretenir le mieux possible les instruments, il conviendrait d'huiler tous les instruments après chaque nettoyage ou de les tremper dans une solution de protection.

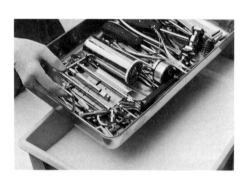

– la burette à huile AO est utilisée pour huiler les parties mobiles, les articulations et les pas de vis (mandrins, raccords).
Un spray de silicone peut compromettre la stérilisation.

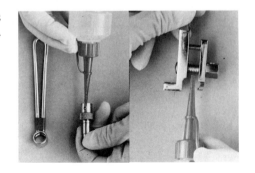

3 Mise en service et entretien des implants

Les implants non utilisés pendant une opération, mais souillés, peuvent à nouveau être mis en service et stérilisés. Par contre, les implants qui ont subi des contraintes pendant l'opération (vis de fixation du tendeur de plaques, plaque courbée plusieurs fois, etc.), ne doivent pas être réutilisés.

3.1 Désinfection des implants

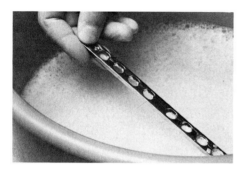

La désinfection d'implants souillés doit être faite séparément de celle des instruments, en les trempant dans la solution désinfectante directement après l'opération.

3.2 Nettoyage

Nous recommandons de procéder à un nettoyage séparé, à la main munie d'une brosse douce.

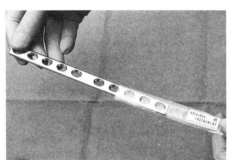

– après ce nettoyage, il peut éventuellement être nécessaire d'enlever une couche de graisse au moyen d'éther, puis de rincer l'implant et de le sécher à l'aide d'un chiffon doux. Replacer l'implant dans sa housse protectrice ou dans la boîte, sans le saisir à main nue

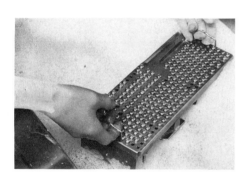

– le nettoyage d'une boîte de vis souillée pose un problème. C'est pourquoi il faut tâcher d'éviter de la salir.
Pendant l'opération, laisser le râtelier à vis sur la table où sont disposés les instruments de réserve et le garder recouvert. Eviter de saisir les vis ou le râtelier avec les gants souillés de sang.
Si le râtelier est souillé, il faut procéder à sa désinfection et son nettoyage:

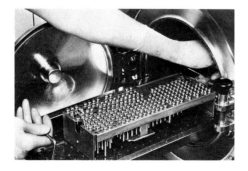

– le râtelier doit être trempé ou frotté à l'aide d'un chiffon, puis rincé à fond à l'eau distillée. Le séchage le plus simple est réalisé en chauffant à l'autoclave.

Remarque
Les implants neufs ne doivent pas être nettoyés avant leur utilisation, mais ils doivent être conservés dans leur housse protectrice jusqu'à la stérilisation. Cette housse doit être ouverte aux deux extrémités avant la stérilisation. Ne saisir les implants qu'avec des gants.

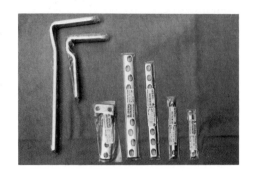

4 Méthode d'emballage pour la stérilisation

La mise en service de l'instrumentation AO peut avoir lieu selon les modes suivants:
a) Stérilisation dans un matériel d'emballage approprié et conservation stérile jusqu'à l'utilisation.
b) Stérilisation immédiatement avant l'opération des cassettes non emballées qui sont ensuite disposées pour l'opération par une personne «stérile».

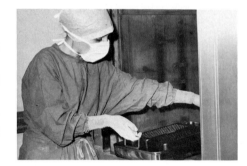

4.1 Matériel d'emballage

Pour les boîtes, les moteurs, les tuyaux à air comprimé, la presse à courber les plaques, nous recommandons les matériaux d'emballage suivants:

- 2 couches d'un papier adéquat pour la stérilisation
- 2 couches d'un linge en coton à tissage serré, éventuellement combiné à du papier.
  Il faut emballer judicieusement et avec logique. Lors du déballage, rien ne doit être destérilisé. Placer des indicateurs de stérilité pour contrôler le processus de stérilisation. Par sécurité, attacher au moyen d'un ruban de papier ou d'étoffe
- tambours munis de filtres à bactéries ou de soupape. Y déposer aussi des indicateurs de stérilité
- emballer dans la feuille en tube (papier spécial combiné à une feuille en plastique transparent) les instruments isolés qui doivent être gardés stériles en réserve. Cette feuille est fermée par soudure ou au moyen d'un appareil spécial ou collée par des rubans adhésifs pour stérilisation. Ajouter les indicateurs de stérilisation. Avant de souder, chasser l'air de l'emballage.
  Les instruments pointus et tranchants doivent être munis d'un «capuchon de protection» (p. ex. un bout de tube siliconé ou de la mousse synthétique, une feuille d'aluminium, etc.). Ceci pour éviter qu'ils ne perforent l'emballage.

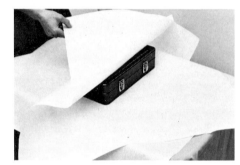

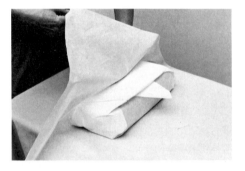

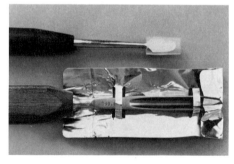

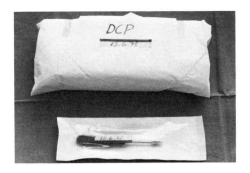

Avant la stérilisation, chaque paquet subira les traitements suivants:

– coller les rubans indicateurs de stérilisation pour prouver que le paquet a séjourné dans l'autoclave (rainures foncées)
– inscrire la date de stérilisation ou la date d'échéance pour que le délai de conservation autorisé ne soit pas dépassé
– indiquer le contenu.

Attention

Lorsque du matériel stérile doit être transporté à travers des couloirs ou des ascenseurs, avant ou après la stérilisation, il faut protéger ce matériel soit dans des récipients fermés, soit dans un emballage supplémentaire.

5 Méthodes de stérilisation

La stérilisation doit assurer l'absence complète de germes par destruction de tous les micro-organismes vivants, y compris leurs formes résistantes (spores) et les virus.
Il existe plusieurs méthodes. La méthode la plus adéquate pour l'instrumentation AO est la stérilisation à la vapeur d'eau saturée (autoclave).
La plus grande partie de l'instrumentation peut être stérilisée dans les stérilisateurs à air chaud. Eventuellement il est aussi possible de faire intervenir les produits chimiques liquides ou le gaz. La stérilisation par cuisson doit être considérée comme une méthode de fortune.

5.1 Stérilisation à l'autoclave

Principe

La stérilisation est réalisée par de la vapeur d'eau saturée à une température de 120°–143° C et sous une pression de 1–3 bars (ou atmosphères).
Les appareils modernes fonctionnent sous vide, dit progressif pulsatile. Ce processus consiste à aspirer l'air par dépression à l'intérieur de l'autoclave avant que la stérilisation proprement dite ne commence.
Dans les autoclaves qui ne disposent pas de ce *prévide*, il ne faut pas stériliser du matériel emballé.

Domaine d'utilisation

Tous les instruments et implants AO ainsi que les moteurs et leurs tuyaux (ouvrir les raccords). Le tube du souffleur fait exception, puisqu'il n'est utilisé qu'à l'état non stérile.

Contrôle de stérilité

Observer les indicateurs de pression (manomètres) ainsi que la température et le niveau de l'eau selon le diagramme. Vérifier les témoins de stérilité. Il est recommandé de contrôler l'installation toutes les 4 semaines par les tests des spores ou par l'épreuve des ampoules 3M.

Durée de stérilisation

Article	Caoutchouc, matière plastique	Instruments non emballés	Instruments emballés
Pression (bar, atm.)	1	2,3–3	2,3–3
Température (en degrés)	env. 120°	134°–143°	134°–143°
Durée de la stérilisation proprement dite	20 min.	3 min.	3–5 min.
	Ajouter: Le temps d'échauffement, d'égalisation et de refroidissement		
Durée de la procédure (selon le type d'appareil)	jusqu'à 45 min.	jusqu'à 20 min.	jusqu'à 40 min.

5.2 Stérilisation par l'air chaud

Principe

Balayage de l'intérieur de l'appareil fermé par de l'air sec, chauffé à 180°–200° C.

Le matériel à stériliser est déposé dans des boîtes en métal ou dans des sachets en papier spécialement conçus pour la stérilisation à l'air chaud. Ne pas emballer dans des textiles.

Domaine d'application

Tous les implants AO en métal.

Tous les instruments à l'exception de ceux qui comportent des pièces soudées (arbre flexible) ou des pièces qui sont munies de feuilles de protection. Ne pas stériliser à l'air chaud les moteurs et les tuyaux à air comprimé. Si possible, ne pas stériliser à l'air chaud les instruments dont le manche est en matière plastique.

Durée de stérilisation

30 minutes – 180° C.

Ajouter le temps d'échauffement. La durée totale du processus de stérilisation comporte donc 2–3 heures, selon le type d'appareil.

Contrôle de stérilité

Contrôler la température à l'aide du thermomètre. Vérifier les rubans témoins de stérilité (spéciaux pour air chaud). Test des spores toutes les 4–6 semaines.

6 Entreposage du matériel stérile

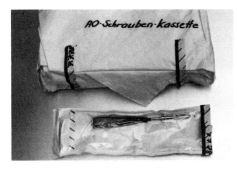

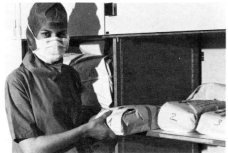

Il est possible de conserver pendant un certain temps, pour pouvoir en disposer rapidement, du matériel stérile bien emballé et soumis à une stérilisation correcte. Observer spécialement les points suivants:

- emballage parfait et sec
- entreposage dans des armoires sèches, sans poussière et fermées
- le matériel stérile doit être porteur des rubans indicateurs et les dates de stérilisation et d'échéance doivent y figurer
- ne jamais mélanger du matériel stérile avec du matériel non stérile
- respecter la durée d'entreposage (voir ci-dessous).

Durée d'entreposage
S'il existe des prescriptions de service,
veuillez les respecter.
Lorsque les conditions indiquées ci-dessus sont remplies, les temps ci-dessous peuvent être considérés comme fiables. Des tests bactériologiques sont recommandés.

- matériel stérile emballé dans une double couche de papier: 1 mois
- matériel stérile emballé dans deux épaisseurs de linge: 14 jours
- matériel stérile sous feuilles plastiques tubulaires: 6 mois
- matériel stérile dans un tambour étanche muni d'un filtre à bactéries ou de soupapes: 1 mois.

7 Déballage du matériel stérile

Avant d'ouvrir un paquet stérile, il faut procéder aux contrôles suivants:

- l'emballage doit être impeccable
- l'échéance d'entreposage ne doit pas être dépassée
- il est indispensable de contrôler les bords accolés des paquets qui ont été fermés par soudure.

Déballage de matériel stérile contenu dans un papier double ou des linges:

- l'aide de salle non stérile enlève les rubans indicateurs et éventuellement le ruban de l'emballage

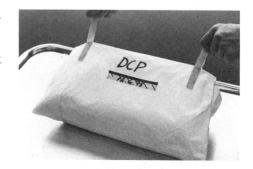

- la personne non stérile déplie la couche extérieure sans que celle-ci se rabatte sur le paquet, ou que les coins touchés reviennent en contact avec l'intérieur stérile du paquet

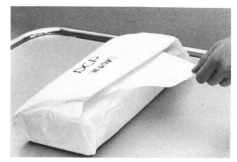

- l'emballage intérieur est alors déplié par une personne «stérile» qui emporte le matériel soigneusement

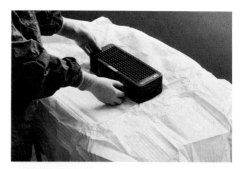

Déballage d'instruments emballés séparément:
- la personne non stérile saisit les deux bords libres de l'emballage et tire sur ceux-ci lentement en les écartant de manière à séparer les bords accolés. L'emballage ne doit pas se déchirer.

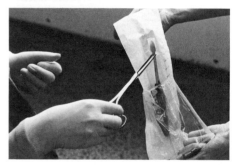

8 Service de réparation et d'aiguisage

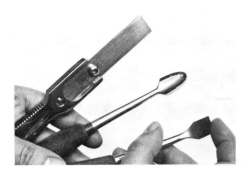

En plus de l'entretien des instruments, le contrôle de leur intégrité et de leur aptitude à fonctionner fait partie de la routine quotidienne.
Le tranchant des instruments coupants doit être contrôlé constamment. Lorsqu'il y a des défauts, il faut immédiatement changer l'instrument et l'envoyer à l'aiguisage.

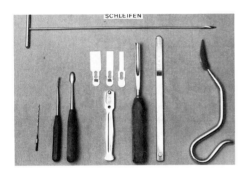

Les instruments suivants peuvent être aiguisés:

– mèches, rugines, ciseaux, ciseaux conducteurs, poinçons, alésoirs à main, têtes d'alésage.

Pour l'aiguisage, respecter les points suivants:

– les mèches doivent être aiguisées fréquemment, travail qu'il faut confier à un spécialiste.
  Meilleur angle du tranchant: 80°–90°
– le ciseau conducteur nécessite un tranchant spécial.

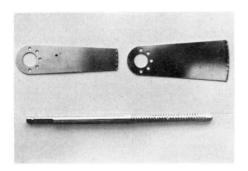

Les instruments suivants doivent être remplacés lorsqu'ils sont défectueux:
– les lames de scie
– les tarauds

Réparation et aiguisage
Les instruments défectueux doivent être adressés à la représentation SYNTHES pour réparation ou aiguisage, en mentionnant exactement le défaut.

9 Réserve

Instruments
- l'ostéosynthèse exige une instrumentation complète et en parfait état.
  Il est donc recommandé de constituer une réserve des instruments les plus fortement sollicités. Ainsi, il sera possible de remplacer un instrument immédiatement, en cas de nécessité
- cette mesure concerne surtout les instruments tranchants, tels que les mèches, les tarauds, les lames de scie, les ciseaux, ainsi que le ciseau conducteur et le tournevis
- dans les services où on effectue fréquemment des enclouages centromédullaires, il faut disposer d'un jeu supplémentaire de têtes d'alésage et d'arbres flexibles. Un enclouage centromédullaire n'est pas possible avec une instrumentation défectueuse
- nous recommandons aussi de disposer d'une réserve de moteurs à air comprimé avec les tuyaux, pour qu'un échange soit possible en cas de panne.

Implants
- avant toute opération, un assortiment complet d'implants doit être disponible, un implant unique ne pouvant s'adapter à tout malade. Après chaque opération, il faut immédiatement remplacer les vis et les plaques employées

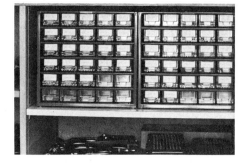

- il faut constituer dans le bloc opératoire un stock des implants les plus fréquemment utilisés. L'importance de cette réserve doit être adaptée à la fréquence des ostéosynthèses, c'est-à-dire à celle de l'utilisation des implants. Les besoins de 1–2 mois devraient être couverts. En tout cas, il faut tenir compte des délais de livraison du matériel commandé
- lorsque la réserve d'implants est bien rangée, le remplacement immédiatement après l'opération d'implants utilisés ne présente aucun problème. Les implants seront conservés dans leur emballage qui sert aussi de housse de protection, et ils seront rangés dans des tiroirs ou dans des boîtes portant les inscriptions.

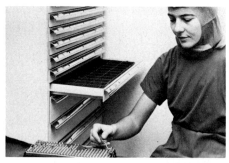

D Instructions pour les phases préopératoire, opératoire et postopératoire

1 Préparation préopératoire du malade dans le service

Un hôpital héberge un grand nombre de germes pathogènes de virulence inégale. Lorsqu'un malade est hospitalisé, il est colonisé plus ou moins rapidement et massivement par des germes qui sont des sources potentielles d'infection. Le degré de colonisation peut atteindre 30–40% dans la première semaine déjà.

Pour diminuer le risque d'infection inhérent à toute intervention sur le corps humain, il faut, surtout pour des ostéosynthèses, prendre les dispositions suivantes:

– disposer de locaux séparés pour l'hospitalisation des malades septiques et aseptiques, ainsi que de salles d'opération distinctes
– avant chaque opération non urgente, traiter les infections préexistantes telles que p. ex. les amygdalites, panaris, ulcères de jambe, etc.

1.1 Préparation préopératoire de la peau, dans le service

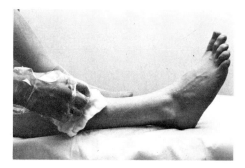

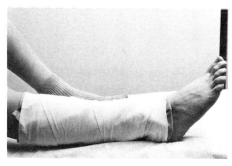

– pour les interventions planifiées, il est recommandé de préparer la peau dans la zone de l'incision au moins 2 heures avant l'opération à l'aide d'un produit désinfectant. Il faut enduire la région et la recouvrir stérilement.
Il est important que les solutions désinfectantes agissent en profondeur surtout sur les follicules pileux. Les produits les plus efficaces par leur effet bactéricide et leur rémanence sont:

1. Les solutions alcooliques de préparations organiques de mercure (p. ex. mercurochrome).
2. Les produits à base d'iode (p. ex. la Bétadine).
3. Les bases d'ammoniums quarternaires en solution alcoolique à 70% (Désogène).
4. Les préparations d'hexachlorophène.

– pour les cas urgents, nettoyer la peau à l'aide d'un savon désinfectant. Poursuivre la désinfection préopératoire de la peau selon la technique habituelle (voir p. 237).

- pour les interventions sur la main et le pied, couper les ongles et nettoyer à la brosse. Laver ensuite la main ou le pied avec un savon désinfectant pendant 10 minutes
- renoncer au rasage pour éviter d'éventuelles lésions de la peau. Par contre, il est possible de pratiquer une épilation par une crème épilatoire.

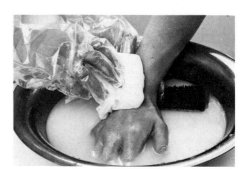

2 Préparation du malade dans l'avant-salle

2.1 Garrot pneumatique

Les opérations sur les membres sont effectuées sous garrot pneumatique aussi souvent que possible. A cet effet on utilise un garrot pneumatique équipé d'une pression contrôlable. Avant la mise en place du garrot, il convient de le désinfecter en utilisant un spray rapide alcoolique.
Nous recommandons tout particulièrement les garrots qui peuvent être stérilisés.
Pour éviter la pénétration de la solution désinfectante entre la peau et le garrot (ce qui pourrait entraîner des brûlures), il faut placer une gaze entre la peau et la manchette pour éponger la solution. Une fois la désinfection terminée, on retire la compresse.
On peut aussi recouvrir la manchette au moyen d'une feuille collante ou d'un papier étanche porteur d'un bord collant.
Ne gonfler la manchette qu'immédiatement avant l'opération.

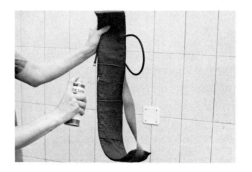

2.2 Position

La mise en place du malade sur la table d'opération doit être dirigée et contrôlée par l'opérateur. Bien rembourrer les endroits qui vont subir des pressions.
Les diverses positions pour:
- une opération du genou

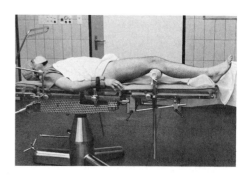

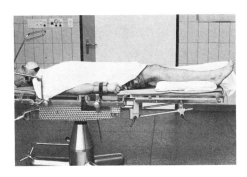 – une opération du pied ou de la jambe

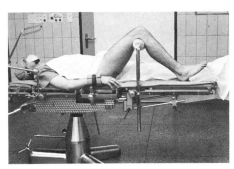 – un enclouage à ciel ouvert du tibia

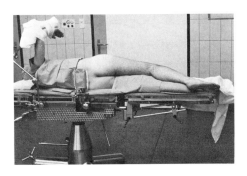 – un enclouage à ciel ouvert du fémur

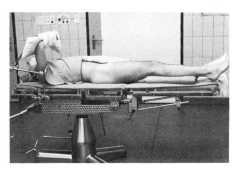 – une opération sur le fémur ou la hanche

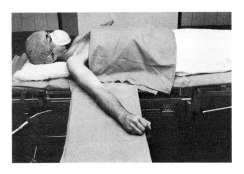 – une opération de la main, de l'avant-bras ou du bras

– une ostéosynthèse du coude, décubitus ventral

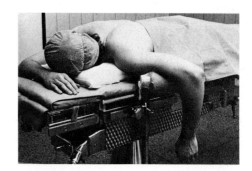

– une ostéosynthèse du coude, décubitus dorsal

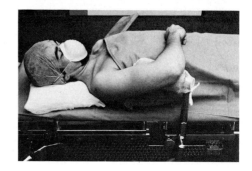

– une ostéosynthèse de l'épaule

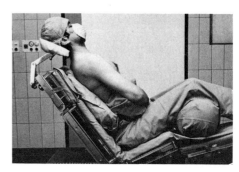

2.3 Rasage

Ne raser que peu de temps avant l'opération. Badigeonner la zone de la future incision au moyen d'une solution désinfectante ou de mousse à raser stérile. Utiliser un rasoir stérile ou une lame de rasoir stérile. Les produits épilatoires peuvent également être utilisés.

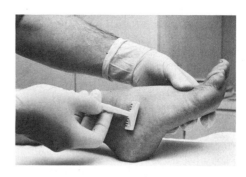

2.4 Dégraissage

de la peau par l'éther.

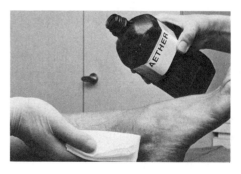

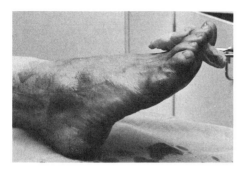

2.5 Lavage préliminaire du champ opératoire

Ce lavage sera abondant et se fera dans des conditions de stérilité.
Le malade sera recouvert par des champs stériles puis amené en salle d'opération.
Les produits adéquats sont avant tout:

- une solution de plusieurs alcools à 70%, surtout celles contenant de l'alcool isopropylique
- les savons contenant des produits iodés.

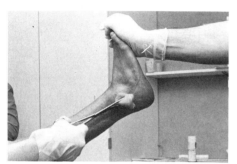

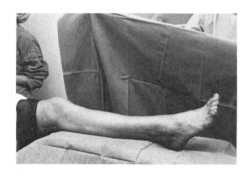

2.6 Préparation préopératoire de la peau en cas de fractures ouvertes

Pour les fractures ouvertes les préparatifs de la peau ont lieu sous narcose et sous asepsie rigoureuse, en salle d'anesthésie ou dans la salle d'opération. Toutes les personnes présentes portent une coiffe et un masque.

- tout pansement appliqué avant l'admission ne sera enlevé qu'en conditions de stérilité
- en cas de souillure, la plaie et la peau seront nettoyées à l'aide d'un détergent ou d'une solution désinfectante bien supportés par la peau
- lavage préliminaire avec l'une des solutions désinfectantes citées à la page 233.

Attention:
Les solutions alcooliques ne doivent pas entrer en contact avec le cartilage articulaire. La déshydratation qu'elles entraînent engendre un dégât important du cartilage.

- rasage avec rasoir stérile ou lame de rasoir
- recouvrir par des champs stériles
- préparer l'opération.

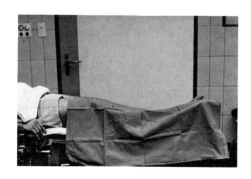

3 Instructions générales pour l'opération

3.1 Planification de l'opération

Il est utile que l'opérateur étudie la fracture sur un modèle d'os ou un dessin, et qu'il établisse un plan approprié. Il peut ensuite donner des instructions précises pour la préparation des instruments et des implants, ce qui facilite le travail du personnel et évite toute agitation inutile pendant l'opération.

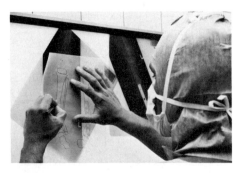

3.2 Désinfection définitive du champ opératoire

Solutions appropriées
Préparations alcooliques à 70% (alcool isopropylique, alcool iodé). La désinfection sera exécutée avec précision, par une personne «stérile». La première application sera faite sur une grande surface et elle délimite la zone de peau à désinfecter. Les deux applications suivantes partent du milieu de la surface précédente et n'en dépasseront pas les limites. Les désinfections de la main et du pied, ainsi que celles de l'avant-bras et de la jambe comprennent la désinfection de la pointe des doigts et des orteils et s'étendent proximalement jusqu'au coude, respectivement au genou.

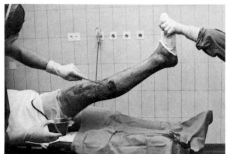

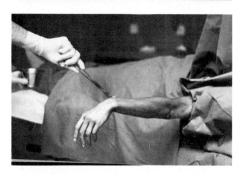

– la désinfection de la hanche pose des problèmes particuliers. Les points de repère, nécessaires à l'opérateur pour juger les axes et la mobilité, doivent être inclus. La désinfection commence sur le champ opératoire et la première application prend fin au niveau du pied. Celui-ci sera d'abord recouvert par un champ stérile, et la désinfection du membre sera poursuivie jusque sous la fesse. Placer ensuite sous la fesse un champ étanche avant de poursuivre la désinfection, généreusement jusqu'au thorax.

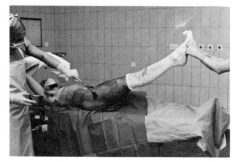

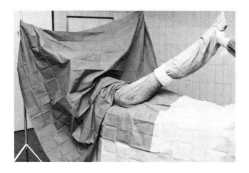

3.3 La mise en place des champs

Elle est réalisée de façon optimale par deux personnes habillées stérilement.

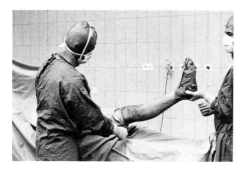

- il est possible d'utiliser des champs à usage unique, à condition de les utiliser selon les instructions qui accompagnent l'emballage
- pour les opérations de la hanche il existe des champs fendus (champs en U), fabriqués spécialement et dont les bords sont autocollants. Ils assurent un champtage fiable
- les champs en étoffe peuvent être utilisés en double couche, en combinaison avec des champs stériles, étanches
- les champs en tissu peuvent être fixés par des rubans adhésifs ou des pinces à champ.

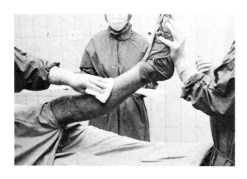

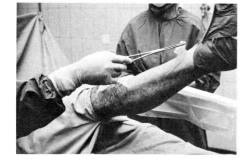

3.4 Champ à inciser en plastique, autocollant

De nombreux médecins préconisent ce champ. Lorsqu'il est appliqué selon les instructions, il évite la pénétration des germes de la peau dans la plaie. Mais cette fonction n'est remplie que si la feuille ne se décolle pas de la peau pendant l'opération et qu'il ne se forme pas de «marais» entre la peau et la feuille. En pratique le procédé suivant a fait ses preuves pour obtenir une adhérence durable. Après la dernière désinfection, tamponner le champ opératoire au moyen d'une compresse stérile. Pulvériser un spray stérile et désinfectant ou coller une bandelette de la feuille sur l'endroit de l'incision. Enlever à nouveau cette bandelette, puis coller la feuille définitive.

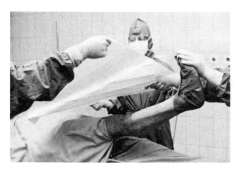

3.5 Le garrot pneumatique

Immédiatement avant le début de l'opération, il faut surélever le membre pendant quelques minutes. Faire ensuite pénétrer l'air comprimé dans la manchette pneumatique. Un réducteur de pression maintient la pression dans la manchette à 300 mm de mercure pour le membre supérieur, et à 600 mm pour le membre inférieur.
Au membre supérieur, la circulation ne devrait pas être interrompue pendant plus d'une heure, au membre inférieur pendant plus d'une heure et demie.

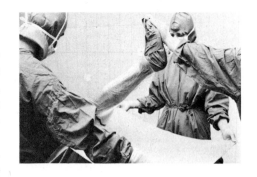

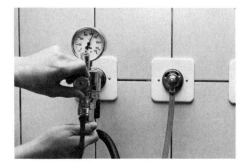

3.6 Champs cousus

De nombreux opérateurs, surtout pour des interventions sur la hanche, cousent au fascia des compresses ou des linges imbibés de solution de Ringer. Ce procédé maintient le tissu sous-cutané humide et couvre les bords de la peau pendant l'opération.

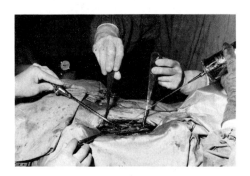

3.7 Rinçage

Des rinçages périodiques empêchent la dessication des tissus. De plus, le rinçage emporte des germes déposés par l'air.
Le liquide de rinçage emporte aussi la poudre d'os produite par les mèches, les scies et les tarauds.
La solution isotonique de Ringer est la solution la plus adéquate. La solution physiologique de chlorure de sodium provoque des dégâts cellulaires sur les cultures de tissus, ce qui n'est pas le cas de la solution de Ringer. L'adjonction d'antibiotiques est de plus en plus controversée.

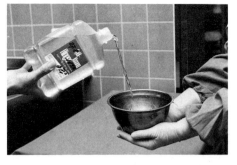

3.8 Aspirateur muni d'un robinet

Le sang et le liquide de rinçage doivent être enlevés au moyen d'un aspirateur et non de compresses. Un aspirateur qui peut être arrêté lorsqu'il n'est pas utilisé supprime les turbulences inutiles. De plus, il évite l'accumulation de germes à l'extrémité du tuyau d'aspiration. Dépression correcte: 0,25 atm. = colonne d'eau de 2,5 m.

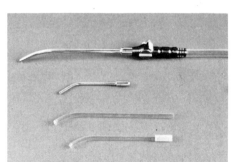

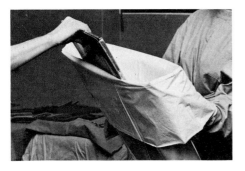

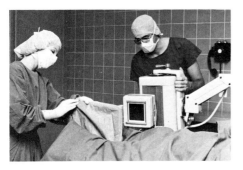

3.9 Radiographies pendant l'opération

Dans certains cas une radiographie de contrôle pendant l'opération est nécessaire. Veiller tout particulièrement au respect de l'asepsie, car une contamination se produit facilement.

- le personnel de la radiologie pénétrera dans la salle d'opération entièrement habillé avec les vêtements de salle, et il ne quittera en aucun cas le bloc opératoire en portant ces vêtements
- avant d'être introduit dans la salle d'opération, l'appareil de radiologie doit être nettoyé à l'aide d'une solution désinfectante
- bien recouvrir le champ opératoire par de grands linges
- emballer les cassettes radiologiques dans des linges ou des sacs étanches. Des plaques de plomb stériles ou des coussins de rembourrage recouverts par des linges stériles servent à maintenir la position des cassettes.

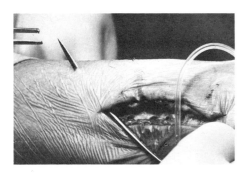

3.10 Drainage aspiratif

Pour éviter l'accumulation de séromes et d'hématomes et assurer un contact direct entre le fourreau de parties molles et l'os, il faut, après chaque ostéosynthèse, mettre en place un drainage aspiratif suffisant. Le drain aspiratif est passé à travers la peau de l'intérieur vers l'extérieur en utilisant une aiguille dont le diamètre correspond à celui du drain.

Le drain doit avoir un diamètre d'au moins 3–4 mm pour que l'aspiration soit suffisante. L'efficacité de l'aspiration peut être renforcée par des drains comportant des trous de différentes dimensions (drains d'Ulm).

Le drain est connecté à un flacon stérile en verre par l'intermédiaire d'un tuyau stérile ou à un récipient prêt à l'emploi, dans lequel le vide a déjà été réalisé.

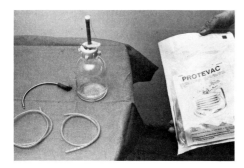

- le flacon de Redon en verre présente l'avantage de pouvoir être restérilisé et donc utilisé plusieurs fois. Après chaque utilisation, il faut désinfecter et nettoyer le flacon après avoir dévissé son bouchon de caoutchouc ou de plastique. Le flacon doit ensuite être stérilisé. Certains bouchons réalisent un vide de 60 cm de mercure au cours de la stérilisation.

Une autre méthode consiste à réaliser le vide avant l'emploi, au moyen d'un aspirateur stérile. Le flacon connecté au drain sera attaché au lit.

3.11 Suture de la plaie

La suture de la plaie et le ménagement des parties molles sont souvent déterminants pour le succès d'une ostéosynthèse. Les fascias feront l'objet d'une suture espacée au matériel résorbable (Dexon, Vicryl). Pas de sutures souscutanées ou seulement quelques points isolés.
Enlever la feuille de plastique uniquement au bord de la plaie, à l'aide de pincettes.
Désinfecter la peau découverte sans faire couler du liquide dans la plaie.
La meilleure suture de la peau sera réalisée par un fil monofil du calibre usp 3,0/4,0, par des points de Donati.

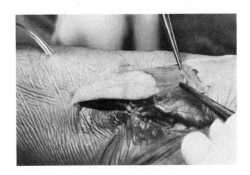

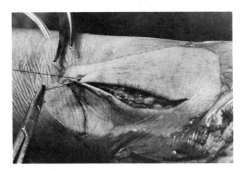

3.12 Pansement

Pour les 24 premières heures (ou jusqu'à ce que le drainage aspiratif ait été enlevé), appliquer sur la plaie un pansement perméable à l'air mais avec un effet d'éponge (compresses ou pansements prêts à l'emploi). Un spray antibactérien ou les pansements munis d'une pellicule évitent que le pansement ne colle sur la plaie.
Une plaque de mousse synthétique stérile, fixée par une bande élastique, est un adjuvant de l'hémostase.
Lorsque le drainage a été retiré, on peut se contenter de recouvrir la plaie d'un pansement simple ou de la protéger par un spray antibactérien.

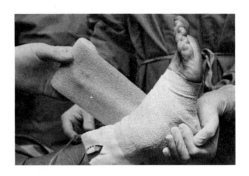

3.13 Levée du garrot

En général, le garrot n'est levé qu'après la fin de la suture de la peau, lorsque le pansement est en place et que le drainage aspiratif fonctionne. Lorsque l'hémostase est problématique, dans les interventions qui comportent une exposition large des parties molles, il est préférable de lever le garrot avant la suture de la plaie pour pouvoir faire l'hémostase. Il faut toujours lier des vaisseaux visibles.

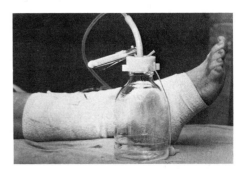

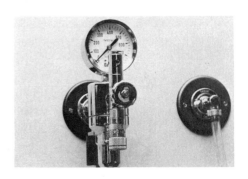

4 Positions postopératoires

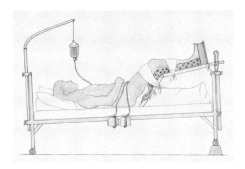

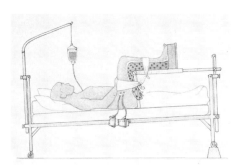

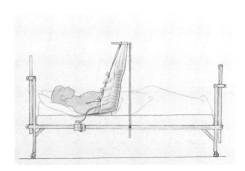

Voici les positions standard lorsque le membre n'est pas plâtré:

- *Ostéosynthèse de jambe*
  La jambe est installée dans une attelle de mousse synthétique placée sur une attelle de Braun. L'angle de l'attelle est de 135°, la flexion du genou comporte 45°. Le pied est à angle droit, appuyé contre un support solide. La jambe est maintenue par une fixation non serrée, par une bande amovible.

- *Opérations au tiers moyen et tiers distal du fémur*
  Les premières jours, la jambe repose sur une attelle sur laquelle on a fixé solidement une attelle de mousse synthétique. L'attelle doit former un angle aigu pour que le genou soit fléchi exactement à 90°.
  Le pied est à l'angle droit, bien appuyé. Fixation non serrée, amovible, de la cuisse et de la jambe.

- *Pour les opérations sur l'avant-bras et la main*
  Le coude est fléchi à 80°–90° et le bras repose dans un sac d'étoffe que l'on peut ouvrir, suspendu à une barre. La paume de la main est tournée vers le visage.

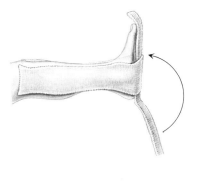

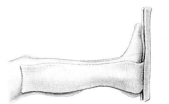

Dans certaines conditions une fixation par plâtre est nécessaire
- après les ostéosynthèses au niveau de la cheville, une attelle plâtrée en U maintient le pied à l'angle droit. Elle sert de protection pour les parties molles et prévient l'équinisme
- une fixation par plâtre peut remplacer le sac d'étoffe pour suspendre le membre supérieur.
  L'immobilisation plâtrée peut également être nécessaire pour protéger une ostéosynthèse en soi stable chez des malades agités et indisciplinés.

243

5 Ablation du matériel d'ostéosynthèse

La combinaison de l'os et d'un implant entraîne des différences d'élasticité qui contrarient la normalisation biomécanique de l'os. C'est pourquoi, le matériel d'ostéosynthèse doit toujours être enlevé sur les membres inférieurs.

Exceptions
- les membres supérieurs, puisqu'ils ne sont pas mis en charge (particulièrement l'humérus)
- les implants au niveau de la hanche chez les personnes âgées
- des vis isolées en zone métaphysaire.

5.1 Les délais de l'ablation du matériel d'ostéosynthèse

En principe, les implants doivent rester en place jusqu'à ce que la structure de l'os soit en grande partie normalisée.

- des vis isolées en zone spongieuse (en l'absence de greffes autologues d'os spongieux) peuvent déjà être enlevées après 3–6 mois
- les plaques et les vis sur le tibia après env. 1½ ans
- les plaques et les vis sur l'avant-bras et l'humérus après env. 1½–2 ans
- les plaques et les vis sur le fémur après 2 ans
- si, exceptionnellement, deux plaques ont été placées sur une zone diaphysaire, il convient de les enlever l'une après l'autre, à un intervalle de 3–6 mois
- les clous centromédullaires ne seront généralement pas enlevés avant 2 ans
- chez les enfants, les broches de Kirschner qui ont été utilisées pour des ostéosynthèses d'adaptation seront enlevées après 2–3 semaines. Tout autre matériel, en général, après 3 mois
- des cerclages complémentaires combinés à des enclouages centromédullaires ou des vis solidarisant le tibia et le péroné dans les lésions de la mortaise tibiopéronière, seront enlevés après 6–8 semaines. En effet, après ce délai, ils ont rempli leur fonction et leur présence prolongée pourrait engendrer des complications (lâchage, fractures de fatigue).

Pendant env. 3 mois après l'ablation du matériel d'ostéosynthèse, le malade doit s'abstenir de toute activité sportive importante. Cette mesure est justifiée par le fait que l'ablation du matériel d'ostéosynthèse modifie la constellation biomécanique de l'os, et qu'elle déclenche donc des processus de remaniement et d'adaptation. Mais la mise en charge complète est immédiatement possible.

5.2 Technique opératoire de l'ablation d'un implant

Les préparatifs sont les mêmes que pour une ostéosynthèse:

- désinfection préopératoire de la peau dans le service
- dégraissage de la zone à opérer, rasage et désinfection (en salle de narcose)
- mise en place des champs stériles selon l'importance de l'opération. Pour enlever des vis isolées par des incisions ponctiformes, il n'est pas nécessaire de déployer de nombreux champs
- une feuille à inciser en plastique est indiquée pour des opérations de longue durée.

5.2.1 Ablation d'une plaque

- exciser la cicatrice sur toute sa longueur
- mise en évidence de la plaque au bistouri et à la rugine (usagée)
- avant d'utiliser le tournevis il faut, au moyen d'un crochet pointu, retirer le tissu fibreux qui comble la tête des vis
- si la plaque est fortement recouverte par de l'os cortical néoformé, il faut commencer par la dégager au ciseau frappé
- soulever puis extraire la plaque à l'aide d'un élévateur ou d'un crochet à os
- laisser intactes les bordures d'os néoformé, sur toute leur longueur, parce qu'elles renforcent l'os
- rincer à la solution de Ringer. L'adjonction d'un antibiotique fait l'objet de controverses
- placer un drainage aspiratif
- suture de la plaie comme après une ostéosynthèse: suture parcimonieuse en profondeur (évtl. même aucune dans le tissu souscutané à l'aide de matériel de suture résorbable (Dexon, Vicryl). Suture atraumatique de la peau avec un monofil.

5.2.2 Ablation d'une plaque coudée

- préparation, mise en place des champs et voie d'abord comme pour la mise en place de la plaque coudée
- mise en évidence de la plaque et des vis comme décrit ci-dessus
- après ablation des vis, il est généralement facile de soulever la plaque à l'aide d'un élévateur ou d'un crochet à os. L'extraction peut être faite à la main ou avec une pince plate parallèle
  Lorsque la lame de la plaque tient solidement, il faut visser le porte-plaque extracteur (comme pour la mise en place de la plaque, voir p. 82). L'extraction est en-

suite réalisée en frappant avec le marteau-diapason. – Mise en place d'un drainage aspiratif en profondeur et dans le tissu sous-cutané
- suture de la plaie comme décrit ci-dessus.

5.2.3 Ablation de cerclages

- préparatifs comme pour une ostéosynthèse
- mise en évidence du cerclage au bistouri ou en utilisant une rugine usagée. Si le cerclage est recouvert par de l'os cortical, il faut parfois le libérer au ciseau frappé.

5.2.4 Ablation d'un clou centromédullaire

- préparation comme pour une ostéosynthèse
- technique: voir sous chapitre «enclouage», p. 154.

5.2.5 Extraction de vis cassées

- cette technique a été décrite en détail à la page 131.

6 Complications postopératoires

6.1 Les hématomes et leur traitement

Malgré le drainage aspiratif postopératoire, il se forme parfois un hématome dans la zone opérée. L'expérience a démontré qu'au moins ¼ de ces hématomes sont contaminés. Ils doivent donc être évacués aussi rapidement que possible pour prévenir une infection.
Toute évacuation d'hématome exige des conditions d'asepsie rigoureuses.

De petits hématomes peuvent être évacués par ponction:
- préparation de la peau par dégraissage suivi de trois désinfections de la zone
- mise en place de champs stériles
- anesthésie locale intracutanée (papule) à l'aiguille fine
- incision ponctiforme à travers la papule
- à travers l'incision ponctiforme enfoncer une aiguille épaisse pour aspirer
- l'incision ponctiforme ne nécessite généralement aucune suture. Petit pansement ou pansement par spray.

Les hématomes volumineux doivent être évacués par une opération:
- préparation de la peau et mise en place des champs comme pour une ostéosynthèse
- l'ouverture peut être réalisée de deux manières:
  a) par une incision séparée
  b) en ouvrant partiellement la plaie opératoire

- prélèvement bactériologique
- rinçage abondant à la solution de Ringer et aspiration
- évacuation de tous les caillots
- mise en place d'un ou plusieurs drains aspiratifs
- suture de la peau.

Remarque

L'aiguille qui entraîne le drain doit traverser la peau de l'intérieur vers l'extérieur. Ainsi elle n'entraîne pas des germes de la peau dans la profondeur de la plaie. – Après chaque évacuation d'hématome, il faut à nouveau surélever le membre.

6.2 Infections

Les meilleures installations techniques, une bonne formation et le respect d'une discipline rigoureuse ne parviennent pas à éliminer complètement l'infection postopératoire des plaies. Le diagnostic précoce et un traitement chirurgical immédiat évitent des séquelles graves dans la majorité des cas et assurent un bon résultat.
La gravité d'une infection postopératoire après ostéosynthèse réside dans le fait qu'il y a généralement non seulement une infection des parties molles, mais aussi une participation osseuse.
Lorsque le traitement d'une infection qui survient après une opération est entrepris immédiatement, il y a de grandes chances pour que l'os infecté régénère spontanément. Passé un certain délai et dans les infections chroniques, cette possibilité s'estompe. Il faut alors exciser radicalement le foyer osseux infecté et combler la perte de substance qui en résulte par de l'os spongieux autologue. En cas d'infection, l'opération sera conduite selon les règles valables pour les opérations aseptiques.

6.2.1 Technique pour les infections postopératoires diagnostiquées précocement

- dégraissage puis 3 désinfections successives du champ opératoire
- ouverture de la plaie
- prélèvement bactériologique
- débridement
- lavage abondant de la plaie
- laisser les ostéosynthèses stables
- mise en place d'un lavage-drainage, en général ouvert ou demi-ouvert
- antibiotiques par voie générale
- position à plat ou légère surélévation suivant les conditions d'écoulement.

Lavage-drainage continu
Disposer le lavage-drainage en plaçant plusieurs drains de Redon d'un diamètre de 3–4 mm situés d'une manière telle que la perfusion s'écoule d'un ou plusieurs endroits centraux en direction de la périphérie. Eviter strictement toute rétention. C'est pourquoi, en pratique, il faut généralement faire un lavage-drainage ouvert ou demi-ouvert. La solution perfusée s'écoulera en partie par aspiration à travers les drains, en partie elle s'écoulera librement dans le récipient sous-jacent. Contrôler exactement le bilan des quantités écoulées et recueillies. Un lavage-drainage est très dangereux si l'évacuation est insuffisante, car il compromet la vitalité des tissus.

Solution de lavage
La solution de Ringer est la meilleure solution de lavage, éventuellement avec adjonction d'antibiotiques.

6.2.2 Technique dans les cas d'infections négligées et chroniques

- préparation de la peau:
  dégraissage suivi de 3 désinfections
- incision des parties molles
- débridement des parties molles et de l'os (excision des tissus nécrotiques et mal vascularisés. Excision de tous les séquestres osseux)
- en cas d'instabilité, fixation chirurgicale de l'os, le plus souvent par mise en place d'un fixateur externe
- comblement de la perte de substance osseuse par de l'os spongieux autologue. La greffe d'os spongieux n'a des chances de réussite que si le lit receveur est uniformément vascularisé et qu'il ne reste plus aucun signe clinique d'infection. Pour cette raison, il n'est pas toujours possible de procéder à la greffe d'os spongieux dans le même temps que l'excision
  La greffe peut exiger une séance ultérieure ou même plusieurs séances
- placer un drainage aspiratif en profondeur pour assurer un contact direct entre le fourreau de parties molles et la masse d'os spongieux.

6.3 Refractures

Une fracture à l'ancienne localisation de la fracture ne survient généralement qu'après une ablation prématurée du matériel d'ostéosynthèse ou après une ablation incorrecte (excision ou interruption des bordures osseuses qui se sont formées autour de la plaque).

- les ostéosynthèses diaphysaires par deux plaques sont particulièrement exposées aux refractures. Il faut autant que possible éviter de telles ostéosynthèses. –
  Lorsqu'une telle ostéosynthèse s'est avérée indispensable en raison d'une perte de substance osseuse ou en raison de bras de levier particulièrement importants (région soustrochantérienne), il y a lieu de procéder à l'ablation du matériel d'ostéosynthèse en deux temps séparés par un intervalle de 2–6 mois
- une fracture peut aussi se situer à la transition entre la diaphyse rigide et fixée par une plaque et la diaphyse élastique non fixée.
  Pour cette raison, il faut s'efforcer de ménager une transition graduelle en plaçant 1–2 vis courtes à l'extrémité de la plaque.

6.4 Ruptures des implants

Habituellement, les ruptures des implants sont des fractures de fatigue du métal. La mise en charge d'une ostéosynthèse devrait répartir les forces sur toute la section de l'os.

Lorsque, pour une raison indéterminée, cette condition n'est pas remplie (absence de compression interfragmentaire, absence de contact interne), l'implant devra supporter toutes les forces, seul et pendant longtemps. Il sera soumis à des sollicitations en flexion qui finiront par entraîner sa rupture. La stabilité est donc toujours une condition primordiale.

Traitement: Réopération après planification précise de la technique à utiliser pour exclure une sollicitation en flexion de la plaque.

6.5 Lâchage de l'implant

Un lâchage de l'implant peut survenir à la place d'une rupture de l'implant.

Traitement: réopération, comme pour la rupture de l'implant.

E Exemples d'ostéosynthèses de différentes fractures

Ce chapitre reproduit quelques ostéosynthèses typiques, tirées du Manuel d'ostéosynthèse. Le but est d'orienter le personnel de salle d'opération sur quelques procédés d'ostéosynthèse courants, afin de faciliter la préparation des instruments et des implants nécessaires.

1 Fractures de l'omoplate

La plupart des fractures de l'omoplate sont traitées orthopédiquement. Mais un traitement chirurgical peut être indiqué pour des fractures du col de l'omoplate ou de la glène lorsque le déplacement des fragments est important.

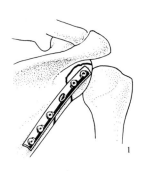

1. Fracture à plusieurs fragments de la glène
   Fixation: plaque tiers-tube et vis de traction interfragmentaires
2. Fracture tangentielle antérieure de l'omoplate
   L'abord peut être facilité par une ostéotomie préliminaire de la coracoïde
   Fixation: vissage par vis à spongieuse 4.0 mm. Vissage de la coracoïde par vis à malléole.

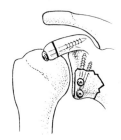

2 Les fractures de la clavicule

En général, les fractures de la clavicule sont traitées conservativement. L'ostéosynthèse n'est indiquée qu'en présence d'un décalage très important ou d'une lésion du plexus brachial par l'un des fragments. Les fractures de l'extrémité externe de la clavicule constituent également une indication chirurgicale.

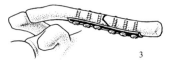

3. Fracture transversale au milieu de la clavicule
   Fixation: plaque demi-tube (env. 6 trous) ou plaque DCP 3,5 ou plaque tiers-tube (sur os gracile)
4. Fracture intra-articulaire de l'extrémité externe
   Fixation: broches de Kirschner et hauban.

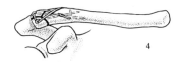

3 Les fractures de l'humérus

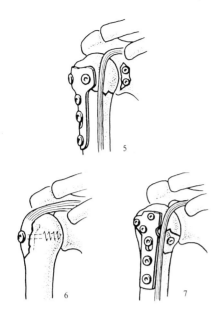

A. En principe, les fractures des deux tiers supérieurs de l'humérus sont traitées conservativement. Les indications opératoires sont les suivantes:

   5. Fracture-luxation avec déplacement de la tête de l'humérus
      Fixation: plaque en T
   6. Fracture par arrachement de la grosse tubérosité avec déplacement sous l'acromion
      Fixation: vis à spongieuse 6,5 mm ou vis à spongieuse 4,0 et évent. cerclage en hauban
   7. Fracture à plusieurs fragments (malade de moins de 50 ans)
      Fixation: plaque en trèfle.

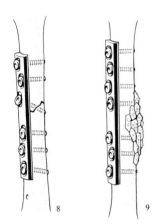

B. La plupart des fractures de la diaphyse de l'humérus relèvent également du traitement orthopédique. Il n'y a que quelques indications opératoires.

   8. Fracture transversale et oblique courte
      Fixation: plaque large DCP (avec vis de traction interfragmentaire)
   9. Fracture comminutive à petits éclats (avec ou sans paralysie du nerf radial)
      Fixation: plaque DCP large (6–8 trous). Greffe d'os spongieux autologue.

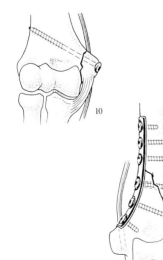

C. Fractures extra-articulaires distales de l'humérus

   10. Luxation du coude avec arrachement de l'épitrochlée
       Fixation: vis à spongieuse 4,0 ou vis à malléole
   11. Fracture oblique courte ou fracture à plusieurs fragments
       Fixation: plaque demi-tube (avec vis de traction interfragmentaire) ou
       plaque tiers-tube (avec vis de traction interfragmentaire) ou
       plaque DCP étroite (avec vis de traction interfragmentaire).

D. Fractures articulaires distales de l'humérus

12. Fracture du condyle
    Fixation: vis à spongieuse 4,0

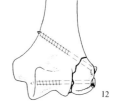

13. Fracture en Y
    Fixation: d'abord vissage de la trochlée: vis à spongieuse 4,0
    Ensuite solidarisation du massif articulaire à la diaphyse par une plaque tiers-tube ou par des vis à malléole.

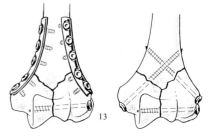

14. Fracture comminutive intra-articulaire
    Fixation: s'il manque un fragment intermédiaire de la trochlée: vis à corticale 4,5 mm pour maintenir la distance
    Solidarisation massif articulaire/diaphyse comme sous 13. ou par plaque en Y. Event. greffe d'os spongieux.

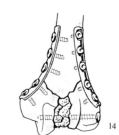

4 Les fractures de l'avant-bras

A. Les fractures de l'olécrâne

15. Fracture transversale ou fracture par arrachement de la pointe de l'olécrâne
    Fixation: broches de Kirschner et hauban

16. Fracture à plusieurs fragments
    Fixation: plaque tiers-tube et vis à corticale 3,5 isolées (vis de traction dans les petits fragments)

17. Fracture oblique de l'olécrâne, fracture comminutive du cubitus proximal
    Fixation: plaque demi-tube
    Event. vis à corticale 3,5 ou 4,5 mm isolées (vis de traction). Event. greffe autologue d'os spongieux.

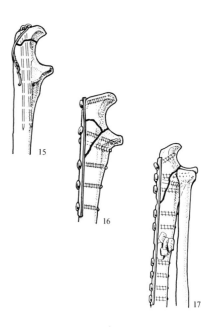

B. Fracture verticale de la tête du radius

18. Fracture verticale de la tête du radius
    Fixation: vis à corticale 2,7 (vis de traction).

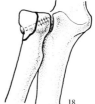

C. Les fractures des diaphyses de l'avant-bras

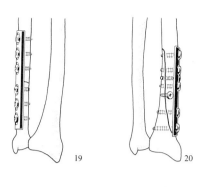

19. Fracture transversale simple du cubitus
    Fixation: plaque DCP 3,5 (6 trous). Plaque DCP étroite.

20. Fracture par torsion du radius
    Fixation: plaque demi-tube et évent. vis à corticale 3,5 isolée (vis de traction) ou plaque DCP étroite (+ vis de traction)

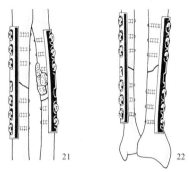

21. Fracture comminutive des deux os
    Fixation: cubitus: plaque DCP 3,5 ou plaque DCP étroite. Radius: plaque DCP étroite ou plaque demi-tube. Event. greffe d'os spongieux autologue

22. Fracture transversale des deux os
    Fixation: plaque DCP 3,5.

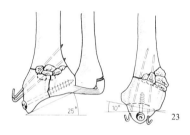

D. Fractures épiphysaires distales si possible traitement conservateur. Indications opératoires p.ex. pour:

23. Fracture par tassement avec décalage irréductible de la surface articulaire (blessé jeune)
    Fixation: vis à spongieuse 4,0 et broches de Kirschner. Event. greffe d'os spongieux autologue ou petite plaque en T

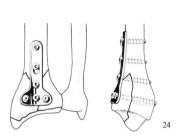

24. Fracture de Smith-Goyrand
    Fixation: petite plaque en T.

5 Les fractures de la main

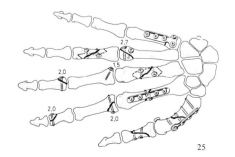

25. Fractures typiques des métacarpiens et des phalanges
    Fixation: fractures des diaphyses des métacarpiens I, II et V: petites plaques quart de tube. Fractures juxta-articulaires: petites plaques en T. Arrachements: vis à corticale 2,7 ou 3,5. Petits arrachements: vis à corticale 1,5.

6 Les fractures du fémur

A. Fracture sous-capitale du col du fémur

26. Fracture sous-capitale du col
 Fixation: plaque coudée 130° (1 ou 4 trous). Event. vis à spongieuse 6,5 avec rondelle.

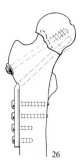

B. Fracture médio-cervicale

27. Fracture médio-cervicale
 Fixation: plaque coudée 130° (1 ou 4 trous).

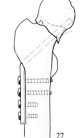

C. Fractures pertrochantériennes

28. Fracture pertrochantérienne simple
 Fixation: plaque coudée 130° (4 trous) ou plaque condylienne 95° (5 trous) et vis à corticale 4,5 comme vis de traction dans l'éperon de Merkel

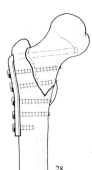

29. Fracture pertrochantérienne avec arrachement du grand trochanter
 Fixation: plaque coudée 130° (4 trous) et vis à spongieuse 6,5 avec rondelle. Synthèse du grand trochanter par cerclage en hauban

30. Fracture pertrochantérienne (reversed fracture)
 Fixation: plaque condylienne 95° (9–12 trous). Event. vis à corticale 4,5 isolées (vis de traction)

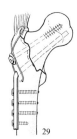

31. Fracture pertrochantérienne comminutive
 Fixation: plaque coudée 130° avec ostéotomie de valgisation (vis de traction à travers la plaque).

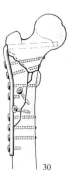

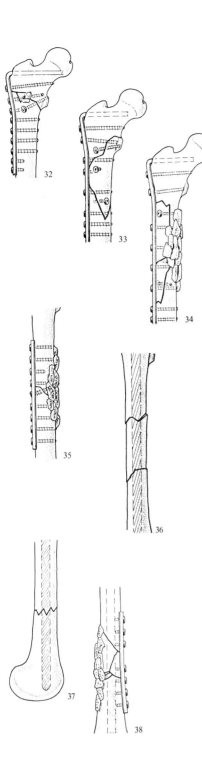

D. Les fractures diaphysaires proximales du fémur

32. Fracture sous-trochantérienne simple
Fixation: plaque condylienne 95° (9–12 trous) (vis de traction à travers la plaque). Vis à corticale 4,5 isolées (vis de traction interfragmentaires)

33. Fracture à fragment sous-trochantérien
Fixation: fragment: vis à corticale 4,5 (vis de traction)
Plaque condylienne 95° (9–12 trous)

34. Fracture plurifragmentaire sous-trochantérienne avec continuité insuffisante de la corticale interne
Fixation: plaque condylienne 95° (12 trous). Vis à corticale 4,5 isolées (vis de traction). Greffe d'os spongieux autologue.

E. Fractures du tiers moyen de la diaphyse fémorale

35. Fracture oblique
Fixation: plaque DCP large. Greffe d'os spongieux autologue ou enclouage centromédullaire

36. Fracture transversale et fracture étagée
Fixation: clou centromédullaire (clou de 12–13 mm).

F. Fractures distales de la diaphyse fémorale

37. Fracture distale transversale
Fixation: clou centromédullaire (clou de 14 mm)

38. Fracture plurifragmentaire
Fixation: clou centromédullaire ou plaque étroite. Greffe d'os spongieux autologue.

G. Fractures distales du fémur

39. Fracture supracondylienne simple
Fixation: préliminaire par des broches de Kirschner. Plaque condylienne 95° (5 trous). Lame 50–60 mm. Vis à spongieuse 6,5 dans le fragment distal

40. Fracture unicondylienne
   Fixation: préliminaire par des broches de Kirschner. Plaque en T (de soutien) avec deux vis à spongieuse 6,5 ou une seule vis à spongieuse 6,5 appuyée sur une rondelle

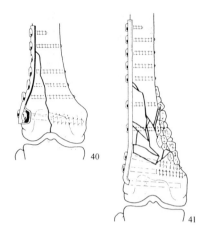

41. Fracture bi-condylienne et fracture métaphysaire comminutive
   Fixation: condyles par vis à spongieuse 6,5, plaque condylienne 95° (9–12 trous). Greffe d'os spongieux autologue (+ évent. plaque en T comme pontage)

42. Fracture bi-condylienne et fracture métaphysaire comminutive avec fracture tangentielle ventrale d'un ou des deux condyles
   Fixation: plaque de soutien des condyles, plaque en T, greffe d'os spongieux autologue (vis à spongieuse 6,5 dans les condyles).

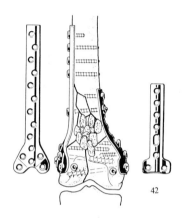

7 Les fractures de la rotule

43. Fracture transversale de la rotule
   Fixation: trou 2,0, broches de Kirschner 1,6 (fil de cerclage à œillet)

44. Arrachement du tendon rotulien
   Fixation: vis à corticale 3,5, transversalement à travers la tubérosité antérieure du tibia. Fil de cerclage. Suture du tendon

45. Fracture comminutive
   Fixation: commencer par régulariser les bords à la scie, vis à spongieuse, 4,0. Fil de cerclage.

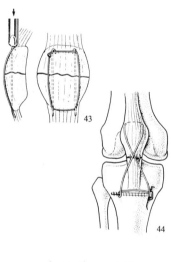
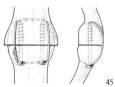

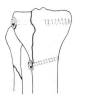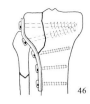

8 Les fractures du tibia

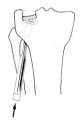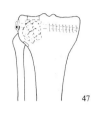

A. Les fractures des plateaux tibiaux

46. Fracture-séparation du plateau tibial
Fixation: a) vis à spongieuse 6,5 (vis de traction), vis à corticale 4,5 (soutien) avec rondelle, b) plaque DCP étroite ou plaque en T ou plaque en L (comme plaque de soutien)

47. Fracture par tassement (le plus souvent du plateau externe)
Fixation: commencer par faire une fenêtre dans la corticale et réduire à l'aide d'un élévateur. Ensuite greffe d'os spongieux autologue et vis à spongieuse 6,5

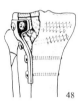

48. Fracture-séparation et par tassement
Fixation: réduction provisoire fixée par des broches de Kirschner. Greffe d'os spongieux autologue. Plaque DCP étroite ou plaque en T ou plaque en L (comme plaque de soutien)

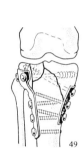

49. Fractures en Y et en T, fractures comminutives
Fixation: reconstruction du plateau, fixation provisoire par des broches de Kirschner, des plaques en T ou en L et évent. une plaque demi-tube (fonction de soutien). Greffe d'os spongieux autologue.

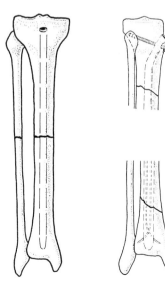

B. Fractures diaphysaires du tibia

50. Fractures transversales et obliques courtes du tiers moyen
Fixation: clou centromédullaire (pour les fractures hautes ou basses, vis à corticale 4,5, resp. broches façonnées)

51. Fracture à trois fragments
Fixation: vis à corticale 4,5 (vis de traction dans le troisième fragment et les fragments principaux). Plaque DCP étroite (neutralisation)

52. Fracture spiroïde courte du tiers distal
Fixation: vis à corticale 4,5 (vis de traction) entre les fragments. Plaque DCP étroite (neutralisation).

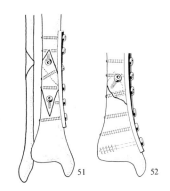

C. Les fractures distales du tibia (pilon tibial)

53. Fracture du pilon I
Fixation: reconstruction du péroné: plaque tiers-tube. Reconstruction de la surface articulaire: fixation provisoire par des broches de Kirschner. Greffe d'os spongieux autologue, plaque en T (de soutien)

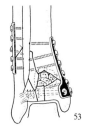

54. Fracture de pilon II
Fixation: reconstruction du péroné: plaque tiers-tube. Reconstruction de la surface articulaire: plaque tiers-tube. Fixation provisoire par des broches de Kirschner. Greffe d'os spongieux autologue, lorsque le fragment postérieur est grand, plaque-cuillère en avant (fonction de soutien).

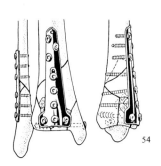

D. Les fractures de la cheville

55. Fracture par arrachement de la malléole externe et de la malléole interne
Fixation: a) vis à malléole, b) broches de Kirschner 1,25 et cerclage en hauban sur le péroné. Malléole interne: vis à spongieuse 4,0 et vis à malléole. c) malléole interne: vis à malléole et broches de Kirschner

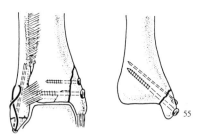

56. Fracture spiroïde courte du péroné
Fixation: vis à corticale 2,7 ou 3,5 (vis de traction). Plaque tiers-tube (neutralisation), vis à spongieuse 6,5 ou vis à malléole (s'il existe un fragment postéro-externe)

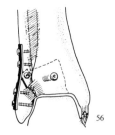

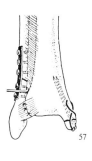

57. Fracture haute du péroné et fracture par arrachement de la malléole interne
    Fixation: péroné: plaque tiers-tube. Malléole interne: broches de Kirschner et hauban

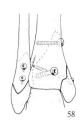

58. Fracture-luxation de la cheville
    Fixation: péroné: vis à corticale 3,5 (vis de traction). Malléole interne: vis à malléole et vis à corticale 3,5. Fragment postéro-externe: vis à spongieuse 6,5.

9 Les fractures du pied

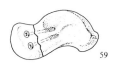

59. Fracture irréductible de l'astragale
    Fixation: vis à spongieuse 4,0 d'avant en arrière ou vis à spongieuse 6,5 d'arrière en avant

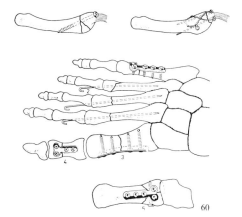

60. Fractures de l'avant-pied
    Fixation: vis à spongieuse 4,0 ou broches de Kirschner et cerclage en hauban
    Fixation: petites plaques en T, broches de Kirschner, plaque tiers-tube
    Fixation: petites plaques en T, vis à corticale 3,5 (vis de traction).

10 Les fractures de l'enfant

A. Fractures de l'humérus

    61. Fracture du condyle
        Fixation: broches de Kirschner

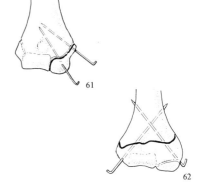

    62. Fracture supracondylienne
        Fixation: broches de Kirschner

    63. Traction continue pour fracture de l'humérus en utilisant une vis à corticale
        Avant-bras en pronation
        Méthode de la traction verticale selon Baumann: il est important que les cordelettes soient longues: les angles ne sont alors que peu modifiés par les déplacements du malade et libre jeu de l'extension et de la contre-extension (tiré de Baumann, E.: Ellbogen, in spezielle Frakturen- und Luxationslehre, II/1, hrsg. von H. Nigst. Stuttgart: Thieme 1965).

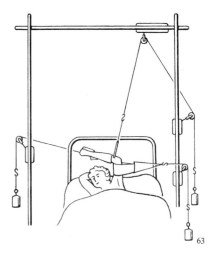

B. Les fractures de l'avant-bras

    64. La fracture proximale du cubitus
        Fixation: broches de Kirschner

    65. Epiphysiolyse instable de l'extrémité inférieure du radius
        Fixation: broches de Kirschner.

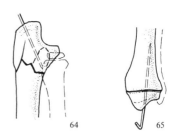

C. Fractures du fémur

    66. Fracture basi-cervicale du col du fémur: il est important d'opérer en urgence
        Fixation: vis à spongieuse 6,5 avec rondelle ou plaque en T faisant office de rondelle

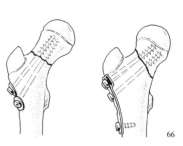

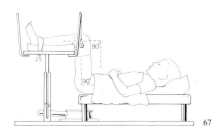

67. Traction continue d'une fracture du fémur de l'enfant (table de Weber)

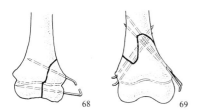

68. Fracture supracondylienne irréductible
    Fixation: broches de Kirschner ou vis à spongieuse 4,0

69. Fracture épiphyso-métaphysaire distale
    Fixation: broches de Kirschner.

D. Fractures du tibia

70. Arrachement des épines tibiales
    Fixation: vis à spongieuse 4,0 sans traverser le cartilage de conjugaison

71. Fracture-décollement du plateau tibial
    Fixation: vis à spongieuse 4,0.

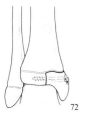 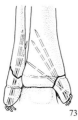

E. Fractures de la cheville

72. Fracture épiphysaire
    Fixation: vis à spongieuse 4,0

73. Fracture-luxation des deux malléoles
    Fixation: broches de Kirschner.

F Préparation des instruments

Dans ce chapitre nous faisons des propositions pour disposer des instruments sur la table pour les ostéosynthèses fréquentes. Il s'agit de directives uniquement.

Exemples pour les opérations suivantes:

  1 Fractures de l'humérus proximal 264
  2 Fractures de la diaphyse de l'humérus 266
  3 Fractures distales de l'humérus (intra-articulaires) 268
  4 Fractures diaphysaires des deux os de l'avant-bras
     et fractures de l'olécrâne 270
  5 Fractures distales de l'avant-bras 272
  6 Fractures de la main 274
  7 Fractures proximales du fémur et ostéotomies
     intertrochantériennes 276
  8 Fractures diaphysaires du fémur 278
  9 Fractures distales du fémur 280
 10 Fractures de la rotule 282
 11 Fractures des plateaux tibiaux 284
 12 Fractures diaphysaires de la jambe 286
 13 Fractures distales du tibia 288
 14 Fractures de la cheville 290
 15 Fractures du pied 292
 16 Enclouage centromédullaire du fémur 294
 17 Enclouage centromédullaire du tibia 296

Les propositions pour la composition des plateaux de base A + B pour chirurgie osseuse sont imprimées aux pages 18 et 19, dans le texte du livre. Elles ne sont pas répétées sur ces «feuilles volantes de travail».

1 Fractures proximales de l'humérus

Exemples

Fracture-luxation avec déplacement de la tête de l'humérus

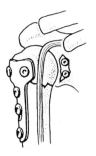

Fracture plurifragmentaire

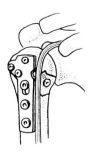

Préparation des instruments

1. Instruments chirurgicaux courants
2. Instruments de chirurgie osseuse A et instruments pour cerclage (voir p. 298)
3. Instrumentation de base
4. Boîte de vis
5. Boîte de plaques
6. Instrumentation réduite pour petits fragments
7. Petit moteur et tuyau à air comprimé
8. Ev. assortiment d'instruments comprenant les chasse-greffons et les ostéotomes
9. Séparément: aspiration, redon, électro-coagulation.

Instrumentation pour ostéosynthèse par plaque en trèfle et plaque en T

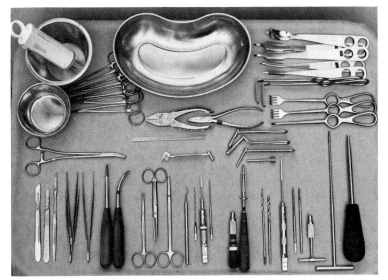

- bistouris, pincettes, paire de ciseaux
- rugines (grandeurs différentes), crochet pointu
- mèches 2,0, 3,2 et 4,5
- tarauds 3,5 et 4,5 (court et long)
- poignée et poignée pour taraud
- taraud 6,5
- douilles protectrices 3,5 et 4,5
- douille de centrage 3,2/4,5
- guide-mèche pour plaques 2,0 et 3,2
- jauge de longueur pour vis, grande et petite
- tournevis, grand et petit
- broches de Kirschner, pince plate, pince à courber les broches
- 5 à 10 pinces hémostatiques
- crochets à os, daviers
- écarteurs, écarteurs-leviers de différentes grandeurs
- écarteurs pour la tête de l'humérus
- 2 récipients ronds, bassin réniforme
- récipient et seringue pour liquide de rinçage

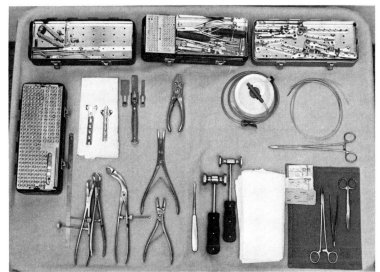

- instrumentation réduite pour petits fragments
- instrumentation de base
- boîte de vis, boîte des plaques
- pince-gouge (moyenne)
- pince de Liston (moyenne)
- poignée pour ciseaux à os et lames
- marteau
- élévateur
- ruban métrique métallique
- daviers (grandeurs différentes)
- matériel de suture, porte-aiguille, pincette, paire de ciseaux
- aiguille de redon, drain, flacon de redon

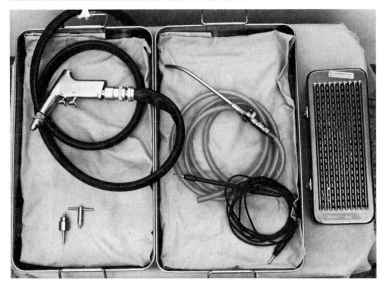

- plateaux d'instruments (courants et pour cerclage)
- moteur et tuyau à air comprimé
- mandrin à clé et clé.

2 Les fractures diaphysaires de l'humérus

Exemples
Fracture oblique courte

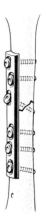

Fracture avec greffe d'os spongieux

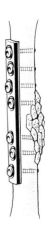

Préparation des instruments

1. Instruments chirurgicaux courants
2. Instruments A de chirurgie à os et instruments pour cerclage (voir p. 298)
3. Instruments de base
4. Boîte de vis
5. Boîte de plaques
6. Presse à courber les plaques et fers à contourner
7. Petit moteur et tuyau à air comprimé
8. Assortiment d'instruments comprenant les chasse-greffons et les ciseaux à os
9. Séparément: aspiration, redon, électro-coagulation.

Instruments pour une ostéosynthèse par plaque large DCP

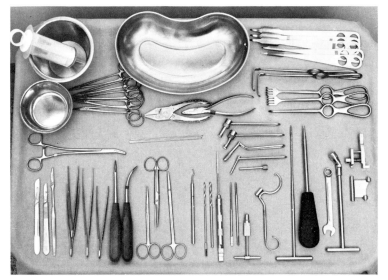

- bistouris, pincettes, paire de ciseaux
- rugines (moyenne et large), crochet pointu
- mèches 3,2 et 4,5
- douilles protectrices 3,5 et 4,5
- taraud 4,5 et poignée
- douille de centrage 3,2/4,5
- viseur à pointe
- jauge de longueur pour vis
- tournevis
- guide-mèches DCP (neutre et ex-centrique)
- tendeur de plaques (grand ou articulé)
- broches de Kirschner, pince plate, pince à courber les broches
- crochet à os, daviers, écarteurs, écarteurs-leviers (grandeurs différentes)
- 2 récipients ronds, bassin réniforme
- récipient avec seringue pour liquide de rinçage

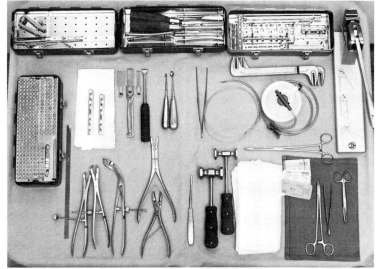

- instrumentation de base
- boîte de vis, boîte de plaques
- assortiment d'instruments avec chasse-greffons et ciseaux à os
- pince-gouge (moyenne), curettes
- pince de Liston (moyenne)
- manche de ciseau et lames, marteau
- élévateur
- ruban métrique métallique
- daviers (différentes grandeurs)
- presse à courber les plaques et fers à contourner
- matériel de suture, porte-aiguille, pincette, paire de ciseaux
- aiguille de redon, drains, flacon de redon

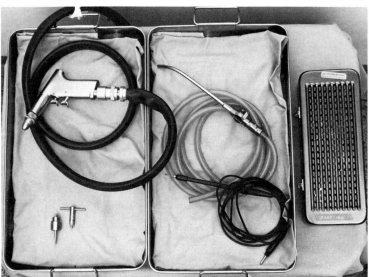

- plateaux d'instruments (courants et pour chirurgie osseuse)
- moteur et tuyau à air comprimé
- mandrin à clé et clé.

3 Fractures distales de l'humérus

Exemples
Fracture distale courte oblique

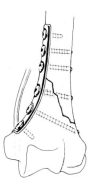

Fracture comminutive intra-articulaire

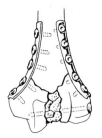

Préparation des instruments

1. Instruments chirurgicaux courants
2. Instruments A de chirurgie osseuse et instruments pour cerclage (voir p. 298)
3. Instrumentation de base
4. Boîte de vis
5. Instrumentation pour petits fragments
6. Petit moteur et tuyau à air comprimé
7. Assortiment d'instruments avec chasse-greffons et ciseaux à os
8. Séparément: aspiration, redon, électro-coagulation.

Instrumentation pour ostéosynthèse par plaque tiers de tube, DCP 3,5, demi-tube ou plaque DCP étroite

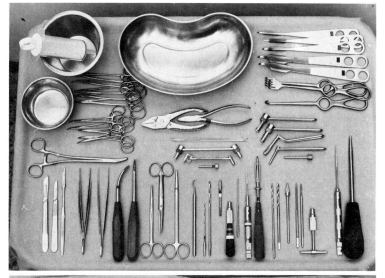

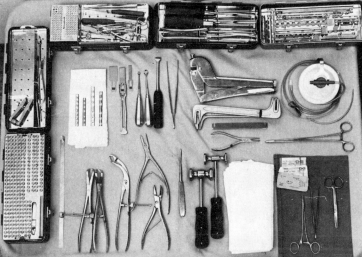

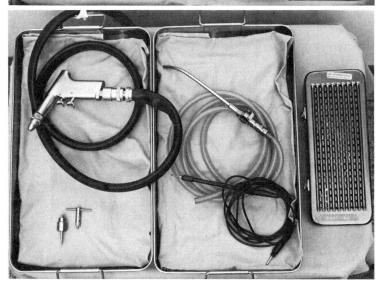

- bistouris, pincettes, paire de ciseaux
- rugines (différentes grandeurs), crochet pointu
- mèches 2,0, 2,5 3,2, 3,5 et 4,5
- tarauds 3,5 (deux modèles) et 4,5 (courts et longs)
- poignée ou poignée pour taraud
- douilles protectrices 3,5 et 4,5
- guide-mèches 2,0 et DCP 3,5 et DCP 4,5 (excentriques et neutres)
- douilles de centrage 3,5/2,7 et 3,2/4,5
- fraise à chambrer petite, fraise à chambrer amovible (pour vis à malléole)
- jauge de longueur pour vis, grande et petite
- tournevis, grand et petit
- 5 à 10 pinces hémostatiques
- broches de Kirschner, pince parallèle, pince à courber les broches
- crochet à os, daviers
- écarteurs à griffes, écarteurs-leviers (différentes grandeurs)
- 2 récipients ronds, bassin réniforme
- récipient et seringue pour liquide de rinçage

- instrumentation de base
- boîte de vis, boîte de plaques
- instrumentation pour petits fragments
- assortiment d'instruments avec chasse-greffons et ciseaux à os
- pince-gouge (petite), curettes
- pince de Liston (moyenne)
- manche pour ciseau et lames, marteau
- élévateur
- ruban métrique métallique
- daviers (différentes grandeurs)
- pince à courber les plaques et fers à contourner
- pince à courber et fers à contourner les petites plaques
- matériel de suture, porte-aiguille, pincette, paire de ciseaux
- aiguille de redon, drains, flacon de redon

- plateaux d'instruments (courants et pour chirurgie osseuse, cerclage), instruments pour cerclage
- petit moteur et tuyau à air comprimé
- mandrin à clé et clé.

4 Fractures diaphysaires de l'avant-bras et fractures de l'olécrâne

Exemples
Fracture transversale ou fracture des deux os

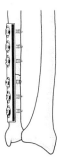 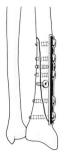

Fracture comminutive des deux os

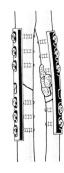 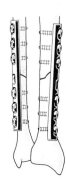

Fracture transversale de l'olécrâne

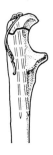

Fracture oblique de l'olécrâne

Fracture comminutive du cubitus proximal

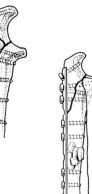

Préparation des instruments

1. Instruments chirurgicaux courants
2. Instruments B de chirurgie osseuse et instruments de cerclage (voir p. 300)
3. Instrumentation de base
4. Boîte de vis
5. Boîte de plaques
6. Instrumentation pour petits fragments
7. Petit moteur et tuyau à air comprimé
8. Eventuellement assortiment d'instruments avec chasse-greffons et ciseaux à os
9. Séparément: aspiration, redon, électro-coagulation.

Instruments pour ostéosynthèse par plaque tiers de tube, DCP 3,5, demi-tube ou plaque DCP étroite

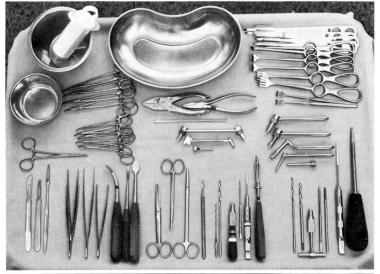

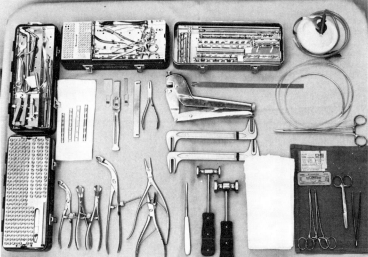

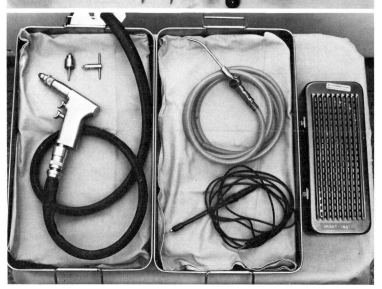

- bistouris, pincettes, paire de ciseaux
- rugines (grandeurs différentes), crochet pointu
- mèches 2,0, 2,5, 3,2, 3,5 et 4,5
- douilles protectrices 3,5 et 4,5
- tarauds 3,5 (deux modèles) et 4,5 (courts et longs)
- poignée pour taraud et poignée
- douilles de centrage 3,5/2,7 et 3,2/4,5
- viseur et guide-mèche pour plaques 2,0
- guide-mèches DCP 3,5 et 4,5 (neutres et excentriques)
- jauge de longueur pour vis, grande et petite
- tournevis, grand et petit
- 5 pinces mosquito
- 5 pinces hémostatiques
- broches de Kirschner, pince plate, pince à courber les broches
- crochet à os, davier
- écarteurs à griffes, écarteurs de Langenbeck, écarteurs-leviers (différentes grandeurs)
- 2 récipients ronds, bassin réniforme
- récipient et seringue pour liquide de rinçage

- instrumentation de base
- boîte de vis, boîte de plaques
- instrumentation pour petits fragments
- pince-gouge (petite)
- pince de Liston (moyenne)
- manche de ciseau et lames, marteau
- élévateur
- ruban métrique métallique
- daviers (différentes grandeurs)
- pince à courber les plaques et fers à contourner
- pinces à courber et fers à contourner les petites plaques
- matériel de suture, porte-aiguille, pincette, paire de ciseaux
- aiguille de redon, drains, flacon de redon

- plateaux d'instruments (courants et pour chirurgie osseuse)
- petit moteur et tuyau à air comprimé
- mandrin à clé et clé.

5 Les fractures distales de l'avant-bras

Example
Fracture de Smith Goyrand

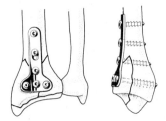

Préparation des instruments

1. Instruments courants de chirurgie
2. Instruments B pour chirurgie osseuse (voir p. 300)
3. Instrumentation pour petits fragments
4. Petit moteur et tuyau à air comprimé
5. Séparément: aspiration, redons, électro-coagulation.

Instruments pour ostéosynthèse par petite plaque en T

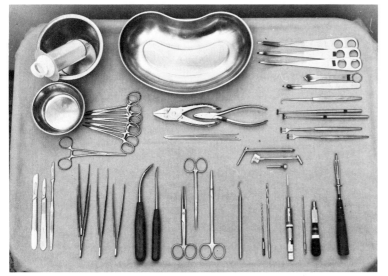

- bistouris, pincettes, paire de ciseaux
- rugines (petites et moyennes), crochet pointu
- mèches 2,0, 2,5 et 3,5
- viseur et guide-mèche pour plaques 2,0
- tarauds 3,5 (deux modèles)
- poignée
- douille protectrice 3,5
- douille de centrage 3,5/2,7
- petite jauge de longueur pour vis
- petit tournevis
- 5 pinces hémostatiques
- petit crochet à os
- petit davier
- broches de Kirschner, pince plate, pince à courber les broches
- écarteurs à griffes, écarteurs de Langenbeck, écarteurs-leviers, de grandeurs différentes
- 2 récipients ronds, bassin réniforme
- récipient et seringue pour liquide de rinçage

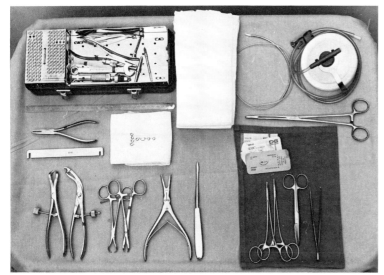

- instrumentation pour petits fragments
- petite pince-gouge
- élévateur
- ruban métrique métallique
- divers daviers
- petite pince à courber les plaques
- petit fer à contourner
- matériel de suture, porte-aiguille, paire de ciseaux, pincette
- aiguille de redon, drain, flacon de redon

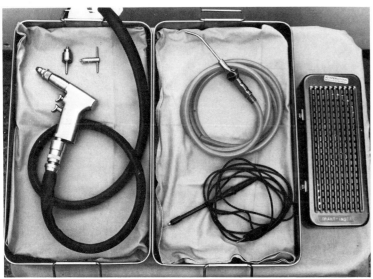

- plateaux d'instruments (courants, pour chirurgie osseuse et cerclage)
- petit moteur à air comprimé et tuyau double
- mandrin à clé et clé.

6 Les fractures de la main

Exemple
Fractures des métacarpiens et des phalanges

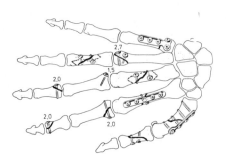

Préparation des instruments

1. Instruments chirurgicaux courants
2. Instruments B pour chirurgie osseuse et instruments pour cerclage (voir p. 300)
3. Instrumentation miniaturisée
4. Petit moteur et tuyau à air comprimé, éventuellement mini-moteur
5. Séparément: aspiration, redons, électro-coagulation, «main de plomb».

Instruments pour ostéosynthèses des métacarpiens et des phalanges

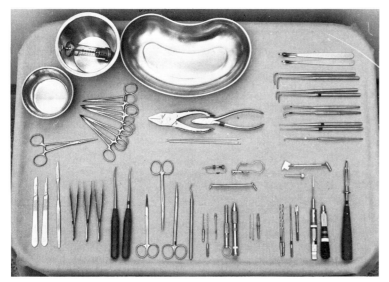

- bistouris à petite lame, pincettes, paire de ciseaux
- rugine (petite), crochet pointu
- mèches 1,1–1,5 et 2,0 (phalanges), 2,7 (métacarpiens)
- tarauds 1,5 (phalanges), 2,0 et 2,7 (métacarpiens)
- mini guide-mèche 1,1–1,5 (phalanges), viseur et guide-mèche pour plaque 2,0 (métacarpiens)
- douille de centrage 3,5/2,7
- poignée à verrouillage rapide
- poignée à verrouillage type dentisterie (mini)
- fraise à chambrer, petite et mini
- jauge de longueur des vis, petite et mini
- tournevis petit et mini-tournevis amovible
- porte-guide-mèche pour mini-plaque avec ses douilles
- 5 petites pinces hémostatiques (mosquito)
- broches de Kirschner, pince plate, pince à courber les broches
- petit crochet à os, petit davier (petite pince de Kocher)
- petits écarteurs à griffes, écarteurs de Gillies, petits écarteurs de Langenbeck, petit crochet à nerf (divers, petits), écarteurs-leviers
- 2 récipients ronds, bassin réniforme
- seringue et récipient pour liquide de rinçage

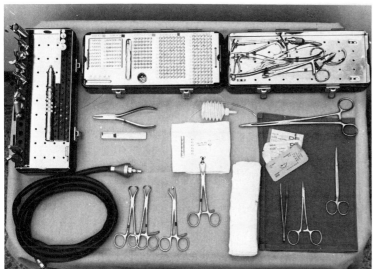

- instrumentation miniaturisée
- mini-implants et implants pour petits fragments
- éventuellement mini-moteur
- davier (petit)
- petite pince à courber les plaques
- petit fer à contourner
- matériel de suture, porte-aiguille, pincette, paire de ciseaux
- aiguille de redon, drain, flacon de redon

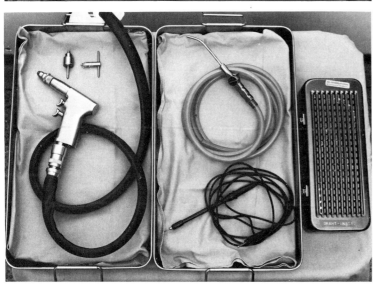

- plateaux d'instruments (courants, pour chirurgie osseuse et cerclage)
- éventuellement petit moteur et tuyau à air comprimé.

7 Fractures proximales du fémur et ostéotomies intertrochantériennes

Exemples
Fracture sous-capitale du col du fémur

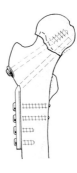

Fracture pertrochantérienne

Fracture diaphysaire proximale

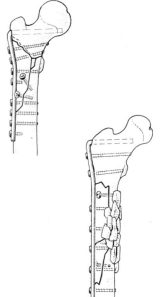

Préparation des instruments

1. Instruments courants
2. Instruments A de chirurgie osseuse et instruments de cerclage (voir p. 298)
3. Instrumentation de base
4. Boîte de vis
5. Boîte de plaques coudées
6. Plaques coudées
7. Moteur, scie et tuyau à air comprimé
8. Séparément: aspiration, redons, électro-coagulation.

Instruments pour ostéosynthèses par plaques coudées

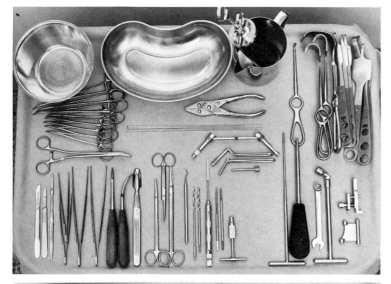

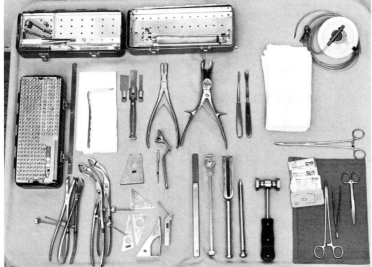

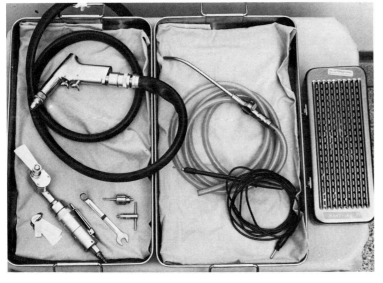

- bistouris, pincettes, paire de ciseaux
- rugines (moyennes et larges), crochet pointu
- mèches 3,2 et 4,5
- douilles protectrices 3,5 et 4,5
- tarauds 4,5 (court et long) avec poignée, taraud 6,5
- douille de centrage 3,2/4,5
- guide-mèche DCP, long
- jauge de longueur des vis, grande
- tournevis (et tournevis amovible)
- tendeur de plaques, long ou articulé
- guide-mèche pour tendeur de plaques
- clé à cardan et clé à fourche
- 5 à 10 pinces hémostatiques (courtes et longues)
- broches de Kirschner (longues), pince plate
- crochet à os, davier
- écarteurs à griffes larges, grands écarteurs de Langenbeck, écarteurs-leviers (différentes grandeurs)
- 2 récipients ronds, bassin réniforme
- récipient et seringue pour liquide de rinçage

- instrumentation de base
- boîte de vis
- instrumentation pour plaques coudées
- plaques coudées choisies
- daviers (différentes grandeurs)
- pinces-gouges (grandes)
- pinces de Liston
- élévateur
- manche de ciseau avec lames, marteau
- étalon d'angles, viseur pour plaque condylienne, étalon d'angles pour ostéotomies de varisation
- gabarit de forage 130° avec curseur, fraise à queue
- ciseau conducteur, plaque de repère
- porte-plaque/extracteur
- marteau-diapason, impacteur
- ruban métrique métallique
- matériel de suture, porte aiguille, pincette, paire de ciseaux
- aiguille de redon, drain, flacon de redon

- plateaux d'instruments (courants, pour chirurgie osseuse et cerclage)
- moteur et tuyau à air comprimé, scie, lames de scie
- clé à fourche
- mandrin à clé et clé.

8 Fractures diaphysaires du fémur

Exemple
Fracture oblique

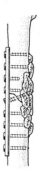

Préparation des instruments

1. Instruments courants
2. Instruments A de chirurgie osseuse et instruments pour cerclage (voir p. 298)
3. Instrumentation de base
4. Boîte de vis
5. Boîte de plaques
6. Presse à courber les plaques et fers à contourner
7. Distracteur
8. Petit moteur et tuyau à air comprimé
9. Assortiment d'instruments avec chasse-greffons et ciseaux à os
10. Séparément: aspiration, redons, électro-coagulation.

Enclouage centromédullaire du fémur, voir no. 16, p. 294

Instruments pour ostéosynthèses par plaque DCP large

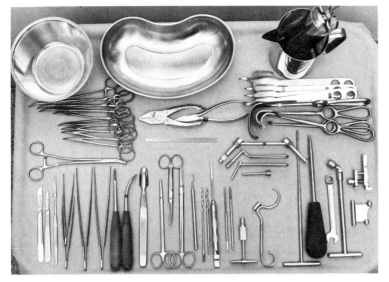

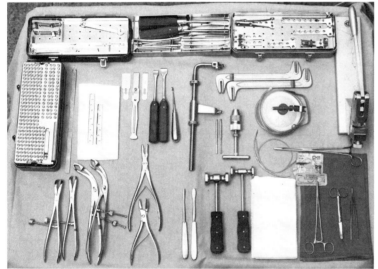

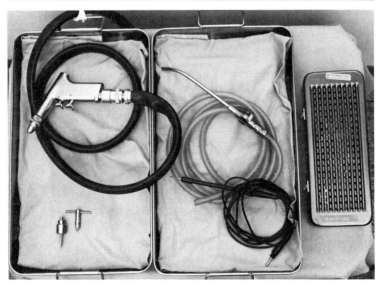

- bistouris, pincettes, paire de ciseaux
- rugines (moyenne et large), crochet pointu
- mèches 3,2 et 4,5
- douilles protectrices 3,5 et 4,5
- viseur à pointe
- tarauds 4,5 (court et long) et poignée pour taraud
- guide-mèches DCP, longs (neutre et excentrique)
- douille de centrage 3,2/4,5
- jauge de longueur pour vis, grande
- tournevis
- tendeur de plaques (grand ou articulé)
- guide-mèche pour tendeur de plaques
- clé à cardan ou clé à fourche
- 5 à 10 pinces hémostatiques (courtes et longues)
- davier
- broches de Kirschner, pince plate, pince à courber les broches
- écarteurs à griffes larges, grands écarteurs de Langenbeck, écarteurs-leviers, différentes grandeurs
- 2 récipients ronds, bassin réniforme
- récipient et seringue pour liquide de rinçage

- instrumentation de base
- boîte de vis, boîte de plaques
- assortiment d'instruments avec chasse-greffons et ciseaux à os
- daviers
- pince-gouge, grande, curettes (grandes)
- pince de Liston, grande
- élévateur
- manche pour ciseau et lames, marteau
- fers à contourner, presse à courber les plaques
- distracteur, goujons, clé, mandrin universel
- ruban métrique métallique
- matériel de suture, porte-aiguille, pincette, paire de ciseaux
- aiguille de redon, redon, flacon de redon

- plateaux d'instruments (courants, pour chirurgie osseuse et cerclage)
- moteur et tuyau à air comprimé
- mandrin à clé et clé.

9 Fractures distales du fémur

Exemples
Fracture supracondylienne

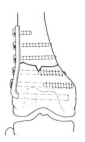

Fracture intercondylienne et distale comminutive

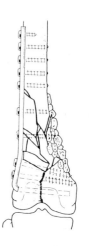

Préparation des instruments
1. Instruments courants
2. Instruments A de chirurgie osseuse et instruments pour cerclage (voir p. 298)
3. Instrumentation de base
4. Boîte de vis
5. Instrumentation pour plaques coudées
6. Eventuellement presse à courber les plaques
7. Eventuellement boîte de plaques (pour plaques en T)
8. Petit moteur, tuyau à air comprimé
9. Eventuellement assortiment d'instruments avec chasse-greffons et ciseaux
10. Séparément: aspiration, redon, électro-coagulation.

Instruments pour ostéosynthèse par plaque condylienne (DCP)

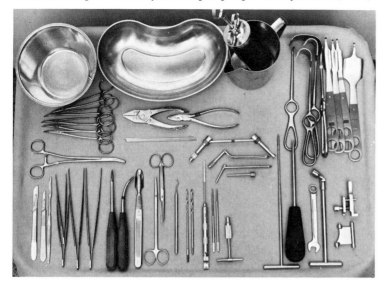

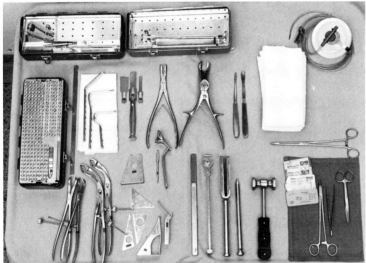

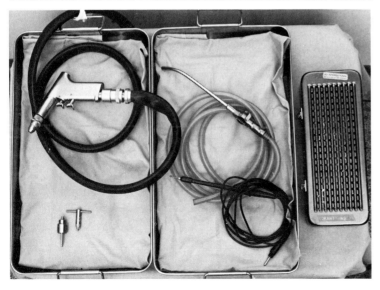

- bistouris, pincettes, paire de ciseaux
- rugines (moyennes et larges), crochet pointu
- mèches 3,2 et 4,5
- douilles protectrices 3,2 et 4,5
- guide-mèches DCP (neutre et excentrique)
- tarauds 4,5 (court et long) et poignée pour taraud
- taraud 6,5
- douille de centrage 3,2/4,5
- jauge de longueur pour vis, grande
- tournevis, grand
- tendeur de plaques, grand ou articulé
- guide-mèche pour tendeur de plaques
- clé à cardan et clé à fourche
- 5 à 10 pinces hémostatiques
- broches de Kirschner, pince plate, pince à courber les broches
- crochet à os, davier
- écarteurs à griffes, écarteurs de Langenbeck, écarteurs-leviers, de différentes grandeurs
- 2 récipients longs, bassin réniforme
- récipient et seringue pour liquide de rinçage

- instrumentation de base
- boîte de vis
- instrumentation pour plaques coudées
- plaques coudées choisies
- daviers (différentes grandeurs)
- pince-gouge (grande)
- pince de Liston
- élévateur
- manche de ciseau avec lames, marteau
- étalons d'angles, viseur pour plaque condylienne, étalon d'angles pour ostéotomie de varisation
- gabarit de forage 130° avec curseur, fraise à queue
- ciseau conducteur, plaque de repère
- porte-plaque/extracteur
- marteau-diapason
- impacteur
- ruban métrique métallique
- matériel de suture, porte-aiguille, pincette, paire de ciseaux
- aiguille de redon, drain, flacon de redon

- plateaux d'instruments (courants, pour chirurgie osseuse et cerclage)
- moteur et tuyau à air comprimé
- mandrin à clé et clé.

10 Les fractures de la rotule

Exemples
Fracture transversale de la rotule

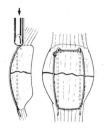

Ostéotomie après fracture plurifragmentaire

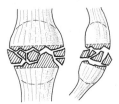 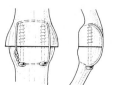

Préparation des instruments

1. Instruments courants
2. Instruments B de chirurgie osseuse et instruments pour cerclage (voir p. 300)
3. Instrumentation pour petits fragments
4. Petit moteur (év. scie) et tuyau à air comprimé
5. Séparément: aspiration, redon, électro-coagulation.

Instruments pour ostéosynthèse par cerclage
(et év. par vis à spongieuse 4,0)

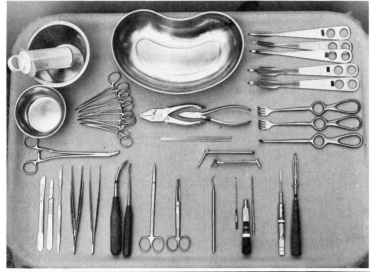

- bistouris, pincettes, paire de ciseaux
- rugines (moyenne et petite), crochet pointu
- mèche 2,0
- guide-mèche et viseur 2,0
- douille protectrice 3,5
- jauge de longueur pour vis, petite
- petit tournevis
- davier
- 5 pinces hémostatiques
- broches de Kirschner (courtes), pince plate, pince à courber les broches
- écarteurs à griffes, crochet à os, écarteurs-leviers de différentes grandeurs
- 2 récipients ronds, bassin réniforme
- récipient et seringue pour liquide de rinçage

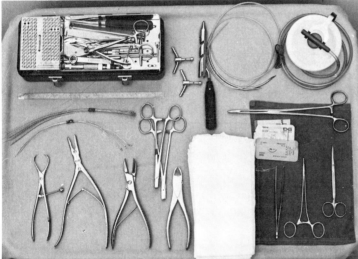

- instrumentation pour petits fragments
- davier réducteur à pointe
- pince de Liston (moyenne)
- pince-gouge (moyenne)
- pince à couper les fils métalliques
- fils de cerclage avec œillet
- pince à saisir les fils de cerclage
- serre-fil à poignée
- ruban métrique métallique
- matériel de suture, porte-aiguille, pincette, paire de ciseaux
- aiguille de redon, drain, flacon de redon

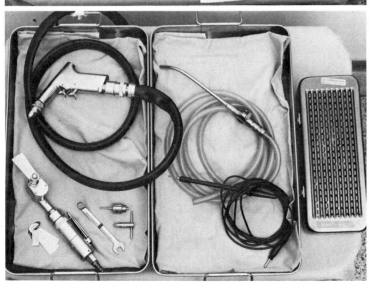

- plateaux d'instruments (courants, pour chirurgie osseuse et cerclage)
- petit moteur et tuyau à air comprimé
- mandrin à clé et clé
- scie, clé à fourche, lames de scie.

11 Les fractures des plateaux tibiaux

Exemples
Les fractures-séparations verticales

Les fractures comminutives

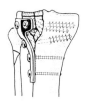

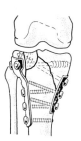

Préparation des instruments

1. Instruments courants
2. Instruments A de chirurgie osseuse et instruments pour cerclage (voir p. 298)
3. Instrumentation de base
4. Boîte de vis
5. Boîte de plaques
6. Petit moteur et tuyau à air comprimé
7. Assortiment d'instruments avec chasse-greffons et ciseaux à os
8. Séparément: aspiration, redons, électro-coagulation
9. Instruments pour ménisectomie.

Instruments pour ostéosynthèse par plaque de soutien en T ou en L

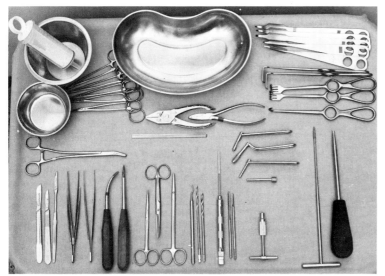

- bistouris, pincettes, paire de ciseaux
- rugines (moyennes), crochet pointu
- mèches 3,2 et 4,5
- douilles protectrices 3,5 et 4,5
- tarauds 4,5 (court et long) et poignée pour taraud
- taraud 6,5
- guide-mèche 3,2 pour plaques
- jauge de longueur pour vis, grande
- tournevis
- 5 à 10 pinces hémostatiques
- broches de Kirschner, pince plate, pince à courber les broches
- crochet à os, davier
- écarteurs à griffes, écarteurs de Langenbeck, écarteurs-leviers de différentes grandeurs
- 2 récipients ronds, bassin réniforme
- récipient et seringue pour liquide de rinçage

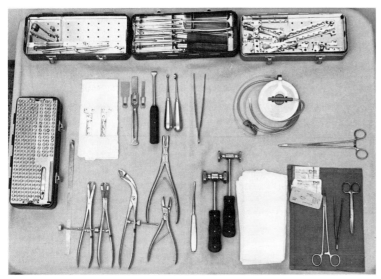

- instrumentation de base
- boîte de vis, boîte de plaques
- assortiment d'instruments avec chasse-greffons et ciseaux à os
- daviers (différentes grandeurs)
- pince-gouge (moyenne), curettes
- pince de Liston (moyenne)
- manche de ciseau avec lames, marteau
- élévateur
- ruban métrique métallique
- matériel de suture, porte-aiguille, pincette, paire de ciseaux
- aiguille de redon, drains, flacon de redon

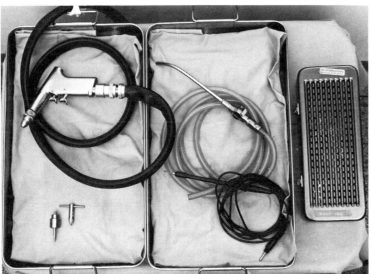

- plateaux d'instruments (courants, pour chirurgie osseuse et cerclage)
- moteur, tuyau à air comprimé
- mandrin à clé et clé.

12 Les fractures diaphysaires du tibia

Exemples
Fracture à trois fragments

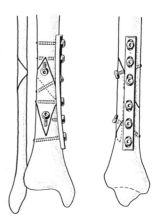

Fracture à plusieurs fragments

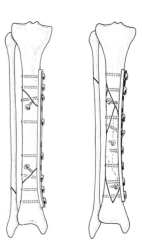

Préparation des instruments

1. Instruments courants
2. Instruments A de chirurgie osseuse et instruments pour cerclage (voir p. 298)
3. Instrumentation de base
4. Boîte de vis
5. Boîte de plaques
6. Pince à courber les plaques (ou presse) et fers à contourner
7. Petit moteur et tuyau à air comprimé
8. Eventuellement assortiment d'instruments avec chasse-greffons et ciseaux
9. Séparément: aspiration, redon, électro-coagulation.

Enclouage du tibia, voir no. 17, p. 296

Instruments pour ostéosynthèse par plaque DCP étroite

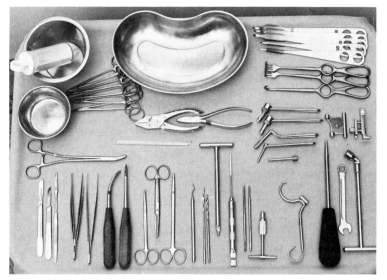

- bistouris, pincettes, paire de ciseaux
- rugines (moyennes), crochet pointu
- mèches 3,2 et 4,5
- douilles protectrices 3,5 et 4,5
- tarauds 4,5 (court et long) avec poignée pour taraud
- douilles de centrage 3,2 et 4,5
- viseur à pointe
- fraise à chambrer
- guide-mèches DCP 4,5 (neutre et excentrique)
- jauge de longueur pour vis
- guide-mèche pour tendeur de plaques
- tendeur de plaques (ou tendeur de plaques articulé)
- clé à cardan, clé à fourche
- 5 pinces hémostatiques
- broches de Kirschner, pince plate, pince à courber les broches
- crochet pointu, davier
- écarteurs à griffes, écarteurs-leviers de différentes grandeurs
- 2 récipients ronds, bassin réniforme
- récipient et seringue pour de rinçage

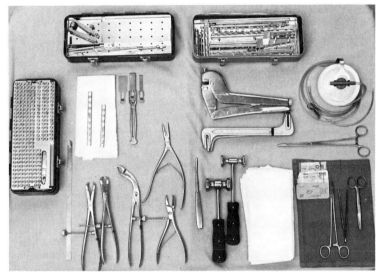

- instrumentation de base
- boîte de vis, boîte de plaques
- daviers (différentes grandeurs)
- ciseau-gouge (moyen)
- pince de Liston (moyenne)
- élévateur
- manche de ciseau et lames, marteau
- fers à contourner
- pince à courber les plaques
- ruban métrique métallique
- matériel de suture, porte-aiguille, pincette, paire de ciseaux
- aiguille de redon, drain, flacon de redon

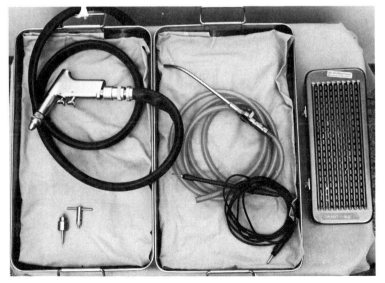

- plateaux d'instruments (courants, pour chirurgie osseuse et cerclage)
- moteur et tuyau à air comprimé
- mandrin à clé et clé.

13 Les fractures distales du tibia

Exemples
Fracture spiroïde, courte

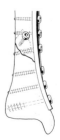

Fracture du pilon tibial

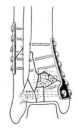 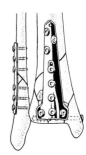

Préparation des instruments

1. Instruments courants
2. Instruments B de chirurgie osseuse et instruments pour cerclage (voir p. 300)
3. Instrumentation de base
4. Boîte de vis
5. Boîte de plaques
6. Instrumentation pour petits fragments
7. Petit moteur et tuyau à air comprimé
8. Assortiment d'instruments avec chasse-greffons et ciseaux
9. Séparément: aspiration, redon, électro-coagulation.

Instruments pour ostéosynthèses par plaque tiers-tube (péroné), par plaque en trèfle, plaque en T, plaque DCP étroite (tibia) plaque cuillère,

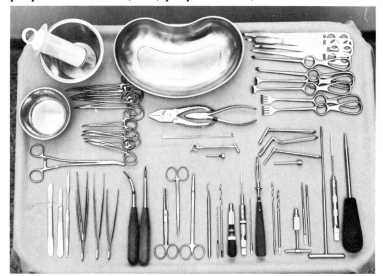

- bistouris, pincettes, paire de ciseaux
- rugines (moyennes), crochet pointu
- mèches 2,0, 2,5, 3,5, 3,2 et 4,5
- douilles protectrices 3,5 et 4,5
- viseur guide-mèche pour plaques 2,0
- guide-mèche pour plaques 3,2
- tarauds 3,5 (deux modèles) et 4,5 (court et long)
- poignée et poignée pour taraud
- taraud 6,5
- jauge de longueur pour vis, petite et grande
- tournevis, petit et grand
- douilles de centrage 3,5/2,7 et 3,2/4,5
- 5 à 10 pinces hémostatiques
- crochets à os
- davier
- broches de Kirschner, pince plate, pince à courber les broches
- écarteurs à griffes, écarteurs de Langenbeck, écarteurs-leviers, de différentes grandeurs
- 2 récipients ronds, bassin réniforme
- récipient et seringue pour solution de rinçage

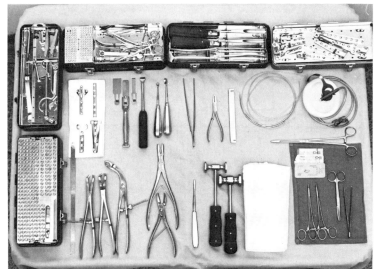

- instrumentation de base
- boîte de vis, boîte de plaques
- instrumentation pour petits fragments
- assortiment d'instruments avec chasse-greffons et ciseaux
- daviers (différentes grandeurs)
- ciseau-gouge (moyen), curettes
- pince de Liston (moyenne)
- manche de ciseau et lames, marteau
- ruban métrique métallique
- élévateur
- petite pince à courber les plaques
- petit fer à contourner
- matériel de suture, porte-aiguille, pincette, paire de ciseaux
- aiguille de redon, drain, flacon de redon

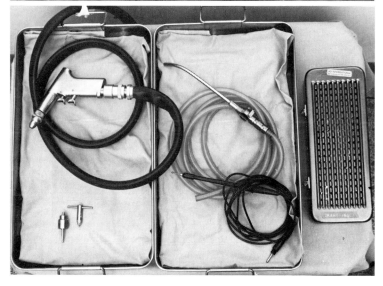

- plateaux d'instruments (courants, pour chirurgie osseuse et cerclage)
- moteur et tuyau à air comprimé
- mandrin à clé et clé.

14 Les fractures de la cheville

Exemples
Fracture par arrachement interne et externe (type A)

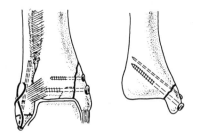

Fracture spiroïde courte du péroné, rupture du ligament déltoïde et fragment postéro-externe du tibia (type B)

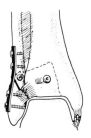

Fracture du péroné au-dessus de la syndesmose, arrachement de la malléole interne et ruptures ligamentaires (type C)

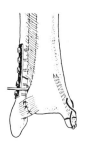

Préparation des instruments

1. Instruments courants
2. Instruments B de chirurgie osseuse et instruments pour cerclage (voir p. 300)
3. Instrumentation pour petits fragments
4. Instrumentation de base
5. Boîte de vis
6. Petit moteur et tuyau à air comprimé
7. Séparément: aspiration, redon, électro-coagulation.

**Instruments pour ostéosynthèse par plaque tiers-tube
ou plaque DCP 3,5 et cerclage**

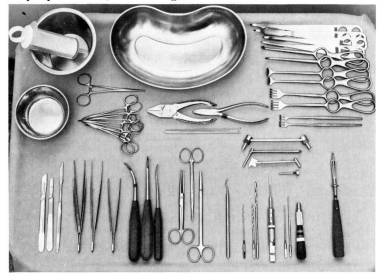

- bistouris, pincettes, paire de ciseaux
- rugines (moyenne et petite), crochet pointu
- mèches 2,0, 2,5, 2,7 et 3,5
- viseur guide-mèche 2,0
- douille protectrice 3,5
- tarauds 2,7 et 3,5 (deux modèles), poignée
- douille de centrage 3,5/2,7
- guide-mèche DCP 3,5
- jauge de longueur pour vis, petite
- tournevis, petit
- 5 pinces hémostatiques
- broches de Kirschner, pince plate, pince à courber les broches
- crochet à os, davier
- écarteurs à griffes, écarteurs de Langenbeck, écarteurs-leviers, de différentes grandeurs
- 2 récipients ronds, bassin réniforme
- récipient et seringue pour solution de rinçage

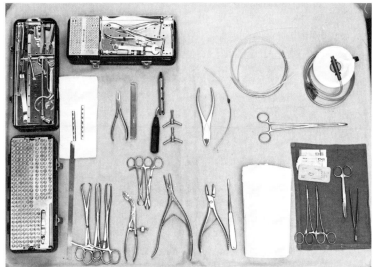

- instrumentation pour petits fragments
- instrumentation de base
- boîte de vis
- pince à courber les plaques et fer à contourner les petites plaques
- ciseau-gouge, petit
- pince de Liston, moyenne
- daviers, de différentes grandeurs
- fils de cerclage à œillet
- serre-fil à poignée avec deux clés
- pince coupante
- matériel de suture, porte-aiguille, pincette, paire de ciseaux
- aiguille de redon, drain, flacon de redon

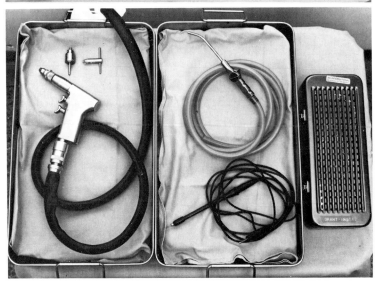

- plateaux d'instruments (courants, pour chirurgie osseuse et cerclage)
- moteur et tuyau à air comprimé
- mandrin à clé et clé.

15 Fractures du pied

Exemples
Fractures de l'avant-pied

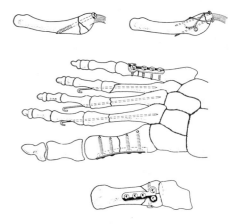

Préparation des instruments

1. Instruments courants
2. Instruments B de chirurgie osseuse et instruments pour cerclage (voir p. 300)
3. Instrumentation miniaturisée
4. Petit moteur et tuyau à double flux
5. Séparément: aspiration, redon, électro-coagulation.

Instruments pour ostéosynthèse par petites plaques

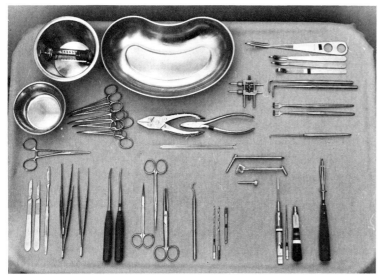

- bistouris, pincettes, paire de ciseaux
- rugines (petites), crochet pointu
- mèches 2,0 et 2,7
- petite fraise à chambrer
- viseur guide-mèche 2,0 pour plaques
- douille protectrice 3,5
- taraud 2,7 et poignée
- petite jauge de longueur pour vis
- petit tournevis
- 5 petites pinces hémostatiques
- davier
- broches de Kirschner, pince plate, pince à courber les broches
- petit distracteur
- petits écarteurs à griffes, petits écarteurs de Langenbeck, petits crochets à os, petits écarteurs-leviers, de différentes grandeurs
- 2 récipients ronds, 1 bassin réniforme
- 1 récipient et seringue pour de rinçage

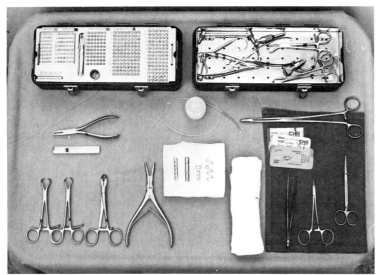

- instrumentation miniaturisée
- implants pour petits fragments et mini-implants
- petits daviers (de différentes grandeurs)
- pince-gouge, petite
- pince à courber les petites plaques
- petit fer à contourner
- matériel de suture, porte-aiguille, pincette, paire de ciseaux
- aiguille de redon, drain, flacon de redon

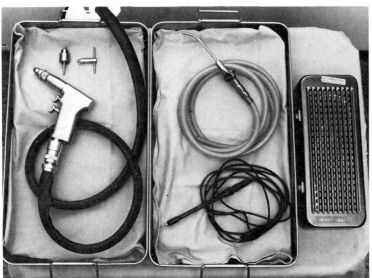

- plateaux d'instruments (courants, de chirurgie osseuse et pour cerclage)
- petit moteur et tuyau à air comprimé
- mandrin à clé et clé.

16 Indications d'enclouage du fémur

Exemples
Fractures transversales au tiers moyen de la diaphyse du fémur

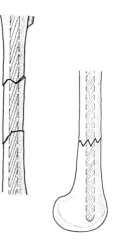

Préparation des instruments

1. Instruments courants
2. Instruments A de chirurgie osseuse et instruments pour cerclage (voir p. 298)
3. Instrumentation d'enclouage centromédullaire
4. Assortiment de clous pour fémur
5. Moteur pour alésage médullaire (ou moteur universel avec engrenage angulaire) et tuyau à air comprimé
6. Pour les enclouages à *ciel ouvert*, il faut éventuellement disposer des instruments complémentaires suivants:
   – distracteur
   – instrumentation de base
   – boîte de vis
   – plaque pour ostéosynthèse complémentaire
7. Séparément: aspiration, redon, électro-coagulation.

Instruments pour l'enclouage centromédullaire du fémur

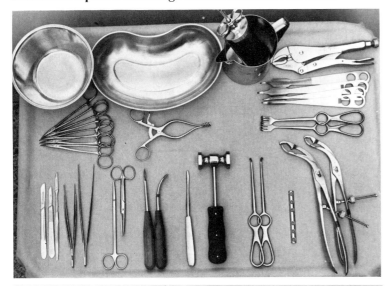

- bistouris, pincettes, paire de ciseaux
- rugines (moyennes)
- ciseau-gouge
- marteau, 800 g.
- élévateur
- crochet à os
- daviers
- plaque pour réduction
- pince auto-serrante
- 5 pinces hémostatiques
- écarteurs à griffes, écarteurs autostatiques (grandeur moyenne)
- écarteurs-leviers, de différentes grandeurs
- récipient rond, bassin réniforme
- récipient et seringue pour liquide de rinçage

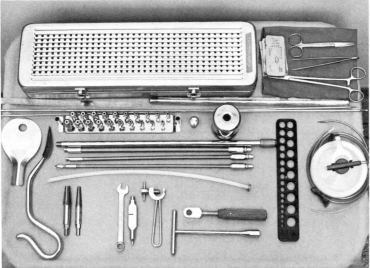

- instrumentation d'enclouage centromédullaire
- choix de clous
- poinçon
- bouclier de protection pour les tissus
- guide d'alésage, tige conductrice
- 3 arbres flexibles et assortiment de têtes d'alésage
- poignée pour guide d'alésage
- tube médullaire
- 2 embouts à filet conique
- év. chasse-clou angulé
- tête à frapper
- clé à tube et clé à fourche
- guide creux pour masse de frappe avec masse de frappe et poignée flexible
- ruban métrique métallique
- matériel de suture, porte-aiguille, pincette, paire de ciseaux
- aiguille de redon, drain, flacon de redon

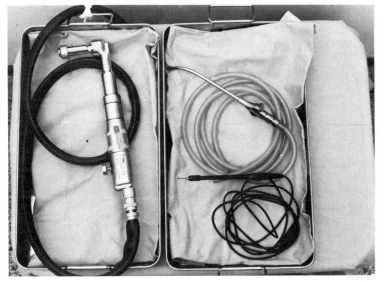

- plateaux d'instruments (courants, pour chirurgie osseuse et cerclage)
- moteur pour alésage médullaire et tuyau à air comprimé.

17 Enclouage centromédullaire du tibia

Exemple
Fracture transversale au tiers moyen du tibia

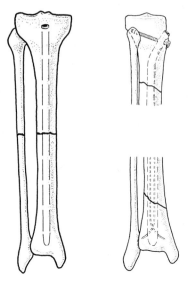

Préparation des instruments

1. Instruments courants
2. Instruments A de chirurgie osseuse et instruments pour cerclage (voir p. 298)
3. Instrumentation pour enclouage centromédullaire
4. Choix de clous pour tibia et éventuellement broches façonnées
5. Moteur pour alésage centromédullaire (ou moteur universel avec engrenage angulaire) et tuyau à air comprimé
6. Pour l'enclouage à foyer overt, il faut év. disposer des instruments complémentaires suivants:
   – instrumentation de base
   – boîte de vis
   – plaque demi-tube pour ostéosynthèse complémentaire
7. Séparément: aspiration, redons, électro-coagulation.

Instruments pour enclouage centromédullaire du tibia

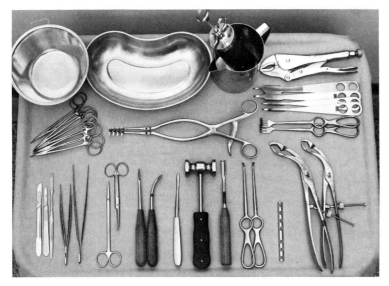

- bistouris, pincettes, paire de ciseaux
- rugines (moyennes)
- marteau, 500 g
- élévateur
- crochet à os
- davier
- plaque pour contention
- pince auto-serrante
- 5 pinces hémostatiques
- écarteurs à griffes
- écarteurs autostatiques (petits)
- leviers à os, différentes grandeurs
- 2 récipients ronds, bassin réniforme
- récipient et seringue pour de rinçage

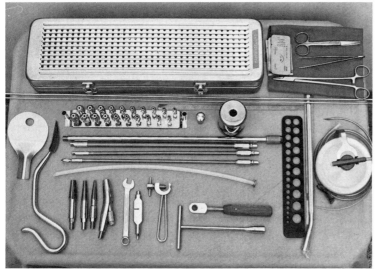

- instrumentation d'enclouage centro-médullaire
- choix de clous
- poinçon
- bouclier de protection pour les tissus
- guide d'alésage, poignée, tige conductrice
- 3 arbres flexibles et assortiment de têtes d'alésage
- poignée conductrice pour clous
- tube médullaire
- 3 embouts à filet conique
- chasse-clou angulé
- tête à frapper
- clé à tube et clé à fourche
- guide creux de la masse de frappe et masse de frappe avec poignée élastique
- ruban métrique métallique
- jauge de calibre
- matériel de suture, porte-aiguille, pincette, paire de ciseaux
- aiguille de redon, drain, flacon de redon

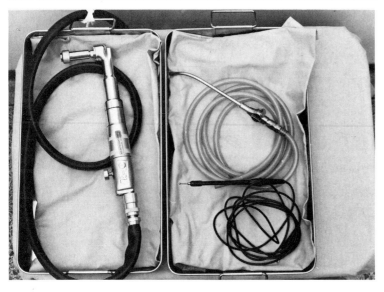

- plateaux d'instruments (courants, pour chirurgie osseuse et cerclage)
- moteur pour alésage médullaire et tuyau à air comprimé.

18 Projet de plateau de base A pour chirurgie osseuse

Liste des instruments originaux AO contenus dans les assortiments standard, nécessaires pour les interventions importantes

2 écarteurs-leviers, 8 mm
2 écarteurs-leviers, 18 mm, bec court et étroit
1 écarteur-levier, 18 mm, bec long et étroit
1 écarteur-levier, 24 mm, bec long et large
1 rugine droite, tranchant droit, 6 mm
1 rugine droite, tranchant rond
1 rugine courbe, tranchant droit, 13 mm
1 manche de ciseau et 3 lames, 10 + 16 + 25 mm
1 marteau, 500 g.
1 ciseau-gouge droit, largeur 10 mm
1 davier auto-centreur no. 3
1 davier auto-centreur no. 2
1 davier auto-centreur no. 0
2 daviers verrouillables par vis, 220 mm
1 davier verrouillable par vis, 160 mm
1 davier à pointe, 220 mm
2 crochets à os

Instruments originaux complémentaires proposés

1 écarteur-levier, 43 mm, bec étroit
1 écarteur-levier pour la tête de l'humérus
1 rugine courbe, tranchant rond, 14 mm
1 rugine droite, 20 mm
1 marteau, 800 g.
1 ciseau-gouge courbe, 15 mm
1 ciseau-gouge droit, 5 mm
1 distracteur avec 2 goujons
1 mandrin universel à poignée
1 guide télescopique pour broches (pour autant que le moteur AO correspondant soit à disposition).

Assortiment AO standard de pinces pour cerclage et instruments de cerclage

 2 pinces à saisir les fils de cerclage
 1 pince à courber le fil
 1 pince plate parallèle
 1 pince auto-serrante
 1 pince coupante, petite
 1 pince coupante, grande
 1 passe-fil de grandeur normale
 1 tendeur de fil à poignée avec 2 clés
10 fils de cerclage à œillet, ϕ 1,0, longueur 280 mm
20 fils de cerclage à œillet, ϕ 1,25, longueur 280 mm
 2 rouleaux de fil, ϕ 1,0 et 1,25 mm
10 broches de Kirschner, ϕ 1,0 mm, longueur 150 mm
10 broches de Kirschner, ϕ 1,25 mm, longueur 150 mm
20 broches de Kirschner, ϕ 1,60 mm, longueur 160 mm
10 broches de Kirschner, ϕ 2,0 mm, longueur 150 mm
10 broches de Kirschner, ϕ 2,50 mm, longueur 150 mm
10 broches de Kirschner, ϕ 3,00 mm, longueur 150 mm

Comme complément nous proposons les fils de cerclage suivants:

10 fils de cerclage à œillet, ϕ 1,0 mm, longueur 600 mm
10 fils de cerclage à œillet, ϕ 1,25 mm, longueur 600 mm
10 broches de Kirschner, ϕ 1,6 mm, longueur 280 mm
10 broches de Kirschner, ϕ 2,0 mm, longueur 280 mm
10 broches de Kirschner, ϕ 2,5 mm, longueur 280 mm
10 broches de Kirschner, ϕ 3,0 mm, longueur 280 mm

Autres instruments qui ne sont pas contenus dans l'instrumentation AO

2 élévateurs
1 davier à os, p. ex. de Semb
2 pinces-gouges (grande et moyenne)
2 pinces de Liston (grande et moyenne)
3 ciseaux droits, largeur 15 + 20 + 30 mm
1 ruban métrique métallique.

19 Projet de plateau de base B pour chirurgie osseuse

Instruments AO originaux contenus dans les assortiments standard, nécessaires pour les petites interventions

2 écarteurs-leviers, 8 mm
2 écarteurs-leviers, 18 mm, à bec court et étroit
1 rugine courbe, tranchant droit, 13 mm
1 rugine droite, tranchant rond
1 rugine droite, tranchant droit, 6 mm
1 marteau, 500 g.
1 manche de ciseau et 3 lames, 10 + 16 + 25 mm
1 ciseau-gouge droit, 10 mm
1 davier réducteur à système d'arrêt fileté, 160 mm
1 davier auto-centreur, no. 0
1 davier réducteur à pointe
2 crochets à os

Instruments originaux AO complémentaires

1 écarteur pour opération du gros orteil
1 marteau, 300 g.
1 davier auto-centreur, no. 1
1 davier droit pour péroné
1 davier courbe pour péroné
1 davier pour crête tibiale
1 davier malléolaire
1 petit distracteur
1 ciseau-gouge droit, 5 mm
1 mandrin universel à poignée
1 lame de ciseau, 5 mm.

Assortiment standard AO de pinces et instruments pour cerclage

 2 pinces à saisir les fils de cerclage
 1 pince à courber le fil
 1 pince plate parallèle
 1 pince auto-serrante
 1 pince coupante, petite
 1 pince coupante, grande
 1 passe-fil
 1 serre-fil à poignée avec 2 clés
10 fils métalliques à œillet, ⌀ 1,0 mm, longueur 280 mm
10 fils métalliques à œillet, ⌀ 1,25 mm, longueur 280 mm
 2 rouleux de fil, ⌀ 1,00 et 1,25 mm
10 broches de Kirschner, ⌀ 1,00 mm, longueur 150 mm
10 broches de Kirschner, ⌀ 1,25 mm, longueur 150 mm
20 broches de Kirschner, ⌀ 1,60 mm, longueur 150 mm
10 broches de Kirschner, ⌀ 2,00 mm, longueur 150 mm
10 broches de Kirschner, ⌀ 2,50 mm, longueur 105 mm

Comme supplément nous proposons les implants suivants:

10 fils métalliques à œillet, ⌀ 0,8 mm, longueur 280 mm
10 broches de Kirschner, ⌀ 0,8 mm, longueur 70 mm

Autres instruments utiles, qui ne sont pas contenus dans l'instrumentation AO

2 élévateurs (petit et moyen)
1 davier de Semb
2 pinces-gouges (petite et moyenne)
2 pinces de Liston (petite et moyenne)
3 ciseaux plats, largeur 8, 15 et 20 mm
1 ruban métrique métallique.

Index alphabétique des matières

Ablation du matériel d'ostéosynthèse   244
– d'un implant   244
Aiguisage   231
Air comprimé   192, 193, 194, 195
Alésoir à main   137
Alimentation en air comprimé   193
AO, Association pour l'étude de l'Ostéo-
   synthèse   3
– International   6
–, cours   5
–, technique, principes   17
Appareil d'allongement   179, 180, 182
Arbre flexible   136
Arthrodèses   14, 165, 178
Asepsie   9
Aspirateur   240
Association pour l'étude de l'Ostéosynthèse,
   AO   3
Autoclave, stérilisation   228

Boîte de plaques   31, 54
– de vis   31, 41
Bouclier de protection   135
Broches façonnées   142
Buts de l'AO   3

Cerclage   160
Champ à inciser   239
Chasse-clou angulé   138
Chasse-greffons et ciseaux   190
Chignole   217
Choix d'une plaque droite en fonction de
   l'os   63
Ciseau conducteur   82
Ciseau-gouge   130, 190
Clé à cardan   38
– à écrous pour écrous des vis à corticale   40
– à fourche   38
Clés pour mandrin   207
Clous cassés   156
– centromédullaires   141
– de Steinmann   165, 167, 176

– pour tibia   142
Combinaison d'implants   29
Combinaisons des principes   24
Commission Technique   4
Complications postopératoires   246
Compresseurs   165
Compression interfragmentaire   18, 19
– –, dynamique   22
– –, statique   19
Contrôle de fonctionnement du moteur   215
Courber les plaques   79
Cours AO   5
Crochet d'extraction fileté pour clous centro-
   médullaires   139
Crochet pointu   36, 102

Daviers   102, 184
Davier-écarteur   104
Daviers-réducteurs   184
Davier pour petites plaques pour doigts   104
Désinfection des instruments   220
– des implants   225
– du champ opératoire   238
Diamètre des clous centromédullaires   142
Distracteur   103, 188
Documentation   5, 15
Douille de centrage   33, 100, 103
– protectrice   33, 101
Drainage aspiratif   9, 241

Ecarteur pour la corde d'extension   177
Ecarteurs-leviers   102
Ecrou pour vis à corticale   46, 50
Embouts à filet conique pour clous centro-
   médullaires   137
Enclouage centromédullaire du fémur   151,
   294
– – du tibia   145, 296
Engrenage angulaire   208
Entretien des instruments   219
– des implants   225

Etalons d'angles   81, 84
– – pour ostéotomie de varisation   81
Exigences métallurgiques   4, 27, 30
Extraction des clous centromédullaires   154

Fers à contourner   78, 102
Filtre fin   196
– grossier   196
– mécanique stérilisant   196
Fixateurs externes   164
– –, filetés   174
– –, principe   20
– –, système tubulaire   164
Fixateur fileté à doubles mâchoires   175, 177
Fractures   13
– de l'avant-bras   252, 270, 272
– de la cheville   258, 290
– de la clavicule   250
– de l'enfant   260
– du fémur   254, 276, 278, 280
– de l'humérus   251, 264, 266, 268
– de la main   253, 274
– malléolaires   258, 290
– de l'olécrâne   270
– de l'omoplate   250
– du pied   259, 292
– de plaque   11
– de la rotule   256, 282
– du tibia   257, 284, 286, 288
Fraise à chambrer   100, 123
– à queue   81, 84
– creuse pour extraction de vis   131

Gabarit de forage (130°) à curseur   81
– de pliage   38, 78, 102
Garrot pneumatique   234, 240
Gauchir les plaques   79
Goujon centreur   131
Graissage des moteurs   213
– du mini-moteur   214
– des instruments   224
Greffe d'os spongieux   190
Guérison de l'os   7
Guide creux   138
– d'alésage   135
– téléscopique pour broches   203, 207
Guide-mèche pour plaques   83

Hauban par fil métallique   161
Haubannage   22

Hospitalisme   10
Huiler, voir «graissage»

Indication de l'ostéosynthèse   13
Infection des plaies   10
Informations scientifiques   3
Impacteur   82
Instabilité   11
Installations d'amenée et d'évacuation de l'air   199
–, diffuseur   200
Institut de recherche à Davos   4
Instruments AO courants, assortiments   184, 185
– à courber les plaques   78
–, standard   26
–, complémentaires   26
–, supplémentaires particuliers   26
Instrumentation AO, développement   25
–, composition   26
– de base   31, 32
– pour cerclage   157, 185
– pour l'enclouage centromédullaire   134
– pour l'extraction de vis cassées   130
– pour petits fragments   96
– pour plaques coudées   80
Instrumentations spéciales   98, 186
Instrumentation vétérinaire   98

Jauge de calibre pour clous centromédullaires   137, 143
– de longueur pour vis   35, 100, 123

Lâchage de l'implant   249
– de l'ostéosynthèse   11
Lames de scie   206
Longueur de plaques et nombre de corticales   62, 129

Mâchoires   165
Mandrin à verrouillage   203, 207
– de raccordement à verrouillage rapide   208
– type dentisterie   124, 210
– universel à poignée   166, 181
Marteau-diapason   82
Masse de frappe   138
Matériaux pour implants   27
– pour instruments   30
Matériel stérile   229, 230
Mèches   33, 38, 100, 123

Mèche pour plaques   34, 100, 103
Mini-implants   125
Mini-instruments   123
Mini-moteur   209
Mini-plaques   127
Mini-vis, ⌀ 1,5 et 2,0 mm   99, 125
Mise en place des champs   239
Moteurs à air comprimé   192, 201
–, nettoyage et graissage   212
– pour alésage médullaire   204
– universels   207

Nettoyage des implants   225
– des instruments   220
– des moteurs   212, 214
Neutralisation   18
Nombre de corticales traversées lors de la fixation par plaque   62, 129

Os spongieux   190
Ostéosynthèse   1, 3, 8, 11, 13
Ostéotomies de varisation   94
– d'horizontalisation   95
– intertrochantériennes   13, 276

Passe-fil   158
DCP = Plaque à trous de glissement   56, 85, 107, 117
–, technique d'utilisation   67, 112, 119
–, mèches   34, 100, 103
–, course maximale   66
Petites plaques DCP obliques pour maxillaire   117
– – pour certèbres cervicales   108, 115
– – quart-tube   117, 121
Pièce intermédiaire pour huiler   213
Pinces (assortiment)   151, 184
Pince auto-serrante   140, 159
– à courber les fils   158
– – – les plaques   78, 102, 103
– – – les plaques de reconstruction   104
– à saisir les fils de cerclage   158
– coupante   104, 158
– plate parallèle   158
– pour saisir les vis cassées   131
Planification de l'opération   238
Plaques   21, 55, 61, 84, 107, 116, 127, 181
– à trous de glissement 4,5 mm (DCP)   56, 64
– – 3,5 mm   107, 112
– – 2,7 mm   117, 119

– à trous ronds   58, 71
– d'allongement   62, 181
– condyliennes   85, 90
– coudées   84, 85, 86
– – à angle droit   85
– cuillères   61
– demi-tube   60, 74
– de neutralisation   24, 69
– de protection (plaque de neutralisation)   24
– de reconstruction   107, 115, 117, 122
– de repère   82
– de soutien   24, 61, 62, 70, 77, 113, 120
– – des condyles   62
– – en T et L   61
– doubles   63
– en L   61, 108, 115, 117, 121
– en T   61, 108, 115, 117, 121
– en trèfle   61, 108, 115
– en Y   108, 115
– pour arthrodèses de la hanche   61
– pour ostéotomies   85, 86, 93
– pour vertèbres cervicales, petites   108, 115
– spéciales, technique d'utilisation   76, 114, 121
– tiers-tube   107, 114
Plateau de base pour chirurgie osseuse   263
– A   298
– B   300
Poignée   135
– à mandrin de type dentisterie   124
– à verrouillage rapide   101
– conductrice pour clous centromédullaires   138
– élastique   138, 139
– pour arbres flexibles   140
– pour tarauds   36, 101
Poinçon   135
Porte-crochet fileté   139
Porte guide-mèche   124
Porte-plaque extracteur   82
– pour plaques pour enfants   83
Porteur   23
Position du malade   235
–, postopératoire   243
Positionnement des vis   50, 111
Préparation de la peau   233, 237
– des instruments   219, 263–300
– du malade   233
Presse à courber les plaques   78

Principes de la technique AO 17
– de la vis de traction 22
– du haubannage 20
Pseudarthrose 13

Raccords pour tuyaux 199
Radiographies 241
Rasage 236
Réducteurs de pression 197
– – – pour air comprimé 197
Refractures 249
Régulateur de faible pression 198
Réserve 232
Rigidité 4
Rinçage 240
Rondelles 46, 106
Roulettes de suspension 177
Rugine 102
Ruptures des implants 249

Scie oscillante 205
–, lames 206
Séchage des instruments 223
Service de réparation et d'aiguisage 231
Souffleur 139
Soutien 18
Stérilisation à l'autoclave 228
– des moteurs à air comprimé 215
– des tuyaux 215, 216
–, méthodes 227
– par l'air chaud 228
Suture de la plaie 242

Tarauds 35, 101, 124
Taraud circulaire 177
Technique et principes de l'AO 17
– pour les petits fragments 111, 118
Tendeur de fil 158
– de plaque 37, 38
Tête à frapper 138

– d'alésage 136
– – coincée 149
Tibia, enclouage centromédullaire 145, 296
Tige conductrice 137
Tournevis 36, 101, 124
– en T 40
Trou de glissement pour vis à corticale utilisée comme vis de traction 20, 47, 48
Trou fileté 48
Trous ronds évasés 58
Tube pour souffleur 139
Tumeur osseuse 14
Tuyaux 198
– doubles, système 199
– en spirales 198

Vis, grandes 42
–, mini 99, 126
–, petites 99, 105
Vis à corticale, $\varnothing$ 4,5 mm 44
–, $\varnothing$ 3,5 mm 106, 110
–, $\varnothing$ 2,7 mm 116, 118
–, $\varnothing$ 2,0 mm 125
–, $\varnothing$ 1,5 mm 125
Vis à empreinte hexagonale 43
– à malléole, $\varnothing$ 4,5 mm 45, 52
– à spongieuse, $\varnothing$ 6,5 mm 44, 51
– –, petites 106, 109
– cassées 130
–, construction 42, 44, 106, 116, 125
– de Schanz 165, 167, 180
– de traction 20, 47, 48, 109, 118, 126
–, positionnement 50, 111
– pour fixation des plaques 52
Viseur à pas de vis 40
– à pied à coulisse 186
– à pointe 34, 103
– pour plaques condyliennes 81
– simple pour fixateur externe 166, 176, 186
– et guide-mèche pour plaques 38, 100, 123

Dans la pochette de la couverture:

17 feuilles séparées proposant la liste des instruments nécessaires pour les opérations suivantes:

1. Fractures proximales de l'humérus
2. Fractures diaphysaires de l'humérus
3. Fractures distales de l'humérus
4. Fractures diaphysaires de l'avant-bras et fractures de l'olécrâne
5. Fractures distales de l'avant-bras
6. Fractures de la main
7. Fractures proximales du fémur et ostéotomies intertrochantériennes
8. Fractures diaphysaires du fémur
9. Fractures distales du fémur
10. Fractures de la rotule
11. Fractures des plateaux tibiaux
12. Fractures diaphysaires du tibia
13. Fractures distales du tibia
14. Fractures de la cheville
15. Fractures du pied
16. Enclouage du fémur
17. Enclouage centromédullaire du tibia

Les projets pour des plateaux de base A et B pour chirurgie osseuse ne sont reproduits que dans le texte du livre, voir p. 298 et 300.

1 Fractures proximales de l'humérus

Exemples

Fracture-luxation avec déplacement de la tête de l'humérus

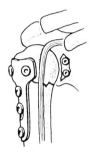

Fracture plurifragmentaire

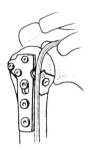

Préparation des instruments

1. Instruments chirurgicaux courants
2. Instruments de chirurgie osseuse A et instruments pour cerclage (voir p. 298)
3. Instrumentation de base
4. Boîte de vis
5. Boîte de plaques
6. Instrumentation réduite pour petits fragments
7. Petit moteur et tuyau à air comprimé
8. Ev. assortiment d'instruments comprenant les chasse-greffons et les ostéotomes
9. Séparément: aspiration, redon, électro-coagulation.

Annexe pour F. Séquin/R. Texhammar, L'instrumentation AO
© Springer-Verlag Berlin Heidelberg 1985

Instrumentation pour ostéosynthèse par plaque en trèfle et plaque en T

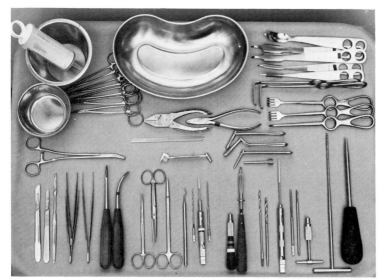

- bistouris, pincettes, paire de ciseaux
- rugines (grandeurs différentes), crochet pointu
- mèches 2,0, 3,2 et 4,5
- tarauds 3,5 et 4,5 (court et long)
- poignée et poignée pour taraud
- taraud 6,5
- douilles protectrices 3,5 et 4,5
- douille de centrage 3,2/4,5
- guide-mèche pour plaques 2,0 et 3,2
- jauge de longueur pour vis, grande et petite
- tournevis, grand et petit
- broches de Kirschner, pince plate, pince à courber les broches
- 5 à 10 pinces hémostatiques
- crochets à os, daviers
- écarteurs, écarteurs-leviers de différentes grandeurs
- écarteurs pour la tête de l'humérus
- 2 récipients ronds, bassin réniforme
- récipient et seringue pour liquide de rinçage

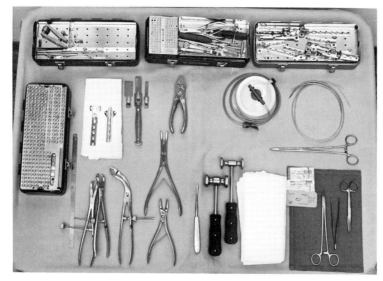

- instrumentation réduite pour petits fragments
- instrumentation de base
- boîte de vis, boîte des plaques
- pince-gouge (moyenne)
- pince de Liston (moyenne)
- poignée pour ciseaux à os et lames
- marteau
- élévateur
- ruban métrique métallique
- daviers (grandeurs différentes)
- matériel de suture, porte-aiguille, pincette, paire de ciseaux
- aiguille de redon, drain, flacon de redon

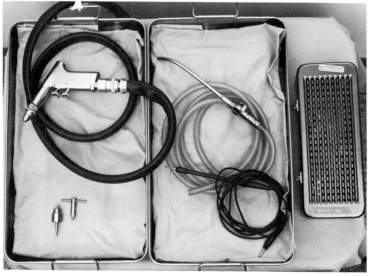

- plateaux d'instruments (courants et pour cerclage)
- moteur et tuyau à air comprimé
- mandrin à clé et clé.

2 Les fractures diaphysaires de l'humérus

Exemples
Fracture oblique courte

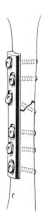

Fracture avec greffe d'os spongieux

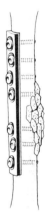

Préparation des instruments

1. Instruments chirurgicaux courants
2. Instruments A de chirurgie à os et instruments pour cerclage (voir p. 298)
3. Instruments de base
4. Boîte de vis
5. Boîte de plaques
6. Presse à courber les plaques et fers à contourner
7. Petit moteur et tuyau à air comprimé
8. Assortiment d'instruments comprenant les chasse-greffons et les ciseaux à os
9. Séparément: aspiration, redon, électro-coagulation.

Annexe pour F. Séquin/R. Texhammar, L'instrumentation AO
© Springer-Verlag Berlin Heidelberg 1985

Instruments pour une ostéosynthèse par plaque large DCP

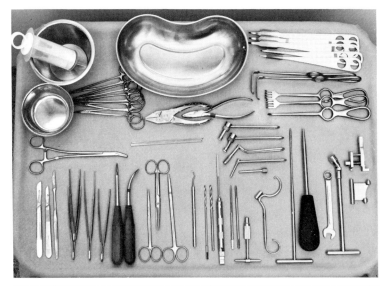

- bistouris, pincettes, paire de ciseaux
- rugines (moyenne et large), crochet pointu
- mèches 3,2 et 4,5
- douilles protectrices 3,5 et 4,5
- taraud 4,5 et poignée
- douille de centrage 3,2/4,5
- viseur à pointe
- jauge de longueur pour vis
- tournevis
- guide-mèches DCP (neutre et excentrique)
- tendeur de plaques (grand ou articulé)
- broches de Kirschner, pince plate, pince à courber les broches
- crochet à os, daviers, écarteurs, écarteurs-leviers (grandeurs différentes)
- 2 récipients ronds, bassin réniforme
- récipient avec seringue pour liquide de rinçage

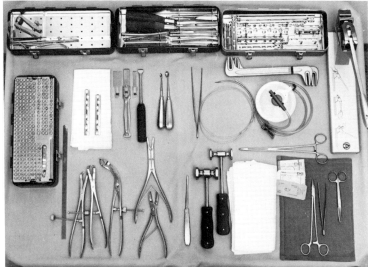

- instrumentation de base
- boîte de vis, boîte de plaques
- assortiment d'instruments avec chasse-greffons et ciseaux à os
- pince-gouge (moyenne), curettes
- pince de Liston (moyenne)
- manche de ciseau et lames, marteau
- élévateur
- ruban métrique métallique
- daviers (différentes grandeurs)
- presse à courber les plaques et fers à contourner
- matériel de suture, porte-aiguille, pincette, paire de ciseaux
- aiguille de redon, drains, flacon de redon

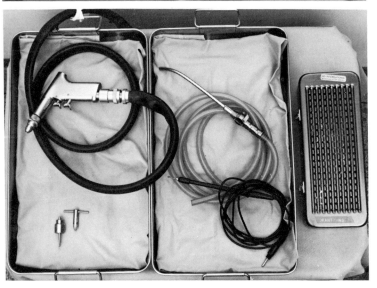

- plateaux d'instruments (courants et pour chirurgie osseuse)
- moteur et tuyau à air comprimé
- mandrin à clé et clé.

3 Fractures distales de l'humérus

Exemples
Fracture distale courte oblique

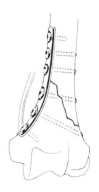

Fracture comminutive intra-articulaire

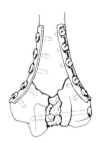

Préparation des instruments

1. Instruments chirurgicaux courants
2. Instruments A de chirurgie osseuse et instruments pour cerclage (voir p. 298)
3. Instrumentation de base
4. Boîte de vis
5. Instrumentation pour petits fragments
6. Petit moteur et tuyau à air comprimé
7. Assortiment d'instruments avec chasse-greffons et ciseaux à os
8. Séparément: aspiration, redon, électro-coagulation.

Annexe pour F. Séquin/R. Texhammar, L'instrumentation AO
© Springer-Verlag Berlin Heidelberg 1985

Instrumentation pour ostéosynthèse par plaque tiers de tube, DCP 3,5, demi-tube ou plaque DCP étroite

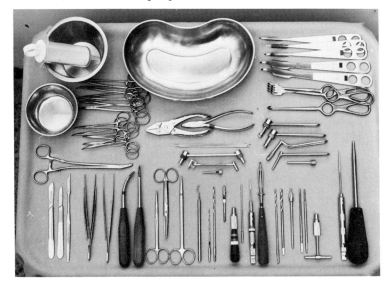

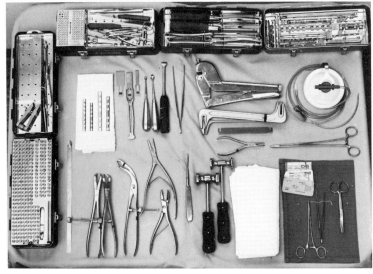

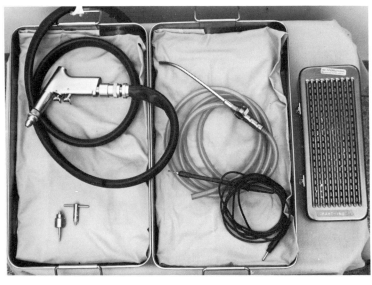

- bistouris, pincettes, paire de ciseaux
- rugines (différentes grandeurs), crochet pointu
- mèches 2,0, 2,5 3,2, 3,5 et 4,5
- tarauds 3,5 (deux modèles) et 4,5 (courts et longs)
- poignée ou poignée pour taraud
- douilles protectrices 3,5 et 4,5
- guide-mèches 2,0 et DCP 3,5 et DCP 4,5 (excentriques et neutres)
- douilles de centrage 3,5/2,7 et 3,2/4,5
- fraise à chambrer petite, fraise à chambrer amovible (pour vis à malléole)
- jauge de longueur pour vis, grande et petite
- tournevis, grand et petit
- 5 à 10 pinces hémostatiques
- broches de Kirschner, pince parallèle, pince à courber les broches
- crochet à os, daviers
- écarteurs à griffes, écarteurs-leviers (différentes grandeurs)
- 2 récipients ronds, bassin réniforme
- récipient et seringue pour liquide de rinçage

- instrumentation de base
- boîte de vis, boîte de plaques
- instrumentation pour petits fragments
- assortiment d'instruments avec chasse-greffons et ciseaux à os
- pince-gouge (petite), curettes
- pince de Liston (moyenne)
- manche pour ciseau et lames, marteau
- élévateur
- ruban métrique métallique
- daviers (différentes grandeurs)
- pince à courber les plaques et fers à contourner
- pince à courber et fers à contourner les petites plaques
- matériel de suture, porte-aiguille, pincette, paire de ciseaux
- aiguille de redon, drains, flacon de redon

- plateaux d'instruments (courants et pour chirurgie osseuse, cerclage), instruments pour cerclage
- petit moteur et tuyau à air comprimé
- mandrin à clé et clé.

4 Fractures diaphysaires de l'avant-bras et fractures de l'olécrâne

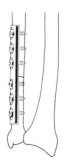 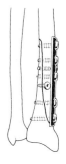

Exemples
Fracture transversale ou fracture des deux os

Fracture comminutive des deux os

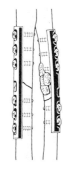 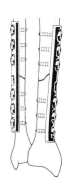

Fracture transversale de l'olécrâne

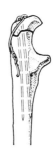

Fracture oblique de l'olécrâne

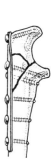

Fracture comminutive du cubitus proximal

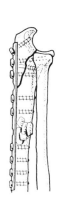

Préparation des instruments

1. Instruments chirurgicaux courants
2. Instruments B de chirurgie osseuse et instruments de cerclage (voir p. 300)
3. Instrumentation de base
4. Boîte de vis
5. Boîte de plaques
6. Instrumentation pour petits fragments
7. Petit moteur et tuyau à air comprimé
8. Eventuellement assortiment d'instruments avec chasse-greffons et ciseaux à os
9. Séparément: aspiration, redon, électro-coagulation.

Annexe pour F. Séquin/R. Texhammar, L'instrumentation AO
© Springer-Verlag Berlin Heidelberg 1985

Instruments pour ostéosynthèse par plaque tiers de tube, DCP 3,5, demi-tube ou plaque DCP étroite

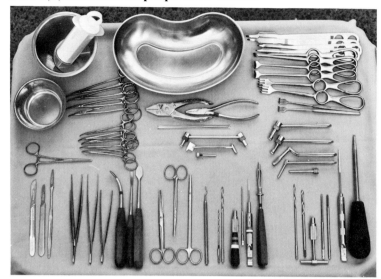

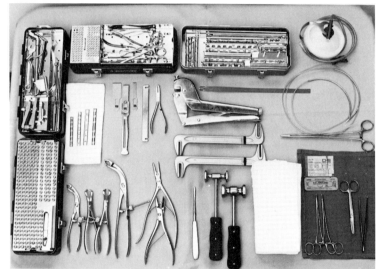

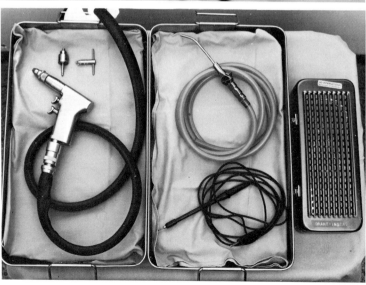

- bistouris, pincettes, paire de ciseaux
- rugines (grandeurs différentes), crochet pointu
- mèches 2,0, 2,5, 3,2, 3,5 et 4,5
- douilles protectrices 3,5 et 4,5
- tarauds 3,5 (deux modèles) et 4,5 (courts et longs)
- poignée pour taraud et poignée
- douilles de centrage 3,5/2,7 et 3,2/4,5
- viseur et guide-mèche pour plaques 2,0
- guide-mèches DCP 3,5 et 4,5 (neutres et excentriques)
- jauge de longueur pour vis, grande et petite
- tournevis, grand et petit
- 5 pinces mosquito
- 5 pinces hémostatiques
- broches de Kirschner, pince plate, pince à courber les broches
- crochet à os, davier
- écarteurs à griffes, écarteurs de Langenbeck, écarteurs-leviers (différentes grandeurs)
- 2 récipients ronds, bassin réniforme
- récipient et seringue pour liquide de rinçage

- instrumentation de base
- boîte de vis, boîte de plaques
- instrumentation pour petits fragments
- pince-gouge (petite)
- pince de Liston (moyenne)
- manche de ciseau et lames, marteau
- élévateur
- ruban métrique métallique
- daviers (différentes grandeurs)
- pince à courber les plaques et fers à contourner
- pinces à courber et fers à contourner les petites plaques
- matériel de suture, porte-aiguille, pincette, paire de ciseaux
- aiguille de redon, drains, flacon de redon

- plateaux d'instruments (courants et pour chirurgie osseuse)
- petit moteur et tuyau à air comprimé
- mandrin à clé et clé.

5 Les fractures distales de l'avant-bras

Example
Fracture de Smith Goyrand

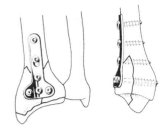

Préparation des instruments

1. Instruments courants de chirurgie
2. Instruments B pour chirurgie osseuse (voir p. 300)
3. Instrumentation pour petits fragments
4. Petit moteur et tuyau à air comprimé
5. Séparément: aspiration, redons, électro-coagulation.

Annexe pour F. Séquin/R. Texhammar, L'instrumentation AO
© Springer-Verlag Berlin Heidelberg 1985

Instruments pour ostéosynthèse par petite plaque en T

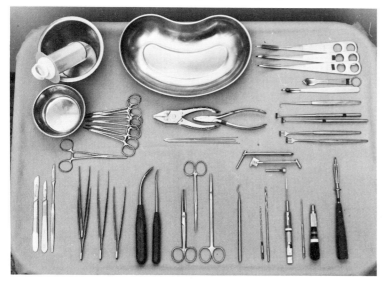

- bistouris, pincettes, paire de ciseaux
- rugines (petites et moyennes), crochet pointu
- mèches 2,0, 2,5 et 3,5
- viseur et guide-mèche pour plaques 2,0
- tarauds 3,5 (deux modèles)
- poignée
- douille protectrice 3,5
- douille de centrage 3,5/2,7
- petite jauge de longueur pour vis
- petit tournevis
- 5 pinces hémostatiques
- petit crochet à os
- petit davier
- broches de Kirschner, pince plate, pince à courber les broches
- écarteurs à griffes, écarteurs de Langenbeck, écarteurs-leviers, de grandeurs différentes
- 2 récipients ronds, bassin réniforme
- récipient et seringue pour liquide de rinçage

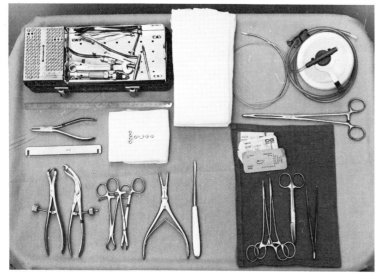

- instrumentation pour petits fragments
- petite pince-gouge
- élévateur
- ruban métrique métallique
- divers daviers
- petite pince à courber les plaques
- petit fer à contourner
- matériel de suture, porte-aiguille, paire de ciseaux, pincette
- aiguille de redon, drain, flacon de redon

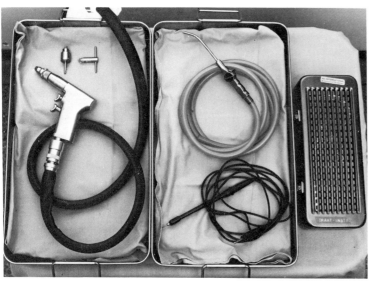

- plateaux d'instruments (courants, pour chirurgie osseuse et cerclage)
- petit moteur à air comprimé et tuyau double
- mandrin à clé et clé.

6 Les fractures de la main

Exemple
Fractures des métacarpiens et des phalanges

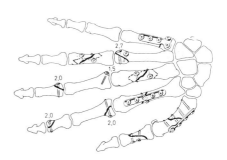

Préparation des instruments

1. Instruments chirurgicaux courants
2. Instruments B pour chirurgie osseuse et instruments pour cerclage (voir p. 300)
3. Instrumentation miniaturisée
4. Petit moteur et tuyau à air comprimé, éventuellement mini-moteur
5. Séparément: aspiration, redons, électro-coagulation, «main de plomb».

Instruments pour ostéosynthèses des métacarpiens et des phalanges

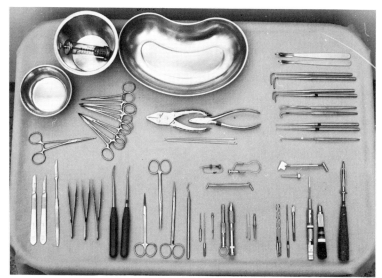

- bistouris à petite lame, pincettes, paire de ciseaux
- rugine (petite), crochet pointu
- mèches 1,1–1,5 et 2,0 (phalanges), 2,7 (métacarpiens)
- tarauds 1,5 (phalanges), 2,0 et 2,7 (métacarpiens)
- mini guide-mèche 1,1–1,5 (phalanges), viseur et guide-mèche pour plaque 2,0 (métacarpiens)
- douille de centrage 3,5/2,7
- poignée à verrouillage rapide
- poignée à verrouillage type dentisterie (mini)
- fraise à chambrer, petite et mini
- jauge de longueur des vis, petite et mini
- tournevis petit et mini-tournevis amovible
- porte-guide-mèche pour mini-plaque avec ses douilles

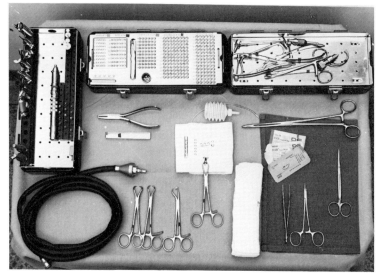

- 5 petites pinces hémostatiques (mosquito)
- broches de Kirschner, pince plate, pince à courber les broches
- petit crochet à os, petit davier (petite pince de Kocher)
- petits écarteurs à griffes, écarteurs de Gillies, petits écarteurs de Langenbeck, petit crochet à nerf (divers, petits), écarteurs-leviers
- 2 récipients ronds, bassin réniforme
- seringue et récipient pour liquide de rinçage

- instrumentation miniaturisée
- mini-implants et implants pour petits fragments
- éventuellement mini-moteur
- davier (petit)
- petite pince à courber les plaques
- petit fer à contourner
- matériel de suture, porte-aiguille, pincette, paire de ciseaux
- aiguille de redon, drain, flacon de redon

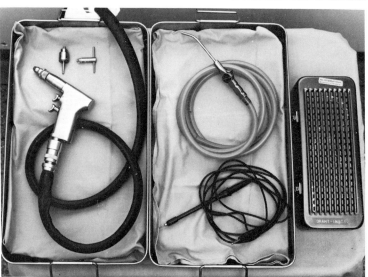

- plateaux d'instruments (courants, pour chirurgie osseuse et cerclage)
- éventuellement petit moteur et tuyau à air comprimé.

7 Fractures proximales du fémur et ostéotomies intertrochantériennes

Exemples
Fracture sous-capitale du col du fémur

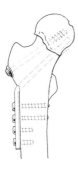

Fracture pertrochantérienne

Fracture diaphysaire proximale

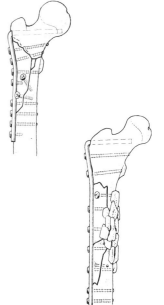

Préparation des instruments

1. Instruments courants
2. Instruments A de chirurgie osseuse et instruments de cerclage (voir p. 298)
3. Instrumentation de base
4. Boîte de vis
5. Boîte de plaques coudées
6. Plaques coudées
7. Moteur, scie et tuyau à air comprimé
8. Séparément: aspiration, redons, électro-coagulation.

Annexe pour F. Séquin/R. Texhammar, L'instrumentation AO
© Springer-Verlag Berlin Heidelberg 1985

Instruments pour ostéosynthèses par plaques coudées

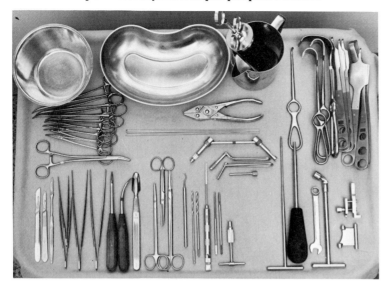

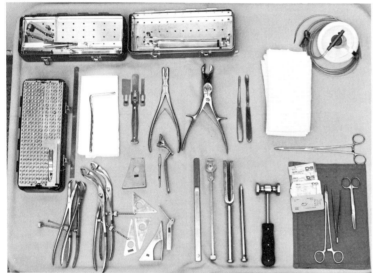

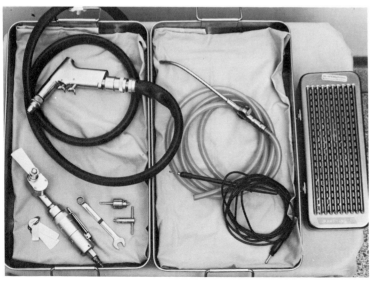

- bistouris, pincettes, paire de ciseaux
- rugines (moyennes et larges), crochet pointu
- mèches 3,2 et 4,5
- douilles protectrices 3,5 et 4,5
- tarauds 4,5 (court et long) avec poignée, taraud 6,5
- douille de centrage 3,2/4,5
- guide-mèche DCP, long
- jauge de longueur des vis, grande
- tournevis (et tournevis amovible)
- tendeur de plaques, long ou articulé
- guide-mèche pour tendeur de plaques
- clé à cardan et clé à fourche
- 5 à 10 pinces hémostatiques (courtes et longues)
- broches de Kirschner (longues), pince plate
- crochet à os, davier
- écarteurs à griffes larges, grands écarteurs de Langenbeck, écarteurs-leviers (différentes grandeurs)
- 2 récipients ronds, bassin réniforme
- récipient et seringue pour liquide de rinçage

- instrumentation de base
- boîte de vis
- instrumentation pour plaques coudées
- plaques coudées choisies
- daviers (différentes grandeurs)
- pinces-gouges (grandes)
- pinces de Liston
- élévateur
- manche de ciseau avec lames, marteau
- étalon d'angles, viseur pour plaque condylienne, étalon d'angles pour ostéotomies de varisation
- gabarit de forage 130° avec curseur, fraise à queue
- ciseau conducteur, plaque de repère
- porte-plaque/extracteur
- marteau-diapason, impacteur
- ruban métrique métallique
- matériel de suture, porte-aiguille, pincette, paire de ciseaux
- aiguille de redon, drain, flacon de redon

- plateaux d'instruments (courants, pour chirurgie osseuse et cerclage)
- moteur et tuyau à air comprimé, scie, lames de scie
- clé à fourche
- mandrin à clé et clé.

8 Fractures diaphysaires du fémur

Exemple
Fracture oblique

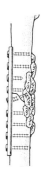

Préparation des instruments

1. Instruments courants
2. Instruments A de chirurgie osseuse et instruments pour cerclage (voir p. 298)
3. Instrumentation de base
4. Boîte de vis
5. Boîte de plaques
6. Presse à courber les plaques et fers à contourner
7. Distracteur
8. Petit moteur et tuyau à air comprimé
9. Assortiment d'instruments avec chasse-greffons et ciseaux à os
10. Séparément: aspiration, redons, électro-coagulation.

Enclouage centromédullaire du fémur, voir no. 16, p. 294

Annexe pour F. Séquin/R. Texhammar, L'instrumentation AO
© Springer-Verlag Berlin Heidelberg 1985

Instruments pour ostéosynthèses par plaque DCP large

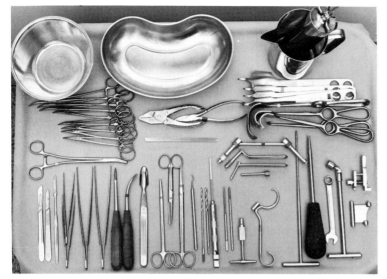
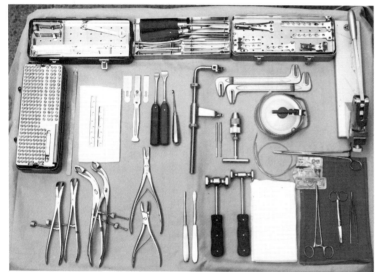
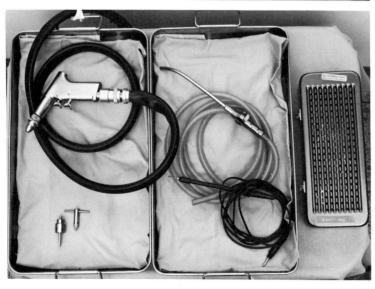

- bistouris, pincettes, paire de ciseaux
- rugines (moyenne et large), crochet pointu
- mèches 3,2 et 4,5
- douilles protectrices 3,5 et 4,5
- viseur à pointe
- tarauds 4,5 (court et long) et poignée pour taraud
- guide-mèches DCP, longs (neutre et excentrique)
- douille de centrage 3,2/4,5
- jauge de longueur pour vis, grande
- tournevis
- tendeur de plaques (grand ou articulé)
- guide-mèche pour tendeur de plaques
- clé à cardan ou clé à fourche
- 5 à 10 pinces hémostatiques (courtes et longues)
- davier
- broches de Kirschner, pince plate, pince à courber les broches
- écarteurs à griffes larges, grands écarteurs de Langenbeck, écarteurs-leviers, différentes grandeurs
- 2 récipients ronds, bassin réniforme
- récipient et seringue pour liquide de rinçage

- instrumentation de base
- boîte de vis, boîte de plaques
- assortiment d'instruments avec chasse-greffons et ciseaux à os
- daviers
- pince-gouge, grande, curettes (grandes)
- pince de Liston, grande
- élévateur
- manche pour ciseau et lames, marteau
- fers à contourner, presse à courber les plaques
- distracteur, goujons, clé, mandrin universel
- ruban métrique métallique
- matériel de suture, porte-aiguille, pincette, paire de ciseaux
- aiguille de redon, redon, flacon de redon

- plateaux d'instruments (courants, pour chirurgie osseuse et cerclage)
- moteur et tuyau à air comprimé
- mandrin à clé et clé.

9 Fractures distales du fémur

Exemples
Fracture supracondylienne

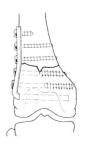

Fracture intercondylienne et distale comminutive

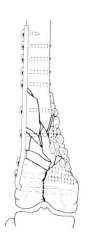

Préparation des instruments
1. Instruments courants
2. Instruments A de chirurgie osseuse et instruments pour cerclage (voir p. 298)
3. Instrumentation de base
4. Boîte de vis
5. Instrumentation pour plaques coudées
6. Eventuellement presse à courber les plaques
7. Eventuellement boîte de plaques (pour plaques en T)
8. Petit moteur, tuyau à air comprimé
9. Eventuellement assortiment d'instruments avec chasse-greffons et ciseaux
10. Séparément: aspiration, redon, électro-coagulation.

Annexe pour F. Séquin/R. Texhammar, L'instrumentation AO
© Springer-Verlag Berlin Heidelberg 1985

Instruments pour ostéosynthèse par plaque condylienne (DCP)

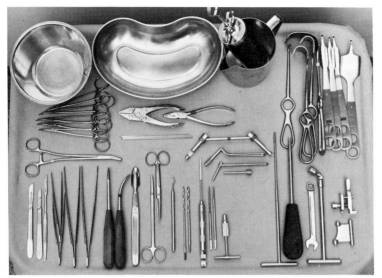
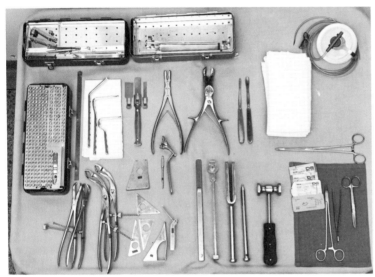
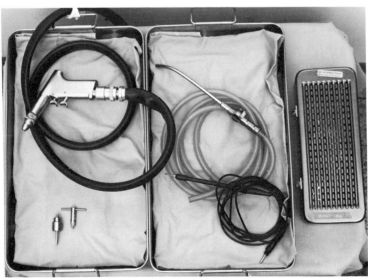

- bistouris, pincettes, paire de ciseaux
- rugines (moyennes et larges), crochet pointu
- mèches 3,2 et 4,5
- douilles protectrices 3,2 et 4,5
- guide-mèches DCP (neutre et excentrique)
- tarauds 4,5 (court et long) et poignée pour taraud
- taraud 6,5
- douille de centrage 3,2/4,5
- jauge de longueur pour vis, grande
- tournevis, grand
- tendeur de plaques, grand ou articulé
- guide-mèche pour tendeur de plaques
- clé à cardan et clé à fourche
- 5 à 10 pinces hémostatiques
- broches de Kirschner, pince plate, pince à courber les broches
- crochet à os, davier
- écarteurs à griffes, écarteurs de Langenbeck, écarteurs-leviers, de différentes grandeurs
- 2 récipients longs, bassin réniforme
- récipient et seringue pour liquide de rinçage

- instrumentation de base
- boîte de vis
- instrumentation pour plaques coudées
- plaques coudées choisies
- daviers (différentes grandeurs)
- pince-gouge (grande)
- pince de Liston
- élévateur
- manche de ciseau avec lames, marteau
- étalons d'angles, viseur pour plaque condylienne, étalon d'angles pour ostéotomie de varisation
- gabarit de forage 130° avec curseur, fraise à queue
- ciseau conducteur, plaque de repère
- porte-plaque/extracteur
- marteau-diapason
- impacteur
- ruban métrique métallique
- matériel de suture, porte-aiguille, pincette, paire de ciseaux
- aiguille de redon, drain, flacon de redon

- plateaux d'instruments (courants, pour chirurgie osseuse et cerclage)
- moteur et tuyau à air comprimé
- mandrin à clé et clé.

10 Les fractures de la rotule

Exemples
Fracture transversale de la rotule

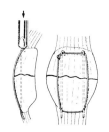

Ostéotomie après fracture plurifragmentaire

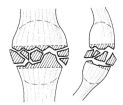 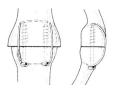

Préparation des instruments

1. Instruments courants
2. Instruments B de chirurgie osseuse et instruments pour cerclage (voir p. 300)
3. Instrumentation pour petits fragments
4. Petit moteur (év. scie) et tuyau à air comprimé
5. Séparément: aspiration, redon, électro-coagulation.

Annexe pour F. Séquin/R. Texhammar, L'instrumentation AO
© Springer-Verlag Berlin Heidelberg 1985

**Instruments pour ostéosynthèse par cerclage
(et év. par vis à spongieuse 4,0)**

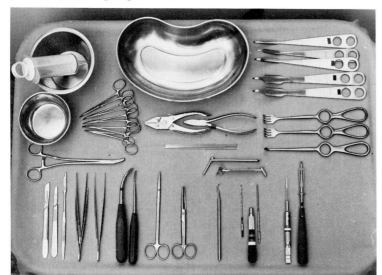

- bistouris, pincettes, paire de ciseaux
- rugines (moyenne et petite), crochet pointu
- mèche 2,0
- guide-mèche et viseur 2,0
- douille protectrice 3,5
- jauge de longueur pour vis, petite
- petit tournevis
- davier
- 5 pinces hémostatiques
- broches de Kirschner (courtes), pince plate, pince à courber les broches
- écarteurs à griffes, crochet à os, écarteurs-leviers de différentes grandeurs
- 2 récipients ronds, bassin réniforme
- récipient et seringue pour liquide de rinçage

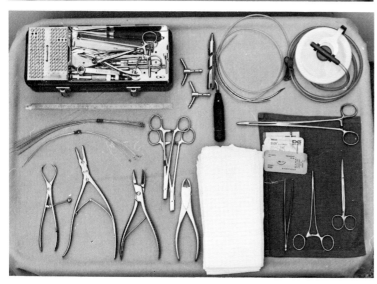

- instrumentation pour petits fragments
- davier réducteur à pointe
- pince de Liston (moyenne)
- pince-gouge (moyenne)
- pince à couper les fils métalliques
- fils de cerclage avec œillet
- pince à saisir les fils de cerclage
- serre-fil à poignée
- ruban métrique métallique
- matériel de suture, porte-aiguille, pincette, paire de ciseaux
- aiguille de redon, drain, flacon de redon

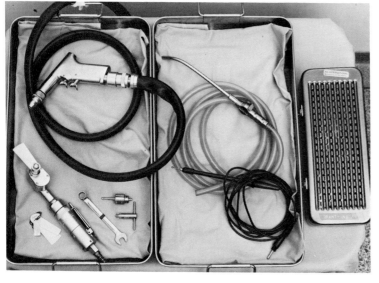

- plateaux d'instruments (courants, pour chirurgie osseuse et cerclage)
- petit moteur et tuyau à air comprimé
- mandrin à clé et clé
- scie, clé à fourche, lames de scie.

11 Les fractures des plateaux tibiaux

Exemples
Les fractures-séparations verticales

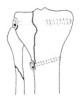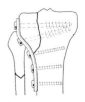

Les fractures comminutives

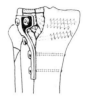

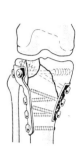

Préparation des instruments

1. Instruments courants
2. Instruments A de chirurgie osseuse et instruments pour cerclage (voir p. 298)
3. Instrumentation de base
4. Boîte de vis
5. Boîte de plaques
6. Petit moteur et tuyau à air comprimé
7. Assortiment d'instruments avec chasse-greffons et ciseaux à os
8. Séparément: aspiration, redons, électro-coagulation
9. Instruments pour ménisectomie.

Annexe pour F. Séquin/R. Texhammar, L'instrumentation AO
© Springer-Verlag Berlin Heidelberg 1985

Instruments pour ostéosynthèse par plaque de soutien en T ou en L

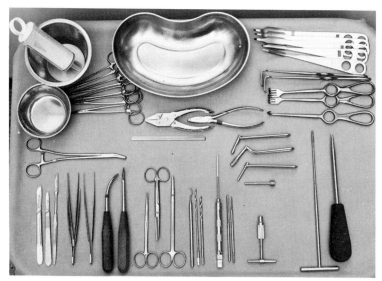

- bistouris, pincettes, paire de ciseaux
- rugines (moyennes), crochet pointu
- mèches 3,2 et 4,5
- douilles protectrices 3,5 et 4,5
- tarauds 4,5 (court et long) et poignée pour taraud
- taraud 6,5
- guide-mèche 3,2 pour plaques
- jauge de longueur pour vis, grande
- tournevis
- 5 à 10 pinces hémostatiques
- broches de Kirschner, pince plate, pince à courber les broches
- crochet à os, davier
- écarteurs à griffes, écarteurs de Langenbeck, écarteurs-leviers de différentes grandeurs
- 2 récipients ronds, bassin réniforme
- récipient et seringue pour liquide de rinçage

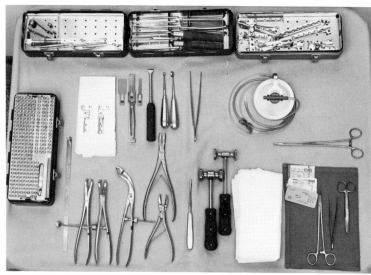

- instrumentation de base
- boîte de vis, boîte de plaques
- assortiment d'instruments avec chasse-greffons et ciseaux à os
- daviers (différentes grandeurs)
- pince-gouge (moyenne), curettes
- pince de Liston (moyenne)
- manche de ciseau avec lames, marteau
- élévateur
- ruban métrique métallique
- matériel de suture, porte-aiguille, pincette, paire de ciseaux
- aiguille de redon, drains, flacon de redon

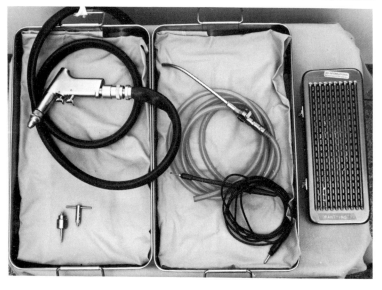

- plateaux d'instruments (courants, pour chirurgie osseuse et cerclage)
- moteur, tuyau à air comprimé
- mandrin à clé et clé.

12 Les fractures diaphysaires du tibia

Exemples
Fracture à trois fragments

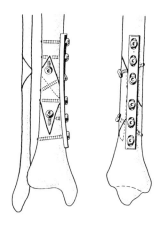

Fracture à plusieurs fragments

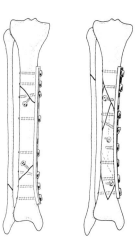

Préparation des instruments

1. Instruments courants
2. Instruments A de chirurgie osseuse et instruments pour cerclage (voir p. 298)
3. Instrumentation de base
4. Boîte de vis
5. Boîte de plaques
6. Pince à courber les plaques (ou presse) et fers à contourner
7. Petit moteur et tuyau à air comprimé
8. Eventuellement assortiment d'instruments avec chasse-greffons et ciseaux
9. Séparément: aspiration, redon, électro-coagulation.

Enclouage du tibia, voir no. 17, p. 296

Annexe pour F. Séquin/R. Texhammar, L'instrumentation AO
© Springer-Verlag Berlin Heidelberg 1985

Instruments pour ostéosynthèse par plaque DCP étroite

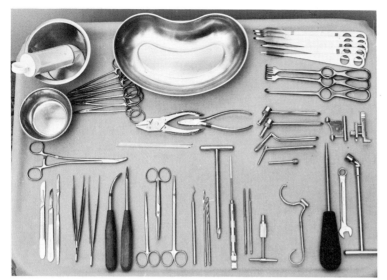

- bistouris, pincettes, paire de ciseaux
- rugines (moyennes), crochet pointu
- mèches 3,2 et 4,5
- douilles protectrices 3,5 et 4,5
- tarauds 4,5 (court et long) avec poignée pour taraud
- douilles de centrage 3,2 et 4,5
- viseur à pointe
- fraise à chambrer
- guide-mèches DCP 4,5 (neutre et excentrique)
- jauge de longueur pour vis
- guide-mèche pour tendeur de plaques
- tendeur de plaques (ou tendeur de plaques articulé)
- clé à cardan, clé à fourche
- 5 pinces hémostatiques
- broches de Kirschner, pince plate, pince à courber les broches
- crochet pointu, davier
- écarteurs à griffes, écarteurs-leviers de différentes grandeurs
- 2 récipients ronds, bassin réniforme
- récipient et seringue pour de rinçage

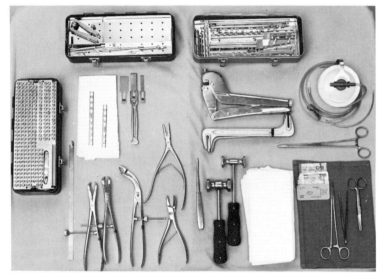

- instrumentation de base
- boîte de vis, boîte de plaques
- daviers (différentes grandeurs)
- ciseau-gouge (moyen)
- pince de Liston (moyenne)
- élévateur
- manche de ciseau et lames, marteau
- fers à contourner
- pince à courber les plaques
- ruban métrique métallique
- matériel de suture, porte-aiguille, pincette, paire de ciseaux
- aiguille de redon, drain, flacon de redon

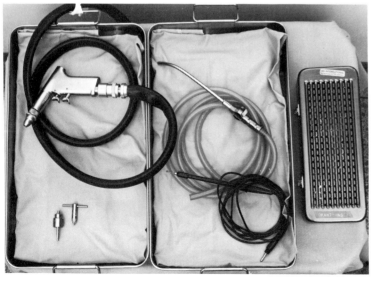

- plateaux d'instruments (courants, pour chirurgie osseuse et cerclage)
- moteur et tuyau à air comprimé
- mandrin à clé et clé.

13 Les fractures distales du tibia

Exemples
Fracture spiroïde, courte

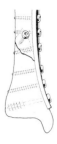

Fracture du pilon tibial

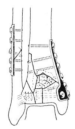 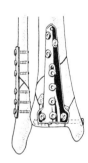

Préparation des instruments

1. Instruments courants
2. Instruments B de chirurgie osseuse et instruments pour cerclage (voir p. 300)
3. Instrumentation de base
4. Boîte de vis
5. Boîte de plaques
6. Instrumentation pour petits fragments
7. Petit moteur et tuyau à air comprimé
8. Assortiment d'instruments avec chasse-greffons et ciseaux
9. Séparément: aspiration, redon, électro-coagulation.

Annexe pour F. Séquin / R. Texhammar, L'instrumentation AO
© Springer-Verlag Berlin Heidelberg 1985

Instruments pour ostéosynthèses par plaque tiers-tube (péroné), par plaque en trèfle, plaque en T, plaque DCP étroite (tibia) plaque cuillère,

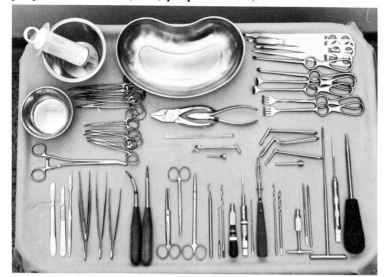

- bistouris, pincettes, paire de ciseaux
- rugines (moyennes), crochet pointu
- mèches 2,0, 2,5, 3,5, 3,2 et 4,5
- douilles protectrices 3,5 et 4,5
- viseur guide-mèche pour plaques 2,0
- guide-mèche pour plaques 3,2
- tarauds 3,5 (deux modèles) et 4,5 (court et long)
- poignée et poignée pour taraud
- taraud 6,5
- jauge de longueur pour vis, petite et grande
- tournevis, petit et grand
- douilles de centrage 3,5/2,7 et 3,2/4,5
- 5 à 10 pinces hémostatiques
- crochets à os
- davier
- broches de Kirschner, pince plate, pince à courber les broches
- écarteurs à griffes, écarteurs de Langenbeck, écarteurs-leviers, de différentes grandeurs
- 2 récipients ronds, bassin réniforme
- récipient et seringue pour solution de rinçage

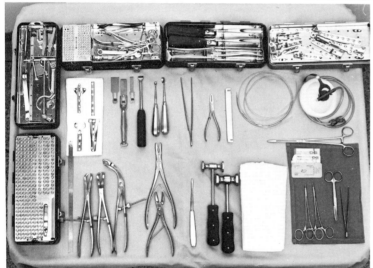

- instrumentation de base
- boîte de vis, boîte de plaques
- instrumentation pour petits fragments
- assortiment d'instruments avec chasse-greffons et ciseaux
- daviers (différentes grandeurs)
- ciseau-gouge (moyen), curettes
- pince de Liston (moyenne)
- manche de ciseau et lames, marteau
- ruban métrique métallique
- élévateur
- petite pince à courber les plaques
- petit fer à contourner
- matériel de suture, porte-aiguille, pincette, paire de ciseaux
- aiguille de redon, drain, flacon de redon

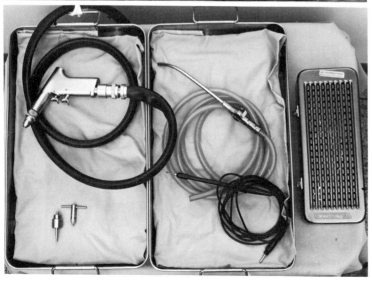

- plateaux d'instruments (courants, pour chirurgie osseuse et cerclage)
- moteur et tuyau à air comprimé
- mandrin à clé et clé.

14 Les fractures de la cheville

Exemples
Fracture par arrachement interne et externe (type A)

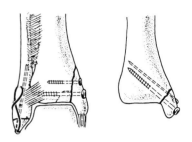

Fracture spiroïde courte du péroné, rupture du ligament déltoïde et fragment postéro-externe du tibia (type B)

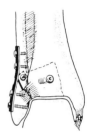

Fracture du péroné au-dessus de la syndesmose, arrachement de la malléole interne et ruptures ligamentaires (type C)

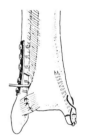

Préparation des instruments

1. Instruments courants
2. Instruments B de chirurgie osseuse et instruments pour cerclage (voir p. 300)
3. Instrumentation pour petits fragments
4. Instrumentation de base
5. Boîte de vis
6. Petit moteur et tuyau à air comprimé
7. Séparément: aspiration, redon, électro-coagulation.

Annexe pour F. Séquin/R. Texhammar, L'instrumentation AO
© Springer-Verlag Berlin Heidelberg 1985

Instruments pour ostéosynthèse par plaque tiers-tube ou plaque DCP 3,5 et cerclage

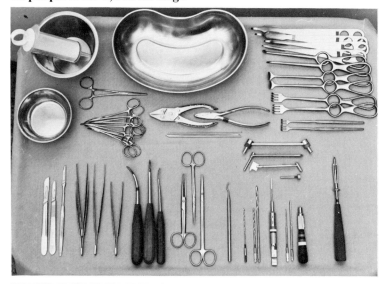

- bistouris, pincettes, paire de ciseaux
- rugines (moyenne et petite), crochet pointu
- mèches 2,0, 2,5, 2,7 et 3,5
- viseur guide-mèche 2,0
- douille protectrice 3,5
- tarauds 2,7 et 3,5 (deux modèles), poignée
- douille de centrage 3,5/2,7
- guide-mèche DCP 3,5
- jauge de longueur pour vis, petite
- tournevis, petit
- 5 pinces hémostatiques
- broches de Kirschner, pince plate, pince à courber les broches
- crochet à os, davier
- écarteurs à griffes, écarteurs de Langenbeck, écarteurs-leviers, de différentes grandeurs
- 2 récipients ronds, bassin réniforme
- récipient et seringue pour solution de rinçage

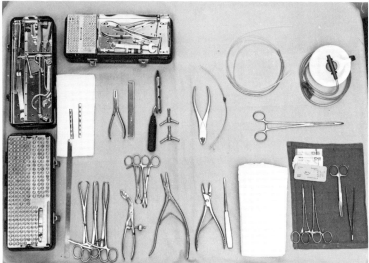

- instrumentation pour petits fragments
- instrumentation de base
- boîte de vis
- pince à courber les plaques et fer à contourner les petites plaques
- ciseau-gouge, petit
- pince de Liston, moyenne
- daviers, de différentes grandeurs
- fils de cerclage à œillet
- serre-fil à poignée avec deux clés
- pince coupante
- matériel de suture, porte-aiguille, pincette, paire de ciseaux
- aiguille de redon, drain, flacon de redon

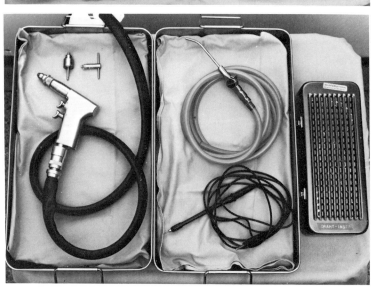

- plateaux d'instruments (courants, pour chirurgie osseuse et cerclage)
- moteur et tuyau à air comprimé
- mandrin à clé et clé.

15 Fractures du pied

Exemples
Fractures de l'avant-pied

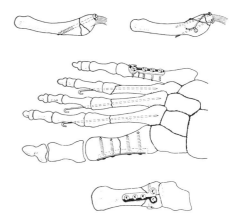

Préparation des instruments

1. Instruments courants
2. Instruments B de chirurgie osseuse et instruments pour cerclage (voir p. 300)
3. Instrumentation miniaturisée
4. Petit moteur et tuyau à double flux
5. Séparément: aspiration, redon, électro-coagulation.

Instruments pour ostéosynthèse par petites plaques

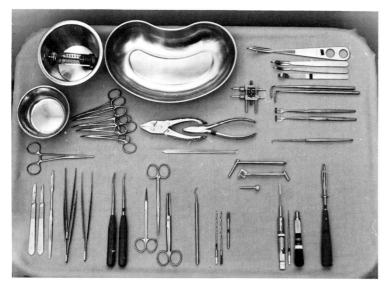

- bistouris, pincettes, paire de ciseaux
- rugines (petites), crochet pointu
- mèches 2,0 et 2,7
- petite fraise à chambrer
- viseur guide-mèche 2,0 pour plaques
- douille protectrice 3,5
- taraud 2,7 et poignée
- petite jauge de longueur pour vis
- petit tournevis
- 5 petites pinces hémostatiques
- davier
- broches de Kirschner, pince plate, pince à courber les broches
- petit distracteur
- petits écarteurs à griffes, petits écarteurs de Langenbeck, petits crochets à os, petits écarteurs-leviers, de différentes grandeurs
- 2 récipients ronds, 1 bassin réniforme
- 1 récipient et seringue pour de rinçage

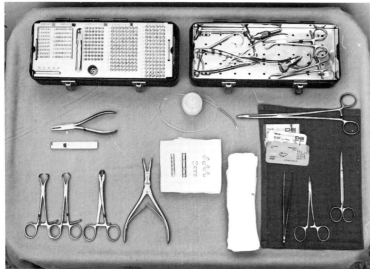

- instrumentation miniaturisée
- implants pour petits fragments et mini-implants
- petits daviers (de différentes grandeurs)
- pince-gouge, petite
- pince à courber les petites plaques
- petit fer à contourner
- matériel de suture, porte-aiguille, pincette, paire de ciseaux
- aiguille de redon, drain, flacon de redon

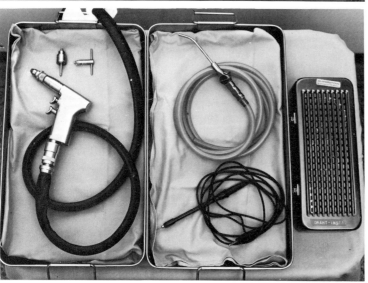

- plateaux d'instruments (courants, de chirurgie osseuse et pour cerclage)
- petit moteur et tuyau à air comprimé
- mandrin à clé et clé.

16 Indications d'enclouage du fémur

Exemples
Fractures transversales au tiers moyen de la diaphyse du fémur

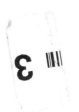
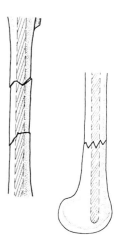

Préparation des instruments

1. Instruments courants
2. Instruments A de chirurgie osseuse et instruments pour cerclage (voir p. 298)
3. Instrumentation d'enclouage centromédullaire
4. Assortiment de clous pour fémur
5. Moteur pour alésage médullaire (ou moteur universel avec engrenage angulaire) et tuyau à air comprimé
6. Pour les enclouages à *ciel ouvert*, il faut éventuellement disposer des instruments complémentaires suivants:
   – distracteur
   – instrumentation de base
   – boîte de vis
   – plaque pour ostéosynthèse complémentaire
7. Séparément: aspiration, redon, électro-coagulation.

Instruments pour l'enclouage centromédullaire du fémur

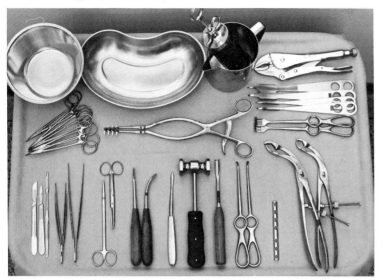

- bistouris, pincettes, paire de ciseaux
- rugines (moyennes)
- ciseau-gouge
- marteau, 800 g.
- élévateur
- crochet à os
- daviers
- plaque pour réduction
- pince auto-serrante
- 5 pinces hémostatiques
- écarteurs à griffes, écarteurs autostatiques (grandeur moyenne)
- écarteurs-leviers, de différentes grandeurs
- récipient rond, bassin réniforme
- récipient et seringue pour liquide de rinçage

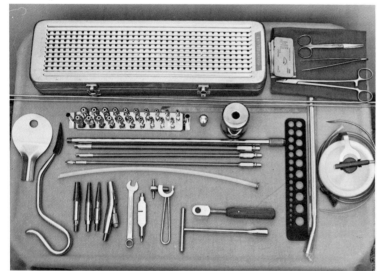

- instrumentation d'enclouage centromédullaire
- choix de clous
- poinçon
- bouclier de protection pour les tissus
- guide d'alésage, tige conductrice
- 3 arbres flexibles et assortiment de têtes d'alésage
- poignée pour guide d'alésage
- tube médullaire
- 2 embouts à filet conique
- év. chasse-clou angulé
- tête à frapper
- clé à tube et clé à fourche
- guide creux pour masse de frappe avec masse de frappe et poignée flexible
- ruban métrique métallique
- matériel de suture, porte-aiguille, pincette, paire de ciseaux
- aiguille de redon, drain, flacon de redon

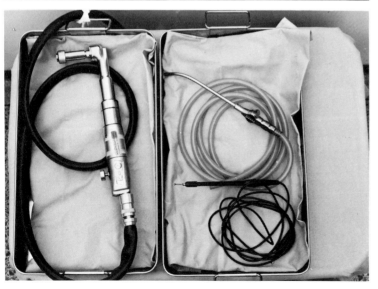

- plateaux d'instruments (courants, pour chirurgie osseuse et cerclage)
- moteur pour alésage médullaire et tuyau à air comprimé.

17 Enclouage centromédullaire du tibia

Exemple
Fracture transversale au tiers moyen du tibia

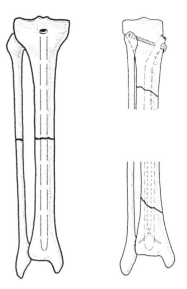

Préparation des instruments

1. Instruments courants
2. Instruments A de chirurgie osseuse et instruments pour cerclage (voir p. 298)
3. Instrumentation pour enclouage centromédullaire
4. Choix de clous pour tibia et éventuellement broches façonnées
5. Moteur pour alésage centromédullaire (ou moteur universel avec engrenage angulaire) et tuyau à air comprimé
6. Pour l'enclouage à foyer ouvert, il faut év. disposer des instruments complémentaires suivants:
   - instrumentation de base
   - boîte de vis
   - plaque demi-tube pour ostéosynthèse complémentaire
7. Séparément: aspiration, redons, électro-coagulation.

Instruments pour enclouage centromédullaire du tibia

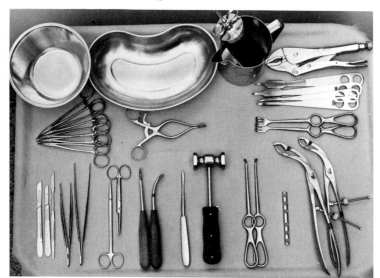

- bistouris, pincettes, paire de ciseaux
- rugines (moyennes)
- marteau, 500 g
- élévateur
- crochet à os
- davier
- plaque pour contention
- pince auto-serrante
- 5 pinces hémostatiques
- écarteurs à griffes
- écarteurs autostatiques (petits)
- leviers à os, différentes grandeurs
- 2 récipients ronds, bassin réniforme
- récipient et seringue pour de rinçage

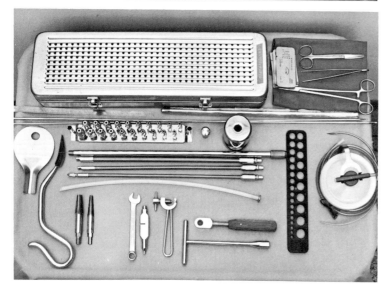

- instrumentation d'enclouage centro-médullaire
- choix de clous
- poinçon
- bouclier de protection pour les tissus
- guide d'alésage, poignée, tige conductrice
- 3 arbres flexibles et assortiment de têtes d'alésage
- poignée conductrice pour clous
- tube médullaire
- 3 embouts à filet conique
- chasse-clou angulé
- tête à frapper
- clé à tube et clé à fourche
- guide creux de la masse de frappe et masse de frappe avec poignée élastique
- ruban métrique métallique
- jauge de calibre
- matériel de suture, porte-aiguille, pincette, paire de ciseaux
- aiguille de redon, drain, flacon de redon

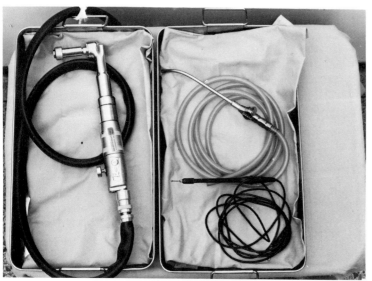

- plateaux d'instruments (courants, pour chirurgie osseuse et cerclage)
- moteur pour alésage médullaire et tuyau à air comprimé.